U0318620

广州市医学伦理学重点研究基地成果

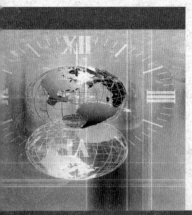

ZHONG HUA CHUAN TONG
YI DE SI XIANG DAO DU

中华传统医德
思想导读

刘俊荣　刘霁堂／主编

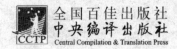

全国百佳出版社
中央编译出版社
CCTP
Central Compilation & Translation Press

图书在版编目(CIP)数据

中华传统医德思想导读 / 刘俊荣,刘霁堂主编.
— 北京:中央编译出版社,2011.9
ISBN 978 - 7 - 5117 - 0988 - 2

Ⅰ.①中… Ⅱ.①刘…②刘… Ⅲ.①医务道德一研
究一中国 Ⅳ.①R192

中国版本图书馆 CIP 数据核字(2011)第 184175 号

中华传统医德思想导读

出 版 人:和 龑
编   者:刘俊荣 刘霁堂
责任编辑:曲建文 陈 肃
出版发行:中央编译出版社
地   址:北京市西城区车公庄大街乙 5 号鸿儒大厦 B 座 邮编:100044
电   话:(010) 52612345(总编室) (010) 52612363(编辑室)
     (010) 66161011(团购部) (010) 52612332(网络销售)
     (010) 66130345(发行部) (010) 66509618(读者服务部)
网   址:www.cctpbook.com
经   销:全国新华书店
印   刷:北京振兴源印务有限公司
开   本:710 毫米×1000 毫米 1/16
字   数:371 千字
印   张:25.75
版   次:2011 年 10 月第 1 版第 1 次印刷
定   价:65.00 元

编 委（按姓氏笔划排列）

伍 碧　　任丽明　　刘俊荣　　刘霁堂

杨品娥　　张 燕　　陈 翔　　周 扬

胡 欢　　唐学文　　黄玉莲

前　言

　　中华民族历史上孕育出岐伯、扁鹊、张仲景、华佗、王叔和、皇甫谧、孙思邈、朱震亨、李时珍、陈实功、王清任等无数的苍生大医，他们不仅是护卫中华民族持续繁衍的健康使者，更是中华传统文化的传承者，他们在行医实践中留下了一曲曲为民疗疾的杏林佳话和一篇篇名垂青史的医著典籍，其中蕴涵了丰富的医学道德思想，而这些医学道德思想作为中华传统文化中的瑰宝，一直被作为行医者的基本信条和宗旨。尽管当今的人们普遍抱怨社会诚信缺失，医学道德滑坡，但"医乃仁术"的理想没变，医务人员救死扶伤的根本宗旨没变，大医精诚的信条还在，公众对医药业整个职业的信任还在，这也许就是文化的力量。这种力量已融入我们的血肉之中，是挥之不去，抹之不掉的。然而，我们也不得不承认，在经历了"文化大革命"的"洗礼"之后，我们对传统文化的认知和理解日渐式微。不少人只是在为表明自己还是个"文化人"时，偶尔记得几句经典。在医学伦理学方面，尽管目前国内有关书籍不下百余种，但关于中华传统医德的书籍屈指可数，最具有代表性的如王治民主编的《历代医德论述选译》、周一谋编著的《历史名医论医德》、何兆雄主编的《中国医德史》、南京铁道

1

医学院编写的《医德资料汇编》等。这些著作对中华传统医德资料进行了系统的疏理和研究，具有一定的参考价值。但是，在追求快餐文化的当今社会，即使一个专业人士可能也无暇认真地阅读这些艰涩、枯燥的古典文献资料，对非专业人士及一般公众而言更是望而生畏。为了增强著作的实用性、趣味性、指导性，本书从中华传统文化的视角，对中华传统医德思想的形成、发展进行了理论探讨，并在此基础上疏理了不同时期医史人物的医德思想，包括生平简介、杏林佳话、观点采摘、人物评析等内容，以便使读者在了解中华传统医德思想总体发展脉络的背景下，走近一个个活生生的历史人物，通过品味他们的言与行产生思想上的感与鸣。这不仅有助于深刻地理解文化传承与医德发展的关系，而且有助于从历史发展的视角去看每一个鲜活的具体的人，把其医德思想放在特定的文化背景之中，实现整体与个体的统一、抽象与具体的统一。本书的目的，是为读者提供一份了解中华传统医德思想发展的线索和导引，编者的这份奢望未必能够达成，但希望不会把读者引向歧途或偏离主流太远。

本书在编写过程中，参阅了大量古今学者的研究成果，以及部分网络资料，由于不同出处的古籍资料、事例表述等不尽相同，编者虽进行了校对疏理，但因水平及时间所限肯定还存在不少的错误和缺失。在此，诚请各位读者谅解，并对给予本书营养和启迪的各位学者表示衷心的感谢！

刘俊荣

2011 年 7 月 24 日

目 录
CONTENTS

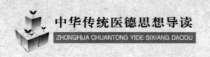
下篇　中华医史人物及其医德思想

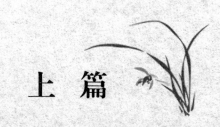

上 篇

中华传统医德思想的文化之源

吾闻儒识礼义，医知损益。礼义之不修，昧孔孟之教；损益之不分，害生民之命，儒与医岂可轻哉？

——[宋] 赵从古

一、传统文化与医德思想

（一）传统文化之内涵

广义文化可以指物质制度、观念、精神文明成果等，狭义文化则指精神文化、观念形态的文化，而非文学艺术。考察"文化"一词，在中国古代指"以文教化"。《周易》"贲"卦象传曰："观乎人文，以化成天下。"孔颖达在《周易正义》中解释为："观乎人文以化成天下，言圣人观察人文，则诗书礼乐之谓，当法此教而化成天下也。"这是从精神、思想方面对文化的解释。本书所使用的传统文化概念，正是指在理论形态方面，表现为人们特定思维方式、价值观念、道德风俗、理想人格等精神成果的总和。而由于先秦时期中国传统文化表现出较为鲜明的人文意识，思想领域出现诸子百家争鸣之盛况，这也许就是雅斯贝斯所说的"轴心时代"，中国哲学的所有流派都产生于此，形成了中国文化的基本形态和基本价值观念。儒家从伦理亲情出发，在血缘关系基础上，重点阐释了仁、礼、忠恕之道，表现出鲜明的伦理色彩。孔子之后，孟子进一步发展和完善仁的学说，具体化为仁政说和性善论，也反映出鲜明的伦理本位的人本主义思想；道家从对自然的讨论回归人心对解脱的寻求，以达到与天道同一的境界；墨家主张兼爱、互利，其伦理观带有明显的功利主义色彩。因此中国传统文化带有深刻的伦理本位思想，传统医德思想作为一种伦理价值观念，与先秦时期中国传统文化的关系尤为密切。

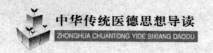

(二) 医德思想之研考

在古代，医与德没有合并使用，是分属两个涵义的词。甲骨文字是中国最早的文字，在甲骨文中，经常看到如🈂️、🈂️、🈂️、🈂️等这一类的字形，这是一个人卧床不起的象形，而后两个字符上还有着大汗淋漓的意思。古文字学家根据其会意性特征，释为"疒"，也就是疾病的意思，与"疾"字意义相同。古文用"疒"字或"疾"字来表示一般的疾病，其字形为一人躺在床上，还在出汗，周围有液体。这个表示人生病了，躺在床上，身体很不舒服，于是冒冷汗。用"疒"来表示身体不适、功能障碍、遭受痛苦。甲骨文中用作"医"的古字，则象征着有病卧床，按摩腹部，即意味着依靠别人来帮忙治病。德，在卜辞中曾经出现，《说文解字》用"外得于人，内得于己"来释义。在周书中有不少"敬德"、"明德"的说法："惟不敬厥德，乃早堕厥命。"(《尚书·召诰》)"周公曰：……则皇自敬德。克明德慎罚。"(《尚书·康诰》)"先王既勤用明德，怀为夹，庶邦享作。兄弟方来，亦既用明德，后式典集，庶邦丕享。"(《尚书·梓材》)"敬德"是指谨慎地修养德行或者实施德政，德是指内在的修养和品行。古代文献对于德行的分类和概括，有关于个人品格的，如正直、刚克、宽、柔、直等；有关于社会基本人伦关系的表述，如父子、兄弟、夫妇、君臣、长幼、亲亲、尊尊、孝、友等；有前两者的结合，反映德性要求的普遍性道德价值。

医德思想，经历了起源、形成、发展和深化的过程。由于医德是社会意识形态的一个组成部分，始终受着社会道德、文化及意识形态其他因素的影响和制约，所以传统医德与传统文化有着十分密切的关系。原始社会的宗教文化、文字、考古发现等表明，医德观念的起源与人们互相帮助、生命神圣、生命质量、性道德、血缘、保健等观念的萌芽有着密切的联系。甲骨文字中显示古人最初萌生了互助的观念，一方面，原始人有很多种疾病，没有人际间的互助，是无法治愈和生活的，另一方面，互助是出于集体劳动和集体防御自然灾害的需要。原始宗教认为人死后，灵魂不灭，认为灵魂离开肉体后还能存在，虽死犹生，这是一种生命神圣论的原始思想。生命神圣的观点的出现，是由于生命世代延续的需要，也是人出于求生的本能，原始人已经学会利用燧石制的石刀进行剖腹产，注意到妇幼保健的方法，也是生命神圣论的一个萌芽。比较晚出现的是生命质量观点的萌芽。性禁忌观点和偶婚的出现，标志着追求生命质量观念的萌芽。对生殖器的崇拜又进一步导致血缘观念的萌芽。随着生产实践和医疗实践的进步，人类学会用火，可以取暖，可以治病，可以照明，有利于改善居住、饮食和医疗等方面的条件，人类的保健观念和卫生习惯从此萌芽。这些观念实质上都是尊重生命价值的萌芽状态。

随着祭祀、占卜活动中巫医的知识系统化，古代洞察人类自身的各种医药方技之学得到极大提升。中国古代社会的祭祀传统表达了古人对于祖先的重视和对子嗣的关注，这是传统社会一个极为重要的价值观念。一个传统的中国人看重自己的祖先、自己、子孙的血脉在流动，意味着生命之流永恒不息，个体是在这生命之流之中的一环，因此不再是孤独的，而是生命在不断地扩展，扩展成为整个宇宙。宗庙、祭祀等活动就是通过对已逝祖先和亲人的追忆和纪念，来实现宗族联络、血缘凝聚和文化认同。值得注意的是，祭祀和占卜仪式中表现的知识系统，其中就包括医药方技之学。《周礼》中有关于祭祀的种种记载，对于祭祀的类型和功能作了详细的区分，当时祭祀由祝巫主持。《国语·楚语》中提到，"祝"要懂得"山川之号，高祖之主，宗庙之事，昭穆之世，斋敬之勤，礼节之宜，威仪之则，容貌之崇，忠信之质"等等。也就是说，主持祭祀的是那个时代知识最为广博的人，负责沟通鬼神之间的旨意，他们拥有一定的知识和技术，并以思想为职业。由于他们是职业的思想者和教育者，他们必须了解天地宇宙结构、人类的生死、繁衍与健康，懂得神人沟通的仪式、规则和语言。《山海经·大荒西经》有记载，巫可以"从此升降，百药爰在"，在殷墟卜辞中也常见"风疾"、"痛疾"的记载，当时巫医已经兼通针药和降神两种治疗知识，也表明当时人们对生命和身体的认识和重视。

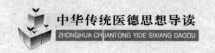

　　医德作为医疗活动的评价，它是在医疗活动进一步规范化、医师作为一种官职固定下来后才出现的。周代已出现了专门从事医疗活动的医师，并将其分类为：食医、疾医、疡医、兽医。根据《周礼·天官冢宰第一》记载："惟王建国……设官分职，医师上士二人，下士四人，府二人，史二人，徒二十人。食医中士二人，疾医中士八人，疡医下士八人，兽医下士四人。"郑康成释曰："医师，众医之长也。"陈宏甫曰："人之一身之用，与天地同，有余则损，不足则补，天之道也。自非达到造化消息盈虚之理，如何会知得人身中气偏之所在？此真是丝毫不可差，如后世庸医，安能了得此事，所以成周以士大夫为之。"说明当时的医疗活动已经开始规范化，医疗技术也达到了一定的水平。《周礼·天官·医师》中记载："医师，掌医之政令，聚毒药以共医事，凡邦之有疾病者……则使医分而治之，岁终则稽其医事，以制其食，十全为上，十失一，次之，十失二，次之，十失三次之，十失四为下。"这段记载是最古老的医德评价。它反映出对当时医疗活动的评价标准时，不仅要治病，还要尽力争取治好。"凡邦之有疾病者"可以由医生分别医治，医师和疾医有分工，但是疡医却没有限制，在《疡医》中有记载："凡有疡者，受其药焉。"说明当时对待疡病病人不分贵贱、贫富等思想开始萌芽。

二、易文化与中华传统医德思想

(一)《周易》之谜

　　《易经》在中华传统文化中占有重要的地位,是中国古代著名的哲学著作,也是中国乃至世界上最古老的哲学著作。自古以来,备受推崇,被尊为群经之首。正如《四库提要》所说:"《易》道广大,无所不包,旁及天文、地理、乐律、兵法、韵学、算术,以逮方外之炉火,皆可援易以为说。"《史记》曾记录:"文王拘而演周易。"《周礼·大卜》曰:"大卜掌三《易》之法,一曰《连山》,二曰《归藏》,三曰《周易》。"在《周易》之前,《易经》还有两种,分别是《连山易》、《归藏易》,加上《周易》,总称为"三易"。现代人所讲的易经,往往指《周易》,它是西周时期形成的典籍。《易经》被汉儒列入六经,是古代占卜、预测宇宙万物变易规律的经典。我们现在看到的通行本的《易经》,包括《周易》和《易传》两个部分,"经"是儒家尊奉的典籍,"传"则是对"经"的文字和内容作出的解释,由传授经书的经师所解释。解释《易经》的著作,则称为《易传》。《周易》是《易经》中的经文部分,由六十四卦组成,每一卦都包含了卦符、卦名、卦辞、爻辞、爻题。爻辞多涉及自然现象、历史人物事件、行为得失、吉凶判断等。《易传》通常也称为《十翼》,是孔子对《周易》的解释,共有十篇:《象》上下、《象》上下、《文言》、《系辞》上下、《说卦》、《杂卦》、《序卦》。

　　在《说文解字》中,"易"被解释为:"易,蜥蜴、蝘蜓、守宫也。

象形。"蜥蜴最大的特点就是变色，畏寒，因此会因为季节的变动而变化颜色和生活方式，因而"易"在这里就是变通的意思。"易"在朱熹的《周易本义》中解释为："其卦本伏羲所画，有交易变易义，故谓之易。"以下对易的描述也表达了变通的涵义："一阴一阳之谓道"，"生生之谓易"，"刚柔相推而生变化"。《系辞下传》云："八卦成列，象在其中矣；因而重之，爻在其中矣；刚柔相推，变在其中矣；系辞焉而命之，动在其中矣。"因而"易"为变动，而变动又是跟阴阳五行结合的，在动静、刚柔中不断变化，这也可以在中国古代思维方式中得到体现。

《周易》有六十四卦，每一卦都是由阴爻、阳爻（-- 、—）组合而成，每三爻叠成一卦，出现了"八卦"。八卦两两相重，出现了六十四卦。八卦有八种不同的名称和形式，分别为："乾、坤、震、巽、坎、离、艮、兑"，分立八方，象征"天、地、雷、风、水、火、山、泽"八种性质与自然现象，象征世界的变化与循环，分类方法如同五行，世间万物皆可分类归至八卦之中。每一个卦都有卦爻辞，六十四卦的卦辞和每一爻的爻辞，均是配合卦形说明其象旨。每一卦的卦辞与爻辞，在相互联系中，揭露了该卦所蕴含的事物运动、变化、发展的道理。六十四卦相互影响，从六十四种角度分别展示不同的环境条件下的事理特征和变化规律——因此，《周易》形成了独特的系统，并深刻地影响着后世的文化、思想、传统而流传不衰。

《易传》作为对《周易》解释的哲学著述，有相当部分的思想内容，是对《周易》经义的阐释、发挥，如关于阴阳矛盾、运动变化的朴素辩证概念，关于政治、伦理、道德各方面的观点，通常都是六十四卦的直接引申。

《象》也称《象传》，是根据卦象来解释卦爻大意的。象辞分大、小两种，解释卦象的《象》称"大象"，解释爻辞的《象》称"小象"。如《乾》卦六爻均为阳爻，阳是天、君主、上位，具有阳刚、雄健的特性，《乾》卦"大象"辞曰："天行健，君子以自强不息。"

《系辞》是对《易经》的整体论说，总论易理，蕴含很深的哲理思想，主要阐述"易有太极，是生两仪，两仪生四象，四象生八卦，八卦定吉凶"的宇宙生成论和"一阴一阳谓之道"规律。

《文言》是专门对《乾》、《坤》两卦的解释，分别附在乾、坤两卦的卦、爻、象、象辞之后。如乾卦的《文言》根据卦辞"元亨利贞"解释为："元者，善之长也；亨者，嘉之会也；利者，义之和也；贞者，事之干也。君子体仁足以长人，嘉会足以合礼，利物足以和义，贞固足以干事。君子行此四德，故曰：乾，元亨利贞。"

《序卦》是记述六十四卦排列顺序的。它把六十四卦从第一卦到第六十四卦用简洁的语言串连起来，组成一个从天地万物之始到万物不可穷尽的运动流转序列。

《说卦》的前半部分是对《易经》的简明论说，后半部分是主要论八个基本卦的象征。如《说卦》把乾、坤、震、翼、坎、离、艮、兑八卦和天、地、雷、风、水、火、山、泽等八种物质联系，并和季节、方位、人体、色彩等联系，使《周易》的象征与意蕴更丰富。

《杂卦传》是将六十四卦中相对的两卦分组解释，主要解释各卦的大意。

《周易》用阴阳的不同组合构成八卦和六十四卦，阴阳思想蕴含其中。《周易》曰："一阴一阳之谓道"、"阴阳不测之谓神"、"神也者，妙万物而为言者也"。(《说卦传》)《周易》认为，阴阳普遍存在于万事万物之中，阴阳的对立统一、调畅、和谐是事物存在、发展、变化的条件，正是因为阴阳对立统一的奇妙作用，才能产生宇宙万物并维持其平衡。同时认为，在阴阳的关系上，阴阳双方在事物发展过程中所起的作用是不同的，"成象之谓乾，效法之谓坤"(《系辞上》)。《乾·象传》曰："大哉！乾元，万物资始，乃统天。云行雨施，品物流行。至哉！坤元，万物滋生，乃顺承天，坤厚载物，德合无疆。含弘光大，品物咸亨。"乾坤即阴阳。万物资始于乾阳，乾阳在万物的生化过程中起主导作用，乾的性质是健运不息；万物资生于坤阴，坤阴在万物生化中起辅从作用，坤的性质是厚德载物。阴阳相互交感，既运动又平衡，则万事万物生生不息。

《周易》注重"变易"的哲学认识观，认为事物互相转化，肯定

"极"、"复"的必要性。周人甚至观察到了对立事物在相互转化过程中同时又相互渗透，相互吸收的特性。如《泰》、《否》两卦，《泰》的卦辞是"小往大来，吉亨"，《否》的卦辞是"不利君子贞，大往小来"。即大小往来是可以转化的，否泰、吉凶是可以转化的。因此后世常说"否极泰来"。《泰》九三爻辞说："无平不破，无往不复，艰贞无咎。"即平与破、往与复是可以转化的，虽遇艰险，可以无咎。周人认识到在肯定事物中包含有否定的因素，在否定的东西中潜藏着肯定的成分，如："过涉灭顶，凶，无咎。"（《易·大过·上六》）反对把好坏吉凶绝对化，认为以小害大利、小喜大咎相互包容。

《周易》所述的"一阴一阳之谓道"，作为中国哲学理论的根基，既影响着道教，又影响着中国古代医德、养生等观念。

（二）《周易》对中华传统医德思想的影响

1. "天地之大德曰生，生生之为易"的"生生"精神

宇宙之间最根本、最伟大的德性，就是讲"生"，所以"生生之为易"。"易"的核心思想是"生生"，是指新生事物、新生命不断的创生。另一方面也是对于生命的重视，对人生意义和价值的尊重。

生生不息在中国古代有着重要的意义，人们正是从天道的阴阳交错来体验各种生活和工作的规律。天道的生生不息和阴阳的观念又引发出宇宙的和谐观念。如《系辞传》："天尊地卑，乾坤定矣；卑高以陈，贵贱位矣。"《象传》所言"乾道变化，各正性命，保合太和，乃利贞"，表明乾道的变化就能达到宇宙和谐、生生不息的状态，阴阳变通，天地交感。《泰》卦的卦象是天在下地在上，天为阳，地为阴，阳气上升，阴气下降，二气交感，万物化生。因此，《泰》卦的根本意蕴之所以为通达，有大吉之征兆，正是着眼于阴阳的交感。"天地交而万物通也，上下交而其志同也。"（《象》传）《咸》卦也是如此，卦象为兑上艮下，兑为阴、艮为阳，阴气在上、阳气在下，阴阳二气才能发生交易效应。天地以阴阳二气相感而万物生成，表现了自然界的和谐；人类以男女两

性交感而家道亨通，表现了人类社会的和谐。《象传》对此作了精辟的说明："天地感，而万物化生。圣人感人心，而天下和平。观其所感，而天地万物之情可见矣。"

人道与天道又是贯通的。《周易》因为分而有变，《系辞传》中谈到"方以类聚，物以群分，吉凶生矣"，正是由于有了分别，于是万物有了吉凶，有了吉凶，才有吉凶、乾坤天道之间的变化和交流，才有刚柔相济，而知道"天下之理"，就是以上的道理，才能成就贤人的德和业。可见，圣人的成就从天道继承而来，天道与人道贯通一体。

《易传·序卦》记载："有天地，然后有万物。有万物，然后有男女。……有上下，然后礼仪有所错。"这是从宇宙生成的角度来体现其变通思想，社会管制跟天道一脉相承。而人道在万物中并不必然体现为"善"，只是仁者见仁，智者见智罢了。因此成就之性是后天人的努力实现的。这也是后来周敦颐吸收《易传》的思想，与程朱理学不同的就在于，人之德性来自人的主体的体认和存养。

这种贯通思想更是体现为一种社会人文的价值关怀，《贲》卦"观乎天文，以察时变；观乎人文，以化成天下"。当每个人以社会人的角度审视人生中的各种人文现象时，也就达到真正的人文内涵，从而实现一系列的人文价值理想。这是一种人生境界的实现，也是对人与社会的一种美学境界上的体验。

现代学者成中英认为，周易哲学观表明人与宇宙是一致的，一体同源的，天人合一是人与宇宙的和谐，儒家提的人与人之间的和谐，也可以追溯至周易。

2．谦虚谨慎的态度

《周易》谦卦曰："谦：亨。君子有终。"此卦涵义为：如果筮遇此卦，君子将有所成就。《象辞》解释为：本卦外卦为坤为地，内卦为艮为山，地中有山，内高外卑，居高不傲，这是谦卦的卦象。君子观此卦象，以谦让为怀，裁取多余的，增益缺乏的，衡量财物的多寡而公平施予。近代学人高亨曾解释："地卑而山高，地里有山，是内高而外卑。谦者才高而不自许，德高而不自矜，功高而不自誉，位高而不自傲，皆是内高外卑，是以卦名曰谦。"因而《谦卦》爻辞中表达了谦虚谨慎的美德和谦谦君子的风度。君子有谦虚的美德，所以君子有好的结果。只有君子才会有这种谦逊的美德，才能在任何时候都做到谦虚、谦逊、谦让。而《谦》卦又是《周易》中极为难得的吉卦，《周易》表达了谦虚是一种极为难得的美德的思想，君子能够始终保持这种美德，因此是吉利的。

谦卦《象传》也给出了较高的评价。《象》曰："谦，亨。天道下济而光明。地道卑而上行。天道亏盈而益谦。地道变盈而流谦。鬼神害盈而福谦。人道恶盈而好谦。谦，尊而光，卑而不可逾，君子之终也。"此传涵义解释为：《象辞》说：谦卑，则亨通。天的法则是，阳气下降，生成万物，使世界充满光明。地的法则是，阴气上升，与阳气交感，使自然循环演化。天的原则是亏损那盈满的，增补那虚缺的。地的原则是侵蚀那盈满的，增益那卑微的。鬼神的原则是侵害那盈满的，降福于谦虚的。人的原则是疾恨那盈满的，喜欢那谦逊的。谦虚的品德，使尊贵者得到尊敬，使卑微者不可欺压。这是君子获得善报的原因。

成书于秦汉时期的医书《黄帝内经》，首次阐述了谦虚谨慎的医德思想。《黄帝内经》中大量篇章都记载了医者必须笃志勤学，业精于诚的思想。《素问·著至教论》中记载："上知天文，下知地理，中知人事。"它对医家要求临证时结合体质、年龄、性情以及生活环境等的变化而治，才能取得良好效果。《素问》严肃批评那些不谦虚好学，学业不精的人，《素问·征四失论》记载："坐持寸口，诊不中五脉，百病所起，始以自怨，遗师其咎。是故治不能循理，弃术于市，妄治时愈，愚心自得……受师不卒，妄作杂术，谬言为道，更名自功……"这表明，不懂得医道之精微深奥的行为，是医生的严重过失。所以，要求医生必须谦虚谨慎，刻苦好学，广博多识，精通医道医术，了解天文地理，做到无不通晓。《素问》记载，作为决定人生死的医生，在诊治中必须认真负责，一丝不苟，谨慎专一，"所以不十全者，精神不专，志意不理，外内相失，故时疑殆。诊不知阴阳逆从之理，此治之一失矣。受师不卒，妄作杂术，谬言为道，更名自功，妄用砭石，后遗身咎，此治之二失也。不适贫富贵贱之居，坐之薄厚，形之寒温，不适饮食之宜，不别人之勇怯，不知比类，足以自乱，不足为自明，此治之三失也。诊病不问其始，忧患饮食之失节，起居之过度，或伤于毒。不先言此，卒持寸口，何病能中，妄言作名，为粗所穷，此治之四失也"。可见，种种失误，是由于医术不精和行为草率所造成。

中医历代医家十分注重尊重谦虚谨慎的良好品质的修炼。孙思邈认为医家不得"道说是非，议论人物，炫耀声名，訾毁诸医，自矜己德"。明代陈实功也指出："凡乡井同道之士，不可生轻侮傲慢之心，切要谦和谨慎，年尊者恭敬之，有学者师事之，骄傲者逊让之，不及者荐拔之。"

3. "天人合德"的和谐情感

《易传·乾文言》中提出："夫'大人'者，与天地合其德，与日月合其明，与四时合其序，与鬼神合其吉凶。先天而天弗违，后天而奉天时。天且弗违，而况于人乎？况于鬼神乎？"这句话是解释《周易》古经"乾"卦九五爻辞："九五，飞龙在天，利见大人。"为什么"飞龙在天"与"利见大人"有"天人合一"的关系呢？就是因为"天"与"人"之间存在"合其德"的关系，即"天人合德"，这样才把天人关系有机统一起来，出现"乾"卦九五爻的"天人合一"景象。这种"天人合德"关系包括了四种相"合"关系：与天地同德，厚德载物；与日月同辉，普照一切；与四时同律，井然有序；与鬼神同心，毫无偏私。这实际上将"大人"（君子、大丈夫）的个人品格及其为人处事的高尚行为作了全面的概括。只有具备这四种德行的人，才是真正的"大人"（君子、大丈夫）。易传天人合德的思想，是春秋战国时期理性的天人合一最具哲学概括性的表述，也是后来天人合一思想的经典依据。孟子侧重内在内容上的天人合一（心性论），易传侧重外在宇宙观上的天人合一，即一方面尊重客观规律，另一方面又注意发挥人的主观能动性。

4. 自强不息，厚德载物的精神

"天行健，君子以自强不息"是乾卦的大象；"地势坤，君子以厚德载物"是坤卦的大象。厚德载物是讲博大的情怀，海纳百川的超凡气度。《周易·乾卦》九三爻辞曰："君子终日乾乾，夕惕若厉，无咎。"
君子终日勤勉不懈，晚上又惭惧不安，反省自身。这就是说，不断提高
自身的道德修养，才能从"潜龙勿用"到"或跃在渊"，这样人生才能
通达"与天地合其德，与日月合其明"的境界。既拼搏进取，又柔顺恬
静；既轰轰烈烈，又冷冷静静。二者融突和合，体现了中华民族的精神
特色。《周易》倡导"坤厚载物，德合无疆"（坤卦《象辞》），主张人应
该像大地一样有淳厚的德性和博大宽广的胸怀，能够包容万物，蓄养万
物，与自然友好相处，对同胞仁爱相待，对外族和平友善，以体现天地
之大德。

5. 辩证思维模式及其养生观

《周易》阴阳观念是深刻揭示宇宙结构及其变化规律，是对生命规
律的揭示，也是对生命的尊重。《周易》哲学是《内经》医学的活水源
头。《内经》充分汲取了《周易》中丰富的辩证法思想及其思维模式，
并将其创造性地和养生学紧密结合，从而创立了独特的养生理论体系。
《周易》为中医养生理论的形成和发展提供了肥沃的哲学土壤。《黄帝内
经》作为阐发养生思想的始祖，直接继承了《周易》的阴阳哲学思想，
并加以发挥，说："夫五运阴阳者，天地之道也，万物之纲纪，变化之
父母，生杀之本始，神明之府也，可不通乎！故物生谓之化，物极谓之
变，阴阳不测谓之神，神用无方谓之圣。"《内经》认为，阴阳运动变化
过程中，必须保持"阴平阳秘"的状态，才能维持生命状态的协调平
衡，这可以说是医学养生思想的最原始模型，也是迄今为止养生思想的
最高纲领。《素问·生气通天论》曰："阳气者，若天与日，失其所，则
折寿而不彰，故天运当以日光明。是故阳因而上，卫外者也。"意为人
体的阳气就像天体中的太阳一样，是生命活动的动力，对人体起到保护
作用。《素问·痹论》曰："阴气者，静则神藏，躁则消亡。"王冰注曰：
"阴，谓五神藏也，所以说神藏与消亡者，言人安静不涉邪气，则神气
宁以内藏，人躁动触冒邪气，则神被害而离散，藏无所守，故曰消亡。"
关于阴阳之间的关系，《内经》曰："凡阴阳之要，阳密乃固，两者不
和，若春无秋，若冬无夏，因而和之，是谓圣度。故阳强不能密，阴气

乃绝，阴平阳秘，精神乃治，阴阳离决，精气乃绝"，"阴者，藏精而起亚也，阳者，卫外为固也"（《素问·生气通天论》）。"阳予之正，阴为之主"（《素问·阴阳离合论》）。所以，后世凡论中医养生，必须遵循"阴静阳躁，阳生阴长，阳杀阴藏。阳化气，阴成形"（《素问·阴阳应象大论》）。的阴阳特性及"阴平阳秘，精神乃治，阴阳离决，精气乃绝"的总纲，如此，才能保全生命，延年益寿。可见，"医易相通，理无二致"、"易具医之理，医得易之用"、"医不可以无易，易不可以无医"（张景岳《医易义》）。

（三）影响之评价

《周易》在我国历史上被尊为六经之首，可见其重要地位。明代张景岳以"易"释医，并明确提出"医易同源"、"医易相通"、"不知易，不足以言医"的论断。《周易》强调主体的道德修养，《乾》卦教人积极向上，刚健奋进，平易无私；《坤》卦教人包容一切，化育万物；《谦》卦教人谦虚谨慎；《益》卦教人兴利除弊，施行仁善，帮助别人；以及"天人合一"、"天人合德"、"群己和谐"的思想等。它对中华传统医德的思想的影响在于：对后世医家圣人提出了一套道德人格规范，是医生加强道德修养的诸多重要途径和方法之一。《周易》强调君子应该从先代圣人的德行和作为中，领悟品德修养的重要性和具体方法，不断充实自己，完善自己，并转化为内在的谦虚谨慎和刚健进取精神，从而实现天人合一的境界。它对于我们今天加强医德修养，推动医学事业发展，仍然具有重要的启迪和借鉴意义。

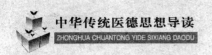

三、儒家文化与中华传统医德思想

（一）儒家文化之解读

儒家思想是中国文化的重要内容，是中国文化价值系统的主干。儒家思想由孔子创立，儒家学派自孔子开端。什么是"儒"？在许慎《说文解字》中解释为："儒，柔也。术士之称。从人，需声。"段玉裁释评：郑目录云"儒行者，以其记有道德所行。儒之言，优也，柔也；能安人，能服人。又儒者濡也，以先王之道能濡其身"。因而儒作为一种职业，经历了术士——相礼事务者——教师的变化过程。胡适在《说儒》中提到："最初的儒都是殷的遗民，穿戴殷的旧衣冠，实行殷的古礼，以柔逊为特征，乃由亡国状态所养成。"冯友兰在《原儒墨》中提到："儒指以教书相礼等为职业的一种人。……后来在儒之中，有不止于教书相礼为事，而且欲以昔日之礼乐制度平治天下，又有予昔之礼乐制度以理论的根据者，此等人即后来之儒家。孔子不是儒之创立者，乃是儒家之创立者。"

儒家思想在其漫长而曲折的历史发展过程中，经历了四个大的阶段，这就是：以孔孟为代表的先秦原始儒学阶段；以董仲舒为代表汉代新儒学阶段；以程朱陆王为代表的宋明理学阶段；以梁漱溟、熊十力、冯友兰、贺麟等代表新儒学阶段。对中华传统医德影响较大的是先秦儒学，它的发展，主要经历了三个阶段，即：以"泛爱众而亲仁"为特征的孔子阶段，以"以德王天下"为追求的孟子阶段，以"隆礼重法"为旗帜的荀子阶段。孔子思想的重点是"仁"的提出，是建立在对主体修养能力的信任之上的。他强调人的主观精神，强调主体修养的重要性，重视事在人为的思想，相对削弱了天命鬼神对人世的支配作用，是重人轻神思想的表现，是孔子弘道精神的反映。孔子之后，孟子继承了孔子学说，全面发展了儒家思想，提出了中国历史上著名的"仁政说"和"性善论"，并建构了一个"天人合一"的思维模式，以及与之相应的尽心、知性、知天的认识路线。仁政主张以性善论为理论依据。性善论的深刻之处在于强调人性首先应当是人的社会属性，而不是人的自然属性；它肯定人生价值，鼓励人们追求完满的人生境界，带有强烈的理想主义色彩，确立了儒家特有的价值取向。孟子从性善论出发看待天人关系，提出"尽心、知性、知天"的哲学思想，奠定了儒家"道德形上学"的基础。荀子则主张"天人相分"和"性恶说"。荀子对孔子思想有继承和发展，丰富儒家的外王之学，从人类文化学的角度理解礼乐文化，说明礼的起源，把礼义视为组织社会群体必不可少的准则。提出王霸杂用、礼法并重的政治学原理，把儒家礼学从理想层面落实到现实层面，对中国封建社会的政治生活产生重大影响。礼法并重原理的理论基础是性恶论，以性恶论说明以礼仪规范人的行为的必要性，凸显儒家重教化的思想。强调"性"、"伪"相分，把"化性起伪"视为成就理想人格的途径。荀子重新审视人与自然的关系，提出"明于天人之分"、"制天命而用之"等精辟论断。荀子从人与自然相互作用中发现人的文化特质，表明儒家对人自身的认识达到了新的理论高度。

儒学的基本特征有：奉孔子为师，注重人伦教化，主张以"礼"协调人际关系，借以维系社会的安宁与群体的稳定，倡导仁义，主张实行德治仁政，宣扬"内圣外王"之道，尊重礼乐文化传统，有浓重的传统意识、文化意识和忧患意识，以《诗》、《书》、《礼》、《乐》、《易》、《春秋》为经典，通常以注疏经书的方式阐发儒家学说。

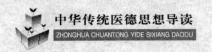
（二）儒家文化对中华传统医德思想的影响

1. "仁爱"、"赤诚救世"的伦理思想

以孔子为代表的儒家思想，产生于春秋战国之际。当时，社会处于基本制度转型和文化转型的剧烈动荡时期。在思想领域，西周以来的天命神权观念已经动摇，反映并维护宗法等级制度的周礼也已崩溃。孔子感慨礼崩乐坏，痛心社会无序，希望恢复周代的以礼为准则而构筑起来的社会制度，以及由这种制度而生成的社会秩序，依此安身立命。

为了恢复周礼，实现自己的政治理想，孔子提出了以"仁"为核心的一整套学说。"仁"是儒家道德思想体系中最完美、最高尚的人格境界，是古代知识阶层共同追求的人生目标。"仁"的观念在春秋时期已普遍流行，《国语》、《左传》中已有记载，多从道德原则和治国之道立论。但比较零散，未成系统。"仁"字在《论语》中出现了一百多次。孔子在不同的场合对仁作过多种解释。孔子确立了"仁"学思想体系，在《论语·颜渊》中他对"仁"最本质的解释为"爱人"，如"樊迟问仁，子曰：'爱人'"。他强调人的存在，强调"爱人"是一种美德。可见，仁是属于道德修养问题的范畴，是一种最高、最美的道德品质。实现仁德的关键，在于自身的努力，即"为仁由己"。孔子的"仁"是由一个观念贯穿着的，这个观念就是"爱人"。爱人首先要爱自己的父母和兄弟，所以孝是仁的根本；爱人就要处处为人着想，所以希望自己能得到的，也要帮助他人成就，即：己欲立而立人，己欲达而达人；自己所厌恶的行为，决不强加于他人，即：己所不欲，勿施于人；爱人就要为人谋利，所以要尊重人、理解人、以诚待人、惠及他人，即：恭、宽、信、敏、惠；爱人就要质朴直率，决不曲意逢迎，即：要刚、毅、木、讷，而不巧言令色。由于礼能使不同地位、不同身份的人们相互尊重爱护，和谐相处，所以孔子把行为符合礼的规范作为实践仁的重要方法。严格按照礼的规范行事，可以达于仁的境界，因此，仁的内涵深刻、丰富。

孔子指出"仁爱"的表达方式——推己及人:"子贡曰:如有博施于民而能济众,何如?可谓仁乎?子曰:何事于仁,必也圣乎!尧舜其犹病诸?夫仁者,己欲立而立人,己欲达而达人。能近取譬,可谓人之方也已。"(《论语·雍也》)其后,孟子继承发挥"仁"的思想,认为"人皆有不忍人之心","恻隐之心,仁之端也"。在《孟子·公孙丑》中,孟子还将仁爱的范围扩大及物:"君子之于物也,爱之而弗仁;于民也,仁之而弗亲;亲亲而仁民,仁民而爱物。"《孟子·尽心上》由孔孟奠基的儒家仁爱思想,构成了医德的主体内涵。

孟子提出的"富贵不能淫,贫贱不能移,威武不能屈"(《孟子·滕文公上》),《中庸》有"仁者人也"。《大学》有"为善意卫宝","君子必慎其独也"等记载,这些道德修养标准,也是医务职业道德的内容和医家修养的标准。

儒医称医学为"仁术","医乃仁术","仁者爱人"。"医乃仁术",则医家应成为仁人之士。所以,古代医德发展历程中形成的核心道德理念是医学乃仁术。中华传统医德的典籍中也有不少对"医乃仁术"的解释,如:清代喻昌指出,"医,仁术也。仁人君子必笃于情。笃于情,则视人犹己,问其所苦,自无不到之处。"

"仁"实则是源于人内心的普遍的情感,它起源于一种对人的恻隐之心,是人心所向,是每个人与生俱来的情感,因而作为医者,是很容易做到的。

同时,"仁术"要求医生重视人的生命,要以"无伤"为原则。孟子说:"无伤也,是乃仁术。"(《孟子·滕文公上》)尤其是用药上要慎重。《孟子·滕文公上》引尚书曰:"若药弗瞑眩,厥疾弗瘳。"可见,医生用药和病人服药都带有危险性。那么,如何避免遭险呢?按儒家纲常规定,乃"君有疾饮药,臣先尝之。医不三世,不服其药"(《礼记·曲礼》)。后一句话是对医生的要求,强调经验的重要,否则,对病人或尝药人说来,都将是有害而不人道的。因此,要求医生必须使自己成为良医。而所谓良医者,首重经验。"三折肱知为良医"(《左传》)。这样才可能使处方安全可靠而达无伤为仁之目的。

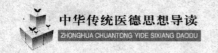
从宗法血缘关系来看，孝悌是为仁之本。提倡孝悌，注意培养人们具有孝悌的品德，就成为孔子仁学一个重要内容。孔子倡导"入则孝，出则悌"（《论语·学而》），即孝顺父母，敬爱兄长，达到这个要求后，再去学习文献。可见，他把孝、悌的品行看作个人修养和家庭和谐的根本。儒家将"孝"作为社会最基本的道德规范，并认为"夫孝，德之本也，教之所由生也"，是"至德要道"，因为"人之行，莫大于孝"（《孝经·开宗明义章》）。

由于医学能治疗君亲之疾，儒家将掌握医疗知识视为尽孝行善的重要手段。《礼记·曲礼下》记载："君有疾饮药，臣先尝之。亲有疾饮药，子先尝之。医不三世，不服其药。"蓝田吕氏解释曰："孔子所慎齐、战、疾。疾者危事也。危而不谨，取祸之道也，况君亲之疾乎？药弗瞑眩，厥疾弗瘳，则攻疾之药，未尝无毒。好恶或失其性，齐量或失其宜，寒热补泻或反其用，小则益病，甚则至于丧身。为人臣子者，不尝试而用之，不忠不孝莫大焉。"宋代思想家程颢和程颐都说过：人子事亲行孝，需要知医。如程颢说："病卧于床，委之庸医，比于不慈不孝。事亲者，亦不可不知医。"（《二程外书》卷十二）将"知医"作为尽孝的前提。程颐也说："今人视父母疾，乃一任医者之手，岂不害事？必须识医药之道理，别病是如何，药当如何，故可任医者也。"（《二程遗书》卷十八）孝的观念对医学有着广泛而深刻的影响，成为许多人学医行医的动机和目的，尤其一些文人名士和士大夫留心医药，均与孝道有关。这种以医为孝的观念成为儒家的一种传统，也是许多儒生攻医的重要原因。史书记载许多医孝的故事：北齐李元忠母亲多病，元忠专心医道，研习积年，遂善此技。族弟亦因母病，自主研究针药，为母治病。南北朝时期的医家许道幼因母疾而习临经方，遂精医术，成为名医。他认为："为人子者，尝膳视药。不知方术，岂谓孝乎？"唐代王勃尝说："为人子者不可不知医。"唐代王焘也因为母病学医，并将所学著录成书。以医为孝的典范不胜枚举。

受儒家文化影响，古代很多医学总论常以"仁爱"、"仁德"、"诚"等评价医家医德的高尚，如晋代杨泉《物理论·论医篇》中指出："夫医者，非仁爱之士，不可托也；非聪明理达，不可任也；非廉洁淳良，不可信也。"宋代林逋著《省心录·论医篇》记载："无恒德者，不可以作医，人命死生之系。庸人假医以自诬，其初则要厚利，虚实补泄，未必适当……"隋唐时期，受儒家"诚"、"恻隐"等思想的影响，孙思邈在医德方面作出了突出的贡献，他在医疗活动中，尊重人和爱护人的生命，在《备急千金要方》一书中，集中论述了大医精诚的理念，言："凡大医治病，必当安神定志，无欲无求，先发大慈恻隐之心，誓愿普救含灵之苦。若有疾厄来求救者，不得问其贵贱贫富，长幼妍蚩，怨亲善友，华夷愚智，普同一等，皆如至亲之想。亦不得瞻前顾后，自虑吉凶，护惜身命。"明代龚廷贤论医家十要指出："一存仁心，乃是良箴；博施济众，惠泽斯深。二通儒道，儒医世宝。"

2. 内省、慎独、谦虚的医学道德修养方法

在道德修养方面，儒家要求"慎独"，严于律己。"慎独"就是指在独处的时候要谨慎小心，尤其是在人所不知而己所独知的情况下，仍然能自觉采取警惕戒惧、临深履薄的态度，遵守道德行为的规范，"慎独"是实行中庸之道所必须采取的一种修养教化的工夫。《中庸》有曰："道也者，不可须臾离也，可离非道也。是故君子戒慎乎其所不睹，恐惧乎其所不闻。莫见乎隐，莫显乎微，故君子慎其独也。"《大学》有曰："所谓诚其意者，毋自欺也，如恶恶臭，如好好色，此之谓自谦，故君子必慎其独也！小人闲居为不善，无所不至，见君子而后厌然，掩其不善，而著其善。人之视己，如见其肺肝然，则何益矣。此谓诚于中，形于外，故君子必慎其独也。"在医德修养方面，则要求医者时刻保持谨慎的态度，丝毫不能懈怠。孙思邈在《千金要方·大医精诚》中说："夫大医之体，欲得澄神内视，望之俨然；宽裕汪汪，不皎不昧。省病诊疾，至意深心；详察形候，纤毫勿失，处判针药，无得参差。"此段涵义为：凡医生一身系着病人的安危，凡看病施治，必须严肃认真，一丝不苟，切忌粗心大意，敷衍塞责。明代医者李梴言："入门书而不从头至尾，零星熟得一方一轮，而便谓医者，欺也；熟读而不思悟，融会贯通者，欺也；悟后而不早起，静坐调息，以为诊视之地者，欺也；诊

脉而不以实告者，欺也；论方用药，潦草而不精详者，欺也；病愈后而希望贪求，不脱市井风味者，欺也。盖不患医之无利，特患医之不明耳。屡用屡验而心有所得，不纂集以补报天地，公于人人者，亦欺也。欺则天良日以蔽塞，而医道终失；不欺则良知日益发扬，而医道愈昌。"

3. "推己及人"的医学道德情感

儒家主张以"亲亲"之爱为起点，由此出发，推而广之，达到仁爱的最高境界。这便指引了实现仁爱的途径，即是"推恩"。"子贡曰：如有博施于民而能济众，何如？可谓仁乎？子曰：何事于仁，必也圣乎！尧舜其犹病诸！夫仁者，己欲立而立人，己欲达而达人。能近取譬，可谓人之方也已。"（《论语·雍也》）还提出"己所不欲，勿施于人"（《论语·颜渊》），认为能够推己及人，就是行仁之道。"内省不疚，夫何忧何惧。"（《论语·卫灵公》）这样的道德，孔子把他叫做"恕"，合起来称"忠恕之道"。"夫子之道，忠恕而已矣。"（《论语·里仁》）"忠恕之道"都是"爱人"的表现，也就是"为仁之方"。

其后，孟子继承发挥"仁"的思想，认为"人皆有不忍人之心"，"恻隐之心，仁之端也"（《孟子·公孙丑》）。孟子还将仁爱的范围扩大及物："君子之于物也，爱之而弗仁；于民也，仁之而弗亲；亲亲而仁民，仁民而爱物。"（《孟子·尽心上》）孟子言："老吾老以及人之老，幼吾幼以及人之幼。"（《孟子·梁惠王上》）尊老爱幼是儒家关于道德修养的一个重要内容，也是医德修养的一个主要内容和原则。医学要求对待老人和小孩，要不分彼此，一视同仁。这些伦理思想对培养医家"济世救人"的良好医德医风具有重要的指导意义。

忠恕之道的伦理思想要求医者能够从患者的角度出发考虑问题，能够时刻为病人着想。古代流传着很多这样的感人故事：元代名医朱震亨曾说："四方以疾迎候者无虚日，先生无不即往，虽风雪载途，亦不为止。……虽百里之远弗惮也。"还劝说疲惫的仆从："病者度刻如岁，而欲自逸耶？"明代医生张柏认为："人以病请，即夜十数起弗辞。"古代医家何以能够"一心赴救"，全凭"见彼苦恼，若己有之"的推己及人之仁心和由此产生的自律。

4. **虚心好学，刻苦钻研，不耻下问的治学精神**

孔子开创了虚心好学、刻苦钻研、不耻下问的治学精神，《论语》开篇曰："子曰：学而时习之，不亦说（通假字，同'悦'）乎？有朋自远方来，不亦乐乎？人不知而不愠，不亦君子乎？"人们认为孔子是天下有名的博学之士，但是，他却认为自己并非生下来就有知识，只是因为喜欢传统，所以敏锐、认真地去学习罢了。他说："我非生而知之者，好古，敏以求之者也。"（《述而》）又说："述而不作，信而好古，窃比于我老彭。"（《述而》）他也认为自己是在绍续传统，而不是去创作新的东西，所以把自己比做商朝的老彭（商时一位很喜欢讲述古人故事的大夫）。由此可知，孔子乃是从一无所知开始，直到十五岁立志向学，才步上人生的第一个转折点。"十室之邑，必有忠信如丘者焉，不如丘之好学也。"（《论语·公冶长》）孔子原是很谦虚的，却说了如此自负的话："有十家人的地方，必定有忠信如我的人，但却不像我这么好学。"事实上他凭什么断定呢？就是因为他无时无刻不在念书、学习，能念的、能学的都不放弃。他说："三人行，必有我师焉。"（《论语·述而》）他还汲取社会上各种经验，没有固定的老师。一个人在世上生活，只要耳聪目明，能够开放心灵，那么，整个宇宙、人类都可以当他的老师，到了最后，这样的人往往是最杰出的，因为他得到了众善之所长，就像所有的河流汇集到江海一样，这就是孔子立志向学的情形。孔子亦师亦学的一生，体现了儒家这样一种理念：教育是一个自我实现的无尽过程。据说，当孔子的一位弟子感到难以描绘自己的老师时，孔子告诉这位弟子说："女奚不曰，其为人也，发愤忘食，乐以忘忧，不知老之将至云尔。"（《论语·述而》）孔子在表述人生态度时，道出了学习给他带来的欢乐，学习可以使他忘掉饮食，摆脱人生困扰，进入至乐境界。孔子把学习作为重要的人生目标，这就赋予生命更高的价值追求。人生的意义要在学习实践中逐步获得。所以，要想提高生命的价值，获得人生的享受，就必须不间断地学习，使对知识的摄取与生命价值的提高相辅相成。古往今来的无数事实都证明，那些学而不辍的勤奋人士所享受的人生之乐，远远较普通人持久，甚至可以使生命之树长青不衰。儒家不

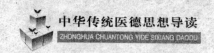
仅强调学习的重要性，还主张求是务实的态度，孔子主张"每事问"，"知之为知之，不知为不知"，"毋意、毋必、毋固、毋我"；孟子主张知人论事，主张"无恒产则无恒心"；荀子否认生而知之，强调后天的学习对人的知识才能的重要性，这些都是儒家讲求务实精神的不同表现。

历代著名医家一贯认为要实现"仁爱救人"的济世愿望，就必须有高超的技术，而要掌握高超的技术，就必须刻苦钻研，求是务实，虚心学习。明代徐春甫在《古今医统》中说："医学贵精，不精则害人匪细。"表明为医者，技术必须专精，否则就会贻误人命。古代医家还认为，医业无止境，切不可自满自足。孙思邈在《千金要方·大医精诚》中作了深刻的阐述，他说："世有愚者，读方三年，便谓天下无病可治；及治病三年，乃知天下无方可用。故学者又须博极医源，精勤不倦，不得道听途说，而言医道已了，深自误哉！"他自幼就勤奋学习，"七岁就学，日诵千余言"。二十岁时，便精通诸子百家之说，学问渊博，医术高明。但他从不自满，直到"白首之年，未尝释卷"。这反映了传统医德中务实求是、虚心学习、刻苦钻研的精神。

5. 重义轻利的道德观

儒家提出义利之辨，"君子喻于义，小人喻于利"（《论语·里仁》），孔子把义利作为划分道德善恶的价值标准，以此来指导人的行为，"君子之于天下也，无适也，无莫也，义之与比"（《论语·里仁》）。朱子在《集注》中引他文解释此为："圣人之学于无可无不可之间，有义存焉。"义利之辨也是孟子极为关注的。孟子反对功利主义，重义轻利，劝导统治者"何必曰利！亦有仁义而已矣"（《孟子·梁惠王上》），这是与孔子舍生取义的主张一致的。这种重义轻利的思想，是自然经济的产物。到了汉代，董仲舒将其发展为"正其谊不谋其力，明其道不计其功"，成为一种价值取向和思维方式，影响了中国社会两千年。荀子认为人的利欲是无止境的，但社会财富却有限，不可能完全得到满足，故须节欲，即"以义制利"。大力提倡君子"唯仁之为守，唯义之为行"（《荀子·修身》）和"重义轻利"（《荀子·成相》）的价值观。

在义利观方面，传统医德深受儒家学说之影响。儒家重义轻利的思想观念要求医生"以义为先","以廉为荣"。"以义为先"是说医生必须有高度的职业责任感，把救治生命视为自己的天职。同时，强调医生要有自我牺牲精神。对于大多数业医者应通过合理途径获利，要虚心笃心，如孙思邈在《千金要方》中所说："若有疾厄来求救者……不得瞻前顾后，自虑吉凶，护惜身命。"要有"誓愿普救含灵之苦"、"一心赴救"的献身精神。此外，儒家的义利观还指导医生重廉洁，轻盈利。在这种思想影响下，诸多医生悉将行医视为一慈善事业，怀救苦之心，怀淡泊名利之想，一心向善，悬壶济世于民间，不计报酬，串巷走乡，免费为劳苦大众防病治病。张仲景认为钻研医学，"精究方术"，能够"上以疗君亲之疾，下以救贫贱之厄，中以保身长全，以养其生"。当时社会存在追名逐利，轻视生命健康的风气，"但竞逐荣势，企踵权豪，孜孜汲汲，惟名利是务，崇饰其末，忽弃其本，华其外而悴其内。皮之不存，毛将安附焉"？及至遭受疾病侵害，或求救于巫术，或任凭庸医误治，都无法挽回生命，"卒然遭邪风之气，婴非常之疾，患及祸至，而方震栗，降志屈节，钦望巫祝，告穷归天，束手受败。赍百年之寿命，持至贵之重器，委付凡医，恣其所措，咄嗟呜呼！厥身已毙，神明消灭，变为异物，幽潜重泉，徒为啼泣"。张仲景深为此种境况痛惜，劝诫人们珍爱生命："痛夫！举世昏迷，莫能觉悟，不惜其命，若是轻生，彼何荣势之足云哉！"

6. 对生命价值的尊重

孔子生活的时代，以巫为主，巫医相混。人们对疾病和致病的原因还不甚了解，常常祈求于鬼神。而孔子则不然，一方面，他敬鬼神而远之，认为疾病的产生与鬼神没有关系，强身健体才是最重要的；另一方面他对药物治疗疾病的针对性有清醒的认识。《论语·乡党》载："季康子馈药，拜而受之。曰：'丘未达不敢尝'。"孔子对不了解药性的药物不予服用，其慎医的态度显示了孔子对身体和生命价值的敬畏及其尊重生命的意识。

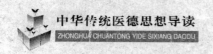
（三）影响之评价

儒家思想作为医者的道德修养和行为规范。规定了行医的目的，与对病人的救助、爱护与关怀，而非出于其他的功利或私心。同时，儒家提倡的仁爱思想更契合于德性伦理学的范畴，有利于道德人格的塑造，原因是：第一，《论语》中反映的以"仁"的观念为中心的教化方式，符合人类道德实践的经验。第二，以人格的完善为目的的德性观念，不是一个完备且一致的思想系统。至少，人格中既有道义问题，也有性格问题，各自从属于不同的价值范畴。同时，道义问题中，不同的德性在特定的条件下也可能有矛盾或冲突。第三，道德是指导实践的，而人格则体现在行为中。由于生活是不断变迁的自然过程，人们在面临各种新的生活经验时，自然存在一个如何把固有的道德规范应用到新的经验的过程。而一旦新的经验与固有原则脱节，就有一个如何对待既定道德原则的问题。清代费伯雄说"欲救人而学医则可，欲谋利而学医则不可。"

但是，受儒学影响的传统医德的缺陷也体现在以下方面：

第一，儒医不分。根据《历代名医蒙求》和《古今医统》等书记载，北宋时期，有个进士叫沈常，因性格孤僻高傲，曾求仕多年，未能弄到一官半职。但他不死心，便赴京师（开封）寻求仕进的门道。一天，他在东华门遇见一位"跃马扬鞭，从者雄盛"的翰林医官，便叹息不已地说："吾穷孔圣之道，焉得不及知甘草大黄之辈也？"因而产发了弃儒习医的念头。第二天，他从一个药店经过，听人说起业医的艰难困苦，"复又耻为，疑惑不决"。他自视清高，认为学医是大材小用，低身俯就。他跟别人议论说："吾辈学则穷达方书，师必趋事名公，自非常流比也。"他自以为他的满腹经纶去学医，有如探囊取物，只须参拜一位名师，稍得指点，即可蜚声医坛。当时有位太医，名叫赵从古，在医界颇有声望，沈常便决计去拜访他。乍一见面，沈常就说："此来穷蹇之人，因同人相勉，令某学医，闻君名公也，故来师问。"赵从古一针见血地指出："足下既言穷蹇，是志未得遂，复却学医，深恐郁滞之性，未能精研。"沈常见赵从古批评他功名利禄之心仍切，不可能专心致志攻读医学，颇不以为然，便愠怒不已地说："君虽穷蹇，乃自服儒，读孔孟之书，粗识历代君臣治国之道，今徒志学技术，岂为高艺?"赵从古驳斥说："恐非浅尝能也。君未谕上古三皇医教……吾闻儒知礼义，医知损益。礼义之不修，昧孔孟之教，损益之不分，害生民之命。儒与医岂可轻哉! 儒与医岂可分哉!"

第二，受到封建伦理糟粕的影响，儒家学说中某些观点和恪守的戒条，对医学的发展和良好医德的形成还有某些阻碍作用，如"男女授受不亲"和"身体发肤，受之父母，不敢毁伤"等。医家对妇科某些疾病和人体尸解探讨研究成为禁区，这对履行医生职责和医学的发展是有阻碍的。在我国传统医德规范有关于为妇女诊病时，提出的一些戒律，严重影响到疾病的诊断。这些规范反映了儒家思想中的"三从四德"、"三纲"等道德观念。如明代李梴在《医学入门·习医规格》中说："如诊妇女，须托其至亲，先问证色与舌，及所饮食，然后随其所便，或证重而就床隔帐诊之，或证轻而就门隔帷诊之，亦必以薄纱罩手。贫家不便，医者自袖薄纱。"儒家思想"身体发肤，受之父母，不敢毁伤"的束缚下，尸解一直被认为失法，被视为不礼、不孝、不仁、不义的大逆不道的行为。

第三，等级观念在医德中的反映。医圣张仲景在《伤寒杂病论·自序》中谈到："上以疗君亲之疾，下以救贫贱之厄，中以保身长全，以养其生。"这些导致医家不能平等对待病人，违背了医学治病救人的宗旨，降低了医学的神圣性。

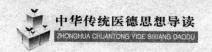
四、道家文化与中华传统医德思想

（一）道家文化之解读

老子和庄子是道家文化的创始人和主要代表人物。老子，姓李名耳，字伯阳，又称老聃。楚国人（今河南鹿邑东），春秋末年的哲学家，道家创始人。生卒年已无从祥考。老子的伦理思想反映在《老子》（亦称《道德经》、《老子五千文》）中。《道德经》又名《老子》，成书于春秋末期。全经共五千言，因而后人又称之为《五千言》。《道德经》共八十一章，分为上下两篇。其中上篇三十七章，主要论述道，故名为"道经"，下篇四十四章，主要论述德，故名为"德经"，全书合称为《道德经》。《道德经》问世两千多年，被尊为"天书"、"哲学诗"、"万经之王"。它在中国历史上产生过巨大的影响，是中华文明的智慧结晶，是传统文化的科学宝库。她包含着无比宏大的宇宙真理，蕴藏着人文科学、自然科学、生命科学，以及政治学、哲学、医学、伦理学、修真学、养生学、文学艺术、科学技术等众多领域，表现出中华民族丰富而深刻的理论思维，可以说是一部"百科全书"。在中国历史上闪耀着光辉灿烂的东西，许多都可以在《道德经》中找到它的渊源。

庄子，名周，宋国蒙（今河南商丘县东北）人。战国时哲学家，道家学派主要代表人物。著作经后人整理为《庄子》一书。他推崇老子学说，《庄子》的许多思想是《老子》体系的发展，是更具体化、体系化的《老子》思想。所以，人们常说的先秦道家思想已包含了老子与庄子的内容。

道家认为人类必须遵循自然的法则开展活动。老子说："人法地，地法天，天法道，道法自然。"（《道德经》第二十五章）认为"道"的最根本的规律就是自然，甚至认为"道"就是"自然"。按照道家的理解，"自然"就是自然而然、本然，即事物本身规律的体现，不掺杂任何人为的干预。人与自然是一个统一的整体，自然界是人类生命赖以生存的外在环境，人类作为自然界的产物及其组成部分，定当受自然规律的支配与制约。既然人须循"道"，而"道法自然"，所以人类只有顺应自然界的变化而变化，才能与天地日月共存，达到颐养天年的最终目的。

（二）道家文化对中华传统医德思想的影响

1. 重视自然，提倡回归自然

在老子哲学里，生命最本真的状态是自然宇宙的演化。《道德经》第一章（以下凡引此书，仅注章数）："无名，天地之始。有名，万物之母。"《第四十章》："天下万物生于有，有生于无。"《第四十二章》："道生一，一生二，二生三，三生万物。"《第三十九章》："万物得一以生。"这个化生万物的"一"就是"道"。"道生一"即"道"蕴含着生命。生命源于道。道不仅自生，而且化生万物，使整个宇宙一片生机盎然，赋予世界生命的意义。

道虽化生万物，却是听任自然，任由生命自由发展。《第三十四章》："万物恃之而生而不辞，功成不名有，衣养万物而不为主。"老子认为，"人之生也柔弱，其死也坚强。万物草木之生也柔脆，其死也枯槁。故坚强者死之徒，柔弱者生之徒"（第七十六章）。活人的身体柔软，死后身体僵硬；草木活时枝柔软，死时变得又干又硬。所以老子认为僵硬不是好事，它接近死亡，只有"柔"才有生命力，才能长久。所以保养生命，就得永远保持一种谦虚、恭谨和柔弱自守的地位，回复到人生最初的赤子状态，他认为刚出生的婴儿生命力最旺盛，所以他主张

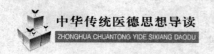

"返璞归真"。老子认为回到自然最本真的状态是"复归于婴儿"。

"柔弱"并非是软弱无力。老子以水为例说明柔弱的作用："天下莫柔于水，而攻坚者莫之能胜，以其无以易之。弱之胜强，弱以胜刚，天下莫不知，莫能行。"（第七十八章）意思是说世间没有比水柔弱的了，但要冲击坚硬的东西，却没有别的东西可以代替水，滴水穿石，洪水淹没田舍，冲毁桥梁，任何坚固的东西也抵挡不住。柔弱是自然生命的基本特征，也是生命力的象征。柔弱能够战胜刚强。正因为如此，对自然生命的守护，必须"柔弱处上"。保持生命的柔弱，让生命回归到生命的最原始最柔弱的状态，不要为外界的名利、色货所诱。因为"五色令人目盲，五音令人耳聋，五味令人口爽，驰骋畋猎令人心发狂，难得之货令人行妨。是以圣人为腹不为目，故去彼取此"（第十二章）。在老子看来，过度地追求名利和财富只会破坏生命的质朴与本真。而那些缤纷的色彩、铿锵的音乐和鲜美的滋味只会带给人物欲的膨胀，"是以圣人之治，虚其心，实其腹，弱其智，强其骨，常使民无知无欲"（第三章）。保持生命的本真，使人处于无知无欲的状态，以返朴归真，让生命回归自然。

2. 顺应自然，无为而无不为

老子伦理思想的核心，是崇尚自然无为。庄子亦然，把任其自然，无所作为看做是道德的最高原则。老子认为，人生下来本有"德"，可是由于人后来有了很多知识和欲望，"德"就有所丧失了。老子认为，任何物质文明和精神文明，都是腐蚀人心、败坏风气的。他抨击道："大道废，有仁义；智慧出，有大伪；六亲不和，有孝慈；国家昏乱，有忠臣。"（第八章）"故失道而后德，失德而后仁，失仁而后义，失义而后礼。夫礼者，忠信之薄而乱之首。"（第三十八章）可见，他把仁义、智慧、孝慈等伦理纲常和人的才智看做"道"的对立物，看做是理想社会的绊脚石。从这种消极、颓废的理论前提出发，他主张"绝仁弃义"，"绝圣弃智"，"绝巧弃义"，认为只有这样，才能使"民利百倍"，"民复孝慈"，"盗贼无有"（第十九章）。

庄子认为"全德"才能保持内心之德而不使之摇荡。与儒家所说的

"德"不同，庄子说的"德"是要忘掉儒家德仁义、礼乐等。同时，庄子认为，在道德最高尚的时代，人们都是淡情寡欲并无所作为的，"无心得而鬼神服"，这才是人性自然的美德。夏、商、周以后，由于统治阶级好智、无道，因而扰乱了天下。从而，他与老子一样主张："夫礼者忠信之薄而乱之首"，只有"绝仁弃义"，"绝圣弃智"，才能恢复人的本性，与儒墨之说形成了明显的对立。

可见，庄子把儒家高唱的仁义看做万恶之源。他认为，仁、义、礼、智违背"民之常性"即人的自然本性，应当全部抛弃，让人们按本性生活。他具体分析了仁义礼智给人类带来的祸害：首先，仁义礼智违背人的本性。人的性情是多样的、自然的，圣人却偏要用仁义礼智把它纳入一个固定僵死的规范里，是违反人的本性的。其次，仁义礼智造成虚伪和争夺。他说："爱利出乎仁义，捐仁义者寡，利仁义者众。夫仁义之行，唯且无诚，且假夫禽贪者器。"（《庄子·徐无鬼》）行仁义便能得到爱、利，这就会出现假仁假义的伪善现象，给贪婪者提供达到目的的工具。庄子还认为，仁义礼智是统治者制造出来的一种畸形病态现象，贫富贵贱、欺诈争夺等罪恶现象都是推行仁义礼智的结果。再次，仁义礼智是窃国大盗统治国家的工具。《庄子·胠箧》论证礼义只有利于盗贼，而有害于天下。他举例说："昔者齐国，……阖四境之内，所以立宗庙社稷，治邑屋州闾乡曲者，曷尝不法圣人哉！然而田成子一旦杀齐君而盗其国，所盗者岂独其国邪？并与其圣智之法而盗之。故田成子有乎盗贼之名，而身处尧舜之安；小国不敢非，大国不敢诛，十二世而有齐国。"（《庄子·胠箧》）

在《老子》和《庄子》中也多处谈到圣人，仁者，智者及道德之类，可其含义与儒墨之说是完全不同。老庄的所谓道德，并非常人所说的笃学善教，平政安民之类，而是要领悟大道，因循万物的变化，消除是非的观念，抛弃立德的动机，绝对地服从天道的摆布，任随万物的变化，即所谓"人法地，地法天，天法道，道法自然"。老子言："故失道而后德，失德而后仁，失仁而后义，失义而后礼。夫礼者，忠信之薄，而乱之首。"（第三十八章）

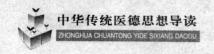
道家的"无为"是一种自然无为，绝不是一无所为，不是什么事都不做。这种"无为"是不妄为，不随意而为，不违道而为。相反，对于符合道的事情，则必须以有为而为之，必须顺乎自然，必须遵循自然进程和规律，必须有利于事物的自然发展和成长。根据道家的观点，在自然无为的状态下，事物就能按照自身的规律顺利发展，齐家治国如此，修身养性亦是如此。如果违背自然规律，人为干涉事物的发展进程，结果只会自取其败。因此，明智的人应该采取无为之道来养生治世。

中国古代医学认为治病当吸取"无为而治"的哲学思想，以"不妄作劳"作为养生的准则，主张人应该根据自然界的客观规律来保养身体，从而形成了完整系统且有科学意义的养生理论。《素问·上古天真论》曰："上古之人，其知道者，法于阴阳，和于术数，饮食有节，起居有常，不妄作劳，故能形与神俱，而尽终其天年，度百岁乃去。"提出了"不妄作劳"才可"尽终天年"的养生思想，在其原则和方法上，认为一是要顺应自然规律，保持人与自然的和谐，不能逆自然规律而动。

3. 少私寡欲，淡泊名利

为了绝对服从天道和顺应万物的变化，老庄提倡知足寡欲，主张淡泊名利，不以物累形，不以欲滑和，知足常乐，并以"无己，顺物，为而不争"作为为人处世的基本原则。老子认为人们所追求的"德"，是因为他们欲望太多，知识太多，人们为了追求快乐，所以要满足欲望，但欲望太多，反而带来相反的结果，"五色令人目盲，五音令人耳聋，五味令人口爽，驰骋畋猎令人心发狂，难得之货令人行妨"（第二十五章）。道家追求声色犬马之乐必会伤身残性，告诉人们要虚静无欲，顺天之性，做到无为自然。庄子推崇顺物之性，恬淡虚无，安时而处顺的生活态度，追求精神的绝对自由，回归大道，逍遥于无何有之乡，做到"无己"、"无功"、"无名"。反对追求名利等身外之物，主张齐万物，同死生，连死生都可以"无变于己，而况利害之端乎"（《庄子·齐物论》）。

为了达到少私寡欲，无己顺物的目的。老子以慈、俭和不敢为天下先，作为修身的三个法宝。他说："我有三宝，持而保之，一曰慈，二曰俭，三曰不敢为天下先。慈故能勇，俭故能广，不敢为天下先，故能成器长。"（第六十七章）在老子看来，最好的生活应是一种淡泊无为、少私寡欲、纯朴自然的生活。人们应"甘其食，美其服，安其居，乐其俗"（第八十章）。像初生婴儿那样过一种无知、无为、无欲、无求、自然的生活，这样才能保其精神，全其性命，达到健康长寿。庄子认为，"德者，成和之修也"。主张"为善无近名，为恶无近刑"（《庄子·养生主》），并指出"养成在久，恶成不及改"等警世名言。庄子还提出了"心斋"和"坐忘"等修养方法。认为这样就可以达到"天地与我并生，而万物与我为一"（《庄子·齐物论》）的精神境界。庄子认为，强烈的欲望会蒙蔽其内心的聪灵之光，"其嗜欲深者，其天机浅"（《庄子·大宗师》），"凡外重者内拙"（《庄子·达生》），由此可见恬淡虚无之德。更为警惕的是，就是欲望驱使人追名逐利，以物为事，终身疲役，不知所归，因而忽视了生命的真实存在。于是，庄子告诫人们谨防思虑营营，形弊精竭，提倡守身存真，返本还元。庄子向往不为世俗所系，游于方外，逍遥无为，遨游于天地之间。在《逍遥游》中，庄子述说各种逍遥之境："若夫乘天地之正，而御六气之辩，以游无穷者，彼且恶乎待哉！故曰：至人无己，神人无功，圣人无名。"如此便不会为生死功名己念所累，与日月同行，畅游天地，不亦乐乎。

一个医德高尚的医生必定是一位淡泊名利之人，尊重生命比名利更加重要。孙思邈曰："凡大医治病，必当安神定志，无欲无求，先发大慈恻隐之心，誓愿普救含灵之苦。"（《千金要方·大医精诚》）医生只有做到淡泊名利，无为自然，才能在德和术两方面真正有所建树。

4. 平等待人，无分贵贱

道家提倡平等待人，无贵贱等级之分。庄子认为天下万物均由"无"发展而来，"天地与我并生，而万物与我为一"（《庄子·齐物论》）。客观事物是齐同的，人有所谓贵贱、等级等差别都是以世俗的观点来评判的，"以道观之，物无贵贱……万物一齐，孰短孰长"（《庄子·秋水》），如果从道的角度来讲万事万物都是平等的，人也是平等

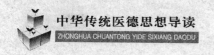

的。所以"大人之行，动不为利，不贱门隶"，得道的人举动并非有利于人，也不贱视家奴。这种万物平等、人人平等的思想对传统医德理论的发展产生了积极影响。医学直接服务于人类的健康，医生责任非轻，历代医家都非常重视平等待人、博施济众，强调对每一位病人都应该给予同样的关心、爱护。

（三）影响之评价

道家思想对后世影响甚大，与医德关系也很密切。历代医家都从不同角度和程度对之吸收并有所发展。尤其是老庄的"知足、寡欲"，"全性"，"保身"和不为声色货利所役等道德观及养生之道，已成了不少医家及仁人志士的行为准则和修身的信条。老、庄之间另一个共同点是他们对现实政治、现实社会的反动态度。强烈的反抗情绪，使老子向往一个原始型的单纯社会，使庄子则追求一个超越而又和谐的心灵王国。

道家看重的是人的朴素本性，以"全生葆真"为人生旨趣，鄙弃的是扭曲自己的灵魂，去满足物欲的人生态度，这种态度在当时的社会条件下，也许是消极的，但它对于贪欲对人们思想的侵蚀的鄙弃，则有一定的价值。现代学者研究认为："如果说儒家要从社会角色去定位人的价值的话，那么道家道教则以追求个体生命的完美存在去塑造人的行为。而道家道教在引导人们对幸福的理解认定上，其发自内心的柔弱忍让的利他行为则是通向无限幸福的旅程。"返回自然教人追求一种单纯简朴的生活，这种生活有助于人保存赤子之心，有助于人保存感受惊奇的能力，这是追求智慧的人生以及培养丰富创造力不可或缺的条件。即使我们不追求伟大，能使日常生活过得更自然些，必可使社会上那些无谓与无情的竞争大为减少。"轻财如粪土，耐事如慈母"的高尚医德的形成，都从这里得到或多或少的启迪。

但道家对医德影响消极方面是追求长生不老和服石，《吕氏春秋》和《淮南子》书中的医学，实际上都是道家之医。秦汉时期的道家养生法更向宗教方面发展，如东汉末年张道陵创立"五斗米道"，奉老子为教主，尊为太上老君，用符水咒法为人治病，传道信徒多至数万人，于是神仙、方士、炼丹、服石、巫医等纷纷出笼。这不但违背了医学追求的科学精神，而且所采取的医疗方法对病人的身体有害无益。如《神农本草经》中，就有许多关于养生、服石、炼丹、神仙等内容的记载。该书把药物分为上、中、下三品，认为上品养命，中品养性，而在每品中又把矿物性药列在最前，认为可以久服，可以"延年不老"，这是非常荒唐的现象。

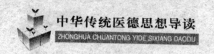

五、墨家文化与中华传统医德思想

（一）墨家文化之解读

墨家的创始人及主要代表是墨子（约公元前 468～前 376）。墨子，姓墨名翟，关于其生平，《史记》上记载的很少，《史记·孟子荀卿列传》中附带写了几行："盖墨翟，宋之大夫，善守御，为节用。或曰并孔子时，或曰在其后。"可见，在西汉初年，墨翟的事迹已不能确知。可是，各家的记载都说明，墨翟的学派是孔丘以后很有影响的学派。墨子是手工业者出身的士，早年曾参加生产劳动，是一个出色的工匠，其一生最辉煌的业绩是"止楚伐宋"。也就是制止了一场即将爆发的楚国侵略宋国的战争。墨子曾经从师于儒者，学习孔子之术，称道尧舜禹，学习《诗》、《书》、《春秋》等儒家典籍。孔子对于西周的礼乐制度，怀有同情的了解，力求以伦理的言辞论证它们的正当性，而墨子不同，认为它们是不正当的，力求简单，反而更注重有用的东西。后来墨学逐渐舍掉儒学，形成自己的墨家学派，广收门徒，游说诸侯，使墨学成为当时的显学。墨子创立的学派名为墨家，在春秋时期，墨子与孔子享有同样的盛名。墨学的影响一点也不亚于孔学，甚至有超过孔学的可能。也有相关研究表明，前秦氏族传统逐渐崩毁所带来的意识形态的空前解放，使代表手工业的小生产劳动者思想的墨家一度非常显赫，成为与儒家并列对抗的重要派别。墨子虽然出身士大夫之家，但他是从庶民或曰贱人升上来的，而孔子正好相反，是从贵族阶层衰落下来的。按照胡适的说法，墨子具有高度的宗教气质：厌恶早期儒学崇敬祖先的制度，并且反对殡仪、葬礼追求奢侈浪费。他也不能接受儒家"死生有命，富贵在天"的宿命论，认为个人的得救有赖于自己尽力行善，他相信灵魂和鬼的存在，它们对于人有赏贤而罚暴的智慧和力量，这就是"兼爱"，这种利人主义教义是对孔子厚亲而薄疏的爱的原则的否定。墨家最显著的特色是禁欲主义，他们过着简朴的生活，服粗衣，勤劳动，自制，非乐，节葬，俭哀。

在周代，天子，诸侯，封建主都有他们的军事专家，当时军队的骨干是由世袭的武士组成。随着周后期封建制度的解体，这些武士专家丧失了爵位，流散到各地，谁雇用他们就为谁服务，并以此为生，这些人被称为"游侠"。《史记》说他们"其言必信，其行必果，已诺必诚，不爱其躯，赴士之厄困"。这些都是他们的职业道德。大部分的墨家学说都是这种道德的发挥。儒大多出身于中上层阶级，侠则出身于下层阶级，所以古代贵族有礼乐之类的社会活动，而对于平民而言，这些都是奢侈的，毫无价值的，所以墨家对维护礼乐制度的儒家进行批判，这构成了墨家学说的核心。

墨子生活在先秦，那是一个礼制崩坍、王权衰败、诸侯蜂争的时代。广大民众饱受战乱之苦，极渴望安定太平的生活环境。墨子对现实生活给予了积极关注与思考，映现出鲜明的忧患意识、入世风骨及救世精神，坚决无情地揭发当时战争给人民带来的灾难。他站在平民立场上为维护民众与弱小国家的生存，提出了"兼爱"、"非攻"等主张，对逻辑学、认识论也有探究。

《墨子》一书是墨子及其后学著述的结集。《墨子》一书由历代墨者薪尽火传，一再加工整理或集体创作而成，时间跨度从战国初至战国末，即公元前5世纪至公元前3世纪，并非成于一人之手，也非成于一时。据《汉书·艺文志》所载，原有七十一篇，今存五十三篇。一般认为其中《兼爱》、《非攻》、《尚贤》、《尚同》等篇体现了墨子本人的观点。到了汉代，随着儒学统治地位的确立，墨家学派渐趋式微，但体现墨家思想精华的《墨子》一书得以保存下来，并一直流传至今。

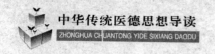
（二）墨家文化对中华传统医德思想的影响

1. 兼爱互利，博施济众

墨子提出了"天下兼相爱"的思想。"兼爱"可算是一种古老的"博爱"思想，由儒家的"仁"和"礼运"的"不独亲其亲，不独子其子"发展而来。孔子将"爱人"含义的"仁"，加上了宗法等级制的内容，改造成了"忠恕"含义的"仁"；墨子主张"使天下兼相爱"，则又抽去了宗法等级制内容，所以，墨家的"兼爱"是对儒家"仁"的发展，更是对儒家"仁"的否定。在墨子看来，"天下兼相爱则治，交相恶则乱"，天下之乱，起于人与人不相爱。臣与子不孝，君与父不慈，以及"大夫之相乱家，诸侯之相攻国"，直至盗贼之害人，都是互不相爱的结果。如果天下人能"兼相爱"，"爱人若爱其身"，那就天下太平了。墨子的"兼相爱"和"交相利"是相结合的，墨子提出"兼"与"别"的区别，"别士之言曰：吾岂能为吾友之身若为吾身，为吾友之亲若为吾亲"。"（兼士）必为其友之身若为其身，为其友之亲若为其亲。"《墨子·兼爱下》何以证明兼爱是正确的呢？墨子用功利主义的说法为兼爱正名。墨子认为："然即国都不相攻伐，人家不相乱贼，此天下之害与？天下之利与？即必曰：天下之利也。姑尝本原若众利之所自生。此胡自生？此自恶人，贼人生与？即必曰：非然也，必曰：从爱人、利人生，分名乎天下爱人而利人者，别与？兼与？即必曰：兼也。然即之交兼者，果生天下之大利者与？是故墨子曰：兼是也。"《墨子·兼爱下》墨子尝试推究这些利是如何产生的。这是从憎恶人残害人产生的？必然要说是从爱人利人产生的。墨子认为，世上爱人利人的，是别（相恶）还是兼（相爱）呢？则必然要说是兼（相爱）。既然如此，那么这种交相兼可不果是产生天下大利的。所以墨子说："兼是对的。"墨子摆脱了孔子"君子喻于义，小人喻于利"，只讲"义"不讲"利"的片面性，认为"兼爱"有利于自己，不"兼爱"则有害于自身，墨子将伦理道德和功利主义紧密地结合在一起。

"兼爱互利"是墨家的道德原则。墨子认为："视人之国，若视其国；视人之家，若视其家；视人之身，若视其身。是故诸侯相爱，则不野战；家主相爱，则不相篡；人与人相爱，则不相贼；君臣相爱，则惠忠；父子相爱，则慈孝；兄弟相爱，则和调。天下之人皆相爱，强不执弱，众不劫寡，富不侮贫，贵不敖贱，诈不欺愚。凡天下祸篡怨恨，可使毋起者，以相爱生也。是以仁者誉之。"（《墨子·兼爱中》）墨子的这种爱人如己，也不是要求人们只是一味地利他，毫不考虑自己："夫爱人者，人亦从而爱之；利人者，人亦从而利之；恶人者，人亦从而恶之；害人者，人亦从而害之。"（《墨子·兼爱中》）他提倡用平等的、无差等的爱来代替自私自利之爱。

　　后期墨家功利主义传统，认为人类一切行为的目的，在于趋利避害。认为"断指以存腕，利中之取大，害之中取小也。害之中取小也，非取害也，取利也。……遇盗人而断指以免身，利也。其遇盗人，害也。……利中之取大，非不得已也。害中之取小，不得已也。所未有而取焉，是利之中取大也。于所既有而弃焉，是害之中取小也"（《墨子·大取篇》）。

　　墨家认为科学，乃至医学，不仅只是一项技术性的和理性的操作，还是一种功利性的操作，能够服务于其救世济民的手段。因为"爱人不外己，己在所爱之中"，"利人不外己，己在所利之中"（《墨子·大取篇》）。所以，"仁者之事，必务求兴天下之利，除天下之害"（《墨子·兼爱中》），"利乎人即为，不利乎人即止"（《非乐上》），不必问是否于己有利。

　　怎样才算得上"爱人"并又利天下呢？墨家把"有力者疾以助人，有才者免以分人，有道者劝以教人"（《墨子·尚贤下》）作为爱人的三个条件。还以为，只有"吾先从事乎爱利人之亲"，才能"报我以爱利吾亲也"（《墨子·兼爱下》）。

　　2. 尽职尽责，义利并重

　　墨家认为，人应该各精其业，才能尽职尽责。作为医生，要想尽利国利民之职，最根本的是要精通医术。墨子说："圣人以治天下为事者也，必知乱之所自起，焉能治之；不知乱之所自起，则不能治。譬如医之攻人之疾者然，必知疾之所自起，焉能攻之；不知疾之所自起，则弗能攻。治乱者何独不然，必知乱之所自起，焉能治之；不知乱之所自起，则弗能治。圣人以治天下为事者也，不可不察乱之所自起。"（《墨子·兼爱上》）。

墨子从强调功利出发，在中国伦理史上，首先提出了"志"、"功"这对范畴，认为对行为道德的评价，应"合其志功而观焉"（《鲁问》）。"志"指动机，"功"指效果，即要将动机和效果结合起来看。在道德评价中，应该如何处理动机和效果的关系问题，墨子认为"下之君子，忠实欲天下之富而恶其贫，欲天下之治而恶其乱，当兼相爱，交相利"。人们做事的动机是好是坏，要看事情的效果如何。要根据道德行为对社会的影响来评价其善恶与否同时，也不可以对人们的行为动机不闻不问，要"合其志功而观焉"。这些动机与效果统一的原理，在我们今天的医德评价中仍不失其参考价值。

3. 注重环境道德

墨家认识到了环境及饮食卫生的好坏对人体健康有很大影响。如《墨子·非攻中》说："与其居处之不安，食饮之不时，饥饱之不节，百姓蹈疾病而死者不可胜数。"另外，墨家还特别重视环境在道德修养中的作用。在墨子看来，人性就如素丝，在好的环境中，向好的人学习，就会学好；在坏的环境中，向坏的人学习，也会学坏。身边是仁义朋友，不骄不躁，自己也会耳濡目染，但如果身边尽是喜好夸耀、结党营私的人，自己久而久之也会变成这种人。"染于苍则苍，染于黄则黄。……故染者不可不慎也。"（《墨子·所染》）

4. 重经验的科学实证精神

墨家提倡科学精神，在认识论、逻辑学、经验科学等方面都作出了巨大贡献。墨家重视对定义、判断、推理等逻辑手段的研究和应用，十分注意概念和对象的对应关系，注意用词的准确性和概念的明确性，注意推理、论证的严密性和一致性。在研究自然现象、科技实践中的科学问题时，逻辑方法作为"明同异之处，察名实之理"的有力工具被墨家应用于科学认识过程中，目的是为了有效地"摹略万物之然"。

在认识论方面，墨子从这一朴素唯物主义经验论出发，提出了检验认识真伪的标准，即三表："上本之于古者圣王之事"，"下原察百姓耳目之实"，"废（发）以为刑政，观其中国家百姓人民之利"。墨子把"事"、"实"、"利"综合起来，以间接经验、直接经验和社会效果为准绳，努力排除个人的主观成见。墨子在那样的时代，已经敏锐地意识到，做任何一件事情，都必须有科学合理的行动方案，如《墨子·经》下篇曰："行修以久，说在先后。"《说》："行：者（诸）行者，必先近而后远。远近，修也；先后，久也。民行修，必以久也。"

墨子本人是工匠和学者的结合。墨子本人亲自参加各种手工业生产活动，是技术熟练的工匠，所以对各种手工业技术当然十分关心。《墨经》中有8条论述了几何光学知识，这些比古希腊欧几里得的光学记载早百余年。墨子博学多才，擅长工巧和制作，他曾制成木鸢，据说三天三夜飞在天空没有掉下来。墨子从生产和生活实践中概括出力学原理，并作出"力，形之所奋也"的力学定义和弹性力学、杠杆平衡力学、滑轮受力、斜面受力、物体平衡受力等方面的定义。他利用杠杆原理研制了桔槔，用于提水。他还制造了辘轳、滑车和车梯等简单机械，用于生产和军事，受到人们的称赞。

科学技术的经验材料和逻辑形式的结合是学者和工匠两种知识传统相结合的一种表现。墨家科学思想的基本特征主要表现为：重经验的实证精神，重逻辑分析的理性态度和重实用的科技价值观；墨家强调科学认识活动从实际出发，即从可观察到的自然出发进行观察、描述、分析、论证和探究；墨家的科学认识活动和当时的生产技术实践相结合，使墨家的科学认识活动具有强烈的实践特征。

墨家的科学思想促进中国古代科学沿着实用经验形态向理论科学形态的方向发展。医学是经验科学，经验科学要求医生要有科学的知识，科学的精神和科学的方法，才能真正符合重视人的价值的人道主义要求。科学的精神就是医生要有三不："不拘鬼神，不恶针石，不讳疾忌医。"《素问·五脏别论》中记载："拘于鬼神者，不可与言至德。恶于

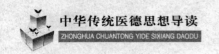

针石者，不可与言至巧，病不许治者，病必不治，治之无功矣。"科学的精神和方法对后世医德影响很大，汉代张仲景提倡"一忌浮言，二知真医"。不吹嘘，承认有无力治愈之症。淳于意向皇帝报告 25 例经验，死亡者有 10 例，他开创了疾病分类和疗效统计的新尝试，他们都没有拘泥于前人的经验和著作。

（三）影响之评价

"爱无差等"和"兼爱互利"的思想，对中华民族优良的道德传统的形成和历代医家的道德修养具有重要的指导意义。墨家强调事功的一面，能够接纳来自从事劳作的下层人民，使得医学能够博施济众，医生以治病救人而利人利天下，从不问于己是否有高尚的医德。爱人利人不是空泛的口号，而是有着具体实施方案的可行性理论。为了达到爱人利人的目的，墨家在所处时代提倡"非攻"、"天志"、"明鬼"、"尚同"、"尚贤"、"节用"、"非乐"、"节葬"等主张。墨子创立的墨家是当时唯一能与儒家相抗衡的学派，这个学派有见义勇为、劳身苦志以救天下的崇高精神和伟大品格。这一点得到先秦诸子的赞赏，就连激烈辟墨的孟子，尽管骂他"无父"，但也承认他"摩顶放踵，利天下，为之"，是个利他主义者。《庄子·天下》篇中也说："墨子真天下之好也，将求之不得也，虽枯槁不舍也，才士也夫！"

当然，墨家的伦理思想也有时代的局限性，如墨子的"天志"与"明鬼"，墨子为了相信有天命鬼神的存在，并能赏善罚恶。墨子引入这些概念是为了让人们实行兼爱，墨子认为，天帝存在，天帝爱人，天帝的意志是一切人彼此相爱，天帝经常监察人的行动，以奖赏那些顺从天意的人。墨子为他的兼爱学说制定宗教的制裁，所以他把天下大乱归咎于"疑惑鬼神之有与无之别，不明乎鬼神之能赏贤而罚暴也，则夫天下岂乱哉？"（《墨子·明鬼下》）墨子甚至认为，人有病，也是因为不信鬼神所至。"子墨子有疾，跌鼻进而问曰：先生以鬼神为明，能为祸福，为善者赏之，为不善者罚之。今先生圣人也，何故有疾？意者先生之言有不善乎？鬼神不明知乎？子墨子曰：虽使我有病，鬼神何遽不明？人之所得于病者多方，有得之寒暑，有得之劳苦。百门而闭一门焉，则盗何遽无从入？"（《墨子·公孟》）墨子认为，一个人有病，是因为鬼神的惩罚。墨子相信鬼神，但又同时反对儒家提倡的丧葬和祭祀的缛节，这似乎是相互矛盾的，但其实墨子不过是认为这种信仰是有用的，因为它能使人兼爱，所以墨子才用它，这也代表了墨子极端功利主义的思想。有学者认为，墨子企图以"普遍的爱"来停止战乱，取得太平，是小生产劳动者的一种常见的乌托邦意识，也是由小生产劳动过程相互合作而互利的实际经验扩展而成的"救世"理论。我们对墨家的伦理思想，也应从本质上理解，批判地择其善者而用之，使之为今天的医德修养服务。

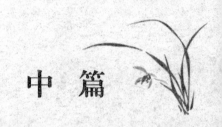

中 篇

中华传统医德思想的发展脉络

医以活人为心，故曰：医乃仁术。

——［唐］陆宣公

一、殷周到春秋时期：医德思想之孕育

原始社会，人类就有了医药活动，但这种活动更多地建立在人的本能基础上。原始社会后期，随着劳动深广度的提升，人类大脑的开化，经验与经验基础上产生的巫术共同促成了原始医学的诞生，此时作为调整医学活动各主体关系的医学道德就混在原始医学中了。

夏朝之前，我国处于原始社会。大约公元前 21 世纪，生活于黄河中上游的部落联盟废除"禅让制"，实行世袭制，建立夏朝，使社会步入奴隶制。由于缺乏文字记载，我们还无法了解夏朝的医学。殷商是公元前 17 世纪逐步兴起的奴隶制国家，经济和文化较为发达，医学得到发展，但医学的发展首先却借用了巫术的形式。商代奴隶主极端相信鬼神，不论大小事都愿先了解鬼神的意图。商人认为巫是沟通人、神的唯一途径。医学活动像其他活动一样披上巫术的外衣。朝廷很早建立了巫的政府组织，给予巫极高的地位。疾病被看成是上天示罚、鬼神作祟、祖先"作它"，尤其是后者被看作得病的主要原因。巫治病采用祈祷、祭祀、诅咒形式，祈求祖先保佑和鬼神谅解。纯粹的巫术不但不能治病还会加重病情。到了殷商后期，巫中分化出有一定医学知识的巫医。巫医的出现是医学的进步。"古者巫彭初作医"（《说文解字·卷五·上工部》），"乡立巫医，具百药以备疾灾"（《周礼·大聚》）。巫医治病形式上看是用巫术，造成一种巫术气氛，真正治病还是要使用药物或医疗技术。殷人对疾病的认识较为低下，医德观念比较原始，正如沈善洪教授所说"我们翻遍卜辞，没发现一个抽象词，更未有一个关于道德智慧的

47

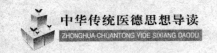
术语"，官方医德被巫术宗教所淹没，最初的医生——巫医对医患关系流露出的关心也只能被宗教神学模糊起来。

商代后期社会矛盾尖锐，周武王在西方各部落推举下起兵伐殷，推翻殷商建立周朝。武王执政后吸收商殷亡国教训，进行改革。"周虽旧邦，其命唯新。"（《诗经·大雅·文王》）周统治者认为他们小邦得大邦靠的是武王正直品格，以殷为鉴不仅要敬神还要修德。周王仁爱于民，以德、孝观念建立周礼体系维系社会秩序。周王朝同样没有忘记殷商的天命神学。《庄子·天下》中说"周人以天为宗，以德为本"，把"天命"放在首位，"德"仅仅是天的配角，用以"克配上帝"，"以德配天"。周朝统治者相信巫术，建立了卜、祝、巫等官方建制，如大卜掌占卜"以帮使作龟之八命"，男巫掌冬堂赠"春招饵，以除疾病"。周代发现了人的存在，神学一统出现裂缝，医巫开始分家。如诊断方面"以五气、五声、五色视其死生；两之以九窍质变，参之以九藏之动"（《周礼·天官冢宰下》）。治疗方面"凡疗疡，以五毒攻之，以五气养之，以五药疗之，以五味节之"（《周礼·天官冢宰下》）。到了西周后期，虽存在巫术治病，但巫医已失去对医药的控制地位，医学开始分化，并出现医学建制。"惟王建国……设官分职，医师上士二人，下士四人，府二人，史二人，徒二十人。食医中士二人，疾医中士八人，疡医下士八人，兽医下士四人。"（《周礼·天官冢宰第一》）医学道德开始摆脱神学约束。"凡邦之有疾病者，疕疡者，造焉，则使医分而治之。岁终则稽其医事，以制其食。十全为上，十失一次之，十失二次之，十失三次之，十失四为下。"（《周礼·天官冢宰下》）"非七情所伤得大病，不要小病大治，胡乱用药，其症不失针药，也可自处，可得到病愈的喜悦。与疾病不对症的医药不可在人身上试用。"（《易·天雷无妄》）

公元前8世纪初，周平王迁都洛阳建立东周到公元前467年是春秋时期。该时期诸侯国相互攻伐，一些诸侯国逐步强大，周天子权势日衰，土地王有观念被打破，土地走向私有化，新型地主阶级势力上升，意识形态中的封建因素出现端倪，天命神学观念开始动摇，突破神学禁欲，由天命转向理性成为时代要求。经验与理性的结合产生了具有朴素唯物主义内涵的阴阳学说、五行学说。这些学说成为人们解释自然现象的手段。周大夫伯阳父在《周语·国语上》中说："周将亡矣！夫天地之气，不失其序。若过其序，民乱之也。阳伏而不能出，阴迫而不能蒸，于是有地震。"思想解放加快了经验医学的独立，出现了医缓、医和等著名医家。春秋时期在病因学上已开始抛弃鬼神作祟论。晋平公患病，卜人认为是山川星辰的鬼神作祟，子产则认为若君身出入饮食哀乐之事也，山川星辰之神又何为也！（《左传·昭公元年》）在诊断和治疗上也有了科学观念，《左传》记载秦医和为晋侯诊病时发的一段议论："晋侯有病，求医于秦。秦伯使医和视之。曰：疾不可为也，是谓近女室。疾如蛊，非鬼非食，惑以丧志。……公曰：女不可近也？对曰：节之。……天有六气，降生五味，发为五色，徵为五声，淫生六疾。六气曰阴阳风雨晦明也。分为四时，序为五节，过则为菑。阴淫寒疾，阳淫热疾，风淫末疾，雨淫腹疾，晦淫惑疾，明淫心疾。"春秋时，经验医学还不能完全摆脱巫术，但新兴起的儒家学说对医学的影响促成了医学人道主义的萌芽，出现了最早的医学道德规范。围绕"仁学"理想，儒学先驱者提出许多零碎而经典的医德片断。"人而无恒，不可以作巫医。"（《论语·子路》）"君有疾饮药，臣先尝之，亲有疾饮药，子先尝之。"（《礼记·曲礼》）"三折肱，知为良医。"（《左传·定公十三年》）

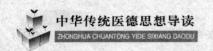
二、战国到秦汉时期：医德思想之形成

公元前 5 世纪后期，诸侯国多年的倾轧，最终形成秦、齐、燕、赵、魏、楚、韩七国争霸局面，中国社会步入战国时期。七雄面临新一轮竞争，纷纷采取开放政策，广开言路，励精图治，新型地主阶级的封建所有制社会到来了。新的社会经济和意识为医学彻底摆脱巫术，建立独立的医学体系带来了机遇。战国时期，医学经验的大量积累、诸子百家学术争鸣为整理、规范医学经验营造了环境。战国是我国经验医学发展最快的时期。《汉书·艺文志》记载西汉以前的医学文献"凡方剂三十六家，八百六十卷"多为战国人所著，既有基础理论也有临床医学和方药专书，但是除《黄帝内经》一书外其余文献现在已不存在。长沙马王堆出土的十四种医书，如《足臂十一脉灸经》、《阴阳十一脉灸经》、《五十二病方》等，根据专家考据多出自战国人之手。《黄帝内经》是战国医学的代表作，它包括《素问》、《灵枢》两部分。《素问》叙述了脏腑、经络的存在和病因、病机、病症的诊断治疗原则，《灵枢》除《素问》所述内容外还陈述了经络、腧穴、针具、刺法等。《黄帝内经》全面总结了秦汉以前的医学成就，从理论上突现了中医学的整体观念、辩证观念，系统论述了人的生理、心理、病理和诊断、治疗及预防等。它的问世标志着中医学由单纯积累经验阶段发展到系统理论总结阶段，标志着中医学体系的初步完成。

战国时期，就自然、社会、伦理等，诸子百家代表不同阶层提出各自观点，这些观点不仅刺激了中医学体系的形成，而且为医学道德体系的建设提供了思想源泉。战国时期，学派林立，其中对医学道德最具影响的有儒、墨、道、法四家。孟子是儒家代表，他说"无恻隐之心，非人也，……恻隐之心，仁之端也"（《孟子·公孙丑上》），"无伤也，是乃仁术"（《孟子·梁惠王上》）。但孟子的思想对医德体系建设也有局限，如他说"男女授受不亲"，"身体发肤，受之父母，不敢毁伤"（《孝经》）。墨子是墨家的代表，他提出"兼爱互利"的道德原则。在实现这一原则方面，他指出人要各敬其业，尽职尽责，"圣人以治天下为事者也，譬之如医之攻人之疾者然，必知疾之所起，焉能攻之。不知疾之所自起，则弗能攻"（《墨子·兼爱上》）。老子、庄子是道家学派的创始人，他们提倡服从天道，顺应万物变化，知足寡欲等道德信条。"我有三宝，持而保之，一曰慈，二曰俭，三曰不敢为天下先。慈故能勇，俭故能广，不敢为天下先，故能成器长。"（《老子》）法家的代表人物是荀子，他反对孟子的"性善论"天赋道德观，认为好的德行不是先天就有的，"注错习俗"，"化性起伪"才可为善。他提倡"君子博学而日参省乎己，则知明而行无过矣"，"积善成德，而神明自得，圣心备焉"（《劝学》）。

作为诸子百家学术争论成果之一，《黄帝内经》既是中医理论初步完成的代表作，也是我国最早独立探讨医德规范的专著。它的问世同样标志着中医医德理论的初步形成。《内经》除在《素问》第二十三、二十四卷中有医德专篇，如疏五过论、征四失论等外，在其他内容也交织有诸多医德思想。总的看来，《内经》在医学道德若干方面有如下探讨。第一，确立了人命至重，仁爱救人的医德原则。《素问·宝命全形论》中指出"天覆地载，万物悉备，莫贵于人"。《素问·玉版论》指出"且夫人者，天地之镇也"。第二，提出实现仁爱救人医德原则的诸多医德规范。在对疾病的诊断、治疗上提出"治病必求于本"（《素问·阴阳应象大论》），"拘于鬼神者，不可以言至德，恶于针石者，不可以言至巧"（《素问·五脏别论》）。在实现正确诊治上，提出医生"之所以不能十全者，精神不专，志意不理，外内相失，故时疑殆"（《素问·征四失论》），"诊病不审是谓失常，谨守此治，与经相明"（《素问·疏五过论》）。在对医生的知识要求上，提出医学的道理大则无外，小则无内，大小无极，高下无度，要成为上知于天，下合于地，中合于人事的名医，必须上知天文，下知地理，中知人事；在对病人的态度上，提出入国问俗，入家问讳，上堂问礼，临病人问所便，只要"告之以其败，语之以其善，导致以其所便，开之以其所苦，虽有无道之人，恶有不听者乎？"《灵枢·师传》）第三，提出"非其人勿教"的医德教育思想。《内经》认为只有那些对病人之苦具有仁人之心，又热爱医学，聪明好学之人方可识契真要，强调对医生的挑选要极为郑重。"得其人不教，是谓失道，传非其人，慢泄天宝"《素问·气交变大论》），"生人之理，可著于竹帛，不可传于子孙"《素问·玉版论》），"明目者可使视色，聪耳者可使听音……各得其能，方乃可行，其名乃彰；不得其人，其功不成，其师无名"《灵枢·官能》）。第四，提出上工、中工、下工的医德评价观念。《内经》从诊断的准确性出发提出了最早的医德评价标准，"见其色知其病，名曰明；按其脉知其病，名曰神；问其病知其处，名曰工"，"善调尺者，不待于寸；善调脉者，不待于色；能参合而行之者，可以为上工，上工十全九；行二者为中工，十全七，行一者为下工，下工十全六"《灵枢·根结》）。

《黄帝内经》对医德理论的探讨使黄帝成为最早的医德理论家。扁鹊是战国良医的代表，他的医德实践集中体现了黄帝的医德思想。扁鹊一生周游于民间，救民于疾病之中。他随俗为变，"过邯郸，闻贵妇人，即为带下医，过洛阳，闻周仁爱老人，即为耳目痹医，如咸阳，闻秦爱小儿，即为小儿医"《史记·扁鹊传》）。他敢于直言病人疾病，过齐国见齐桓侯曰"君有疾在腠理，不治将深"，桓侯曰"寡人无疾"，不让治，扁鹊三次请求治疗，都被拒之，于是他惋惜而逃。他反对迷信，过虢国知太子暴死，举国上下正祈祷鬼神以求复生，他请求为太子看病，用针灸、药物疗法救活了太子《史记·扁鹊传》）。根据多年医疗实践，他总结出"六不治"的医德规范："骄恣不论于理，一不治也；轻身重财，二不治也；衣食不能适，三不治也；阴阳并，藏气不定，四不治也，形羸不能服药，五不治也；信巫，不信医，六不治也。"《史记·

扁鹊传》

　　战国末期，秦国逐渐强盛，公元前 221 年灭掉六国建立我国历史上第一个统一的封建制国家。秦朝实行郡县制，统一文字、货币、度量衡，有力地推动了国家发展。但不久秦朝统治者大兴土木，横征暴敛，激起人民反抗，在农民起义冲击下灭亡了。刘邦统一天下，建立汉朝。汉朝统治者吸取秦灭亡的教训，以儒学立国，重视发展生产，使人民休养生息，扩大与邻邦交流，建设稳定的边疆。总体上讲，秦汉大多时间内是生产发展，文化繁荣，社会稳定。统一强大的国家，优越的社会环境使医学、医德的进一步完善成为可能。

　　《黄帝内经》大多内容形成于战国，但部分内容，以及它的整理成型是在秦汉。一方面战争引起的战伤、饥饿、瘟疫为医学提供大量实践课题；另一方面，国家的统一为医术交流、经验提升带来了机遇。显然，这些为《黄帝内经》的最后完成创造了条件。《内经》面世后，作为最早的医学著作，其中不少内容还不够清晰。西汉末年，有人以阐明《内经》要旨为主创作了《难经》。《难经》就生理、病理、诊断、治疗等从脉学、经络、脏腑、征候、腧穴和针法方面进行了系统的论述和发挥，发展了《内经》理论，把中医学推向新的高度。医学发展和药学相关，随着中医理论的完善，中药学在秦汉也接近形成。《神农本草经》提出了药品的三品分类法，论述了君臣佐使的组方原则、七情和合的配方理论，还就药物性味、炮制、功效、主治进行了全面的阐述。战国以来，临床医学在《内经》理论指导下有较大发展，出现了《五十二病方》，淳于意的"诊籍"等成果。但直到东汉前，临证医学还未形成体系。张仲景生活于东汉末年，迫于战火绵延，疾病流行，死亡枕籍的状况，他苦研《内经》、《难经》，并结合自己的临证经验写成《伤寒杂病论》。该书包括《伤寒论》、《金匮要略》两部分，前者讨论急性外感病，后者讨论内伤杂病，其理论核心是利用《内经》、《难经》的脏腑学说、经络学说、阴阳学说，结合各种疾病的证候特点确定其理、法、方、药，建立起辩证论治体系。《伤寒杂病论》的问世标志着临证医学体系的形成。由此，整个医药学体系最终完成了从医学到药学，从基础到临

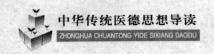
床的构建。

国家的统一，意识形态的一致，加快了医学道德体系的形成。一定时期的医德状况主要反映在两个方面：一是官方医德倾向与实践，二是医家医德意识与实践。

秦国以法家治国强盛起来，秦朝建立后独尊法家，讲究功利，重视医学和农学，"悉召文学方士甚众，欲以兴太平，方士欲炼求奇药"（《史记·秦始皇本纪》）。秦朝统治者建立了有效的政府医药管理组织。"秦有太医令丞，亦主医药，属少府"，但法家倡导对民众的强硬统治决定了秦朝官方医德重官轻民的一面。云梦秦简中记载"修城民工患病，只有口粮，而不给医疗"。汉朝建立初期推崇黄老之学，倡导无为而治，从养生、贵生观点看对医德提升颇有益处。西汉中期后，董仲舒提出"罢黜百家，独尊儒术"，并援引邹衍"五德终始说"解释儒家经典，建立一套以"天人感应"为核心的宗教化儒学，对医德提升有一定意义。汉朝统治者的医德实践比秦朝丰富。汉代建立了比秦朝复杂的医药管理机构，有专为宫廷服务的太医令丞管理各类侍医，少府中设立太医丞一人，六百石，掌诸医，下属医生293人，员吏19人负责诊疗及其他事务，有药丞、方丞各一人分别掌管药物和医方。诸侯王府也设不同职务的侍医，"在诸侯王国中设医工长以主医药"（《后汉书·百官志》）。汉代统治者重视医学，汉平帝曾下诏"征天下通知逸经……方术、本草以及五经教授者，至者数千人"（《汉书·平帝记》）。汉代为控制流民，在疫病大流行时曾设立临时医院。"元始二年郡国大旱蝗虫成灾……诏民疾疫者，舍空邸第，为置医药。"（《汉书·平帝记》）"时有疾疫，褒巡行病徒，为致医药，经理馔粥，多蒙济活。"（《后汉书·曹褒传》）在汉代军队中已设立有医疗机构。考古专家在居延遗址考察中发现署有天凤元年的折伤薄，记有兵士疾病统计、医护人员记勤的纪录。尽管受谶纬神学影响，汉代官方医德水平不高，但它毕竟创建了政府医德机制。在医学形成和发展初期，虽然政府医德倾向对该时期整体医德水平有影响，但起决定作用的是医家的医德意识与实践，因为这时的医学更多表现为民间自发行为。

秦汉时，《内经》已在社会流传，民间医家多看到此书，其中医德思想广为医家接受。汉代推崇儒学，以"仁爱"为人格理想的儒医进一步发展了《内经》医德理论。首先，就医学目的，张仲景提出"精究方术，上以疗君亲之疾，下以救贫贱之厄，中医保身长全，以养其生"。其次，在医学与鬼神、炼丹、服石的关系上，张仲景说"患及祸至，而方震栗，降志屈节，钦望巫祝，告穷归天，束手受败"。淳于意劝齐王侍医不要服石，说："公病中热。论曰，中热不溲者，不可服五石，石之为药精悍，公服之不得数溲，亟勿服！"（《史记·扁鹊仓公列传》）第三，就诊疗态度，张仲景说："省疾问病，务在口给，相对须臾，便处汤药。按寸不及尺，握手不及足……所谓管窥而已。夫欲视死别生，实为难矣！"淳于意自我评价"医治病人必先切其脉乃治之，败逆者不可治，其顺者乃治之，心不精脉，所期死生，视可治，时时失之，意不能全也"（《史记·扁鹊仓公列传》）。第四，在处理不同医患关系方面，淳于意医术高明，喜欢游历民间，为民治病，为之常常得罪官府。同样，华佗不愿只为曹操治病，甘愿流落民间为民治病。最后在疾病治防问题上，医家已有了正确的预防医德观念。《三国志》载华佗对弟子的话：人体欲得劳动，但不当使极尔。动摇则谷气得消，血脉流通，病不得生，譬犹户枢终不朽也。

医德体系的形成还表现在医德形象的创建上。医德形象是一定社会的医德理想人格。秦汉创建的医德形象有两种：一种是神化的华佗，一种是物化的杏林橘井。华佗之所以成为医家和百姓的偶像主要有两点：一方面，他医术全面、高明；另一方面，他不慕荣华，不畏权贵，常年在民间为人治病。汉代后，人们都把人们心爱的医生尊为"华佗再世"加以褒扬。杏林讲的是东汉末年名医董奉医病不收费，只求种杏，并以杏救济饥民的故事。橘井是说汉武帝时的苏耽成仙前，告知母亲来年疾疫流行时用庭中井水与橘叶为人防疫之事。前者反映人民对治病不收费，一心救民的医生的盼望，后者反映了人民对战胜疫情的理想医药技术的憧憬，事实上都是对良医的赞扬。

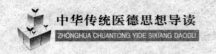
三、魏晋到唐宋时期：医德思想之成熟

　　魏晋到隋唐之前近 400 年，是中国历史上最纷乱的时期。战乱频发，分多合少，国家处于飘摇状态。但战争引起的民族融合，战时需要和局部社会相对安定也为该时期科学技术及医学进步提供了条件，医学与医德在汉代基础上得到进一步发展。

　　该时期医学发展有如下几个特点。其一，临症医学发展迅速。张仲景《伤寒杂病论》的临床医学理论在该时期被广泛应用于医学实践，并在诸多具体医学领域取得实质性创新，形成各种医药方书达 200 种之多。该时期产生的，对后世影响最大的临床方书是《肘后备急方》。该书记述简便易得的治疗方法，对当时贫苦百姓非常实用。还有《刘涓子鬼遗方》是一部外科专著，对痈疽、刀枪伤的治疗论述极为详尽。其二，中医药基础理论得到进一步阐述与补充。该时期，不少医家对《内经》、《难经》、《伤寒杂病论》和《神农本草经》进行整理、注释，出现吕广注《八十一难经》，王叔和整理《伤寒杂病论》，皇甫谧编《针灸甲乙经》，陶弘景注《神农本草经》。也有一些医家在整理基础上作出新的发现，如王叔和的《脉经》对当时脉学成就作了全面系统的总结，奠定了中医脉学基础。其三，在玄学思想影响下，吞石、炼丹，寻求不死之药促进了医药化学的发展。炼丹寻求不死之药起源于战国，不死之药是找不到的，但炼丹工艺、丹药配方以及中间产物对某些疾病的疗效记载和理论化却对医药学的发展有积极作用。早期的炼丹家多为方士，无医学知识。但到魏晋时，炼丹家多为医家，这就为从医药学角度整理这一古老而神秘的活动提供了可能。医家葛洪继承前人炼丹理论总结当时炼丹经验，写成炼丹著作《抱朴子》，被视为中国古代医药化学专著。

魏晋南北朝时期，医学道德在其特定社会背景下表现出新的特点。东汉末年，阶级矛盾尖锐，统治阶级以天人感应的谶纬神学麻痹人民已失去作用。新兴统治者掌权后，一方面顺应形势，打破儒教约束，崇尚自然，信奉老庄；另一方面为了维护封建统治又不能完全放弃儒学伦理规范，于是他们把道、儒糅合一起建立玄学，空谈玄理，辩论名教与自然的是非得失。在玄学思想影响下，魏晋士大夫回避现实，崇尚清谈，把穷侈极欲、荒淫放纵视为自然，把服石，睡倒街旁，穿单薄宽衣当作阔气、时髦，把严肃的生活视为迂，放荡妄情视为达。到了南朝，佛教得到统治者重视，梁武帝协调儒、佛、道关系，创三教同源说，试图以佛教为主，儒道为辅统一三家。总之，该时期主流社会意识的轻浮决定了统治者医德意识的低下。但尽管如此，官方医德实践还是有所发展。首先，中央医官设置更加细化。如北周有太医下大夫、小医下大夫、小医上士、疡医上士、疡医中士、疡医下士、医正上士。其次，中央重视官颁医书。如北魏御医李修编《药方》110卷，刘宋时王宏编《宋建平王典术》120卷。第三，官办医学教育起步。《唐六典》卷十四集载"宋元嘉二十年，太医令秦承祖奏置医学，医广教授"。刘宋以后，北魏也兴办医学，设"太医博士""太医助教"之制；最后，军队建立军医组织。《晋书·刘曜传》载刘曜被擒，石勒"使金疮医刘永疗之"，金疮医是军医的一个类别。

该时期的医家既有受时代主流社会意识影响，崇尚服石、炼丹、成仙飞天的一面，又有受传统医学人道主义影响，面对战乱，疾疫横行，而立志于医，济世济人的一面。总之，该时期医家医德观念还是进步的。第一，精心医学，济世救人成为该时诸多医家的共同信念。皇甫谧在《甲乙经·序》中说：如不精于医道，虽有忠孝之心，仁慈之性，而对人民疾苦，仍然是无济于事。所以，他一生"带经而农"，不为名利所诱，"习览经方，手不释卷"。陶弘景隐居山野本想修道成仙，可他看到穷村山野间，人民患病得不到治疗，枉死者众时，产生救疾之志，

"虽每植德施功，多止于一时之设，可以传世于后代者，莫过于撰述"。第二，重视实践，反对空谈。王叔和把临床实践和仲景治法相结合，对汗、吐、温、刺、灸、水、火诸法进行分类比较，使其更加切合临床。葛洪重视医药实验尽力探讨药物变化的奥秘，使神秘的炼丹术呈现科学意义。第三，淡于名利，一心医道。皇甫谧四次拒绝官府征召，而甘愿"带经而农"，葛洪两次拒绝封官，甘愿进山炼丹渡过余生。陶弘景在齐梁时都受到皇帝优待，但他自愿引退，整理医书。第四，认真负责，勤奋治学。《褚氏医书》是南齐时的著作，其中有 10 篇医论，《除疾》、《审微》、《辨书》三篇向医家提出诸多医德规范，如审证精微、用药省慎、同道相学、学以致用。第五，重视养生和疾病预防。医家对养生和防病的认识是医家医德水平高低的重要表现。魏晋时期，道、佛受到重视，修生养性、不死长生成为人们追求的目标，但是达到养生的方法却被道、佛纵欲或禁欲引向歧途，对此医家们进行了针锋相对的斗争。养生大家嵇康著《养生篇》3 卷，针对把追求富贵、恣情、享乐视为"天地大德"的言行，提出养生五难：名利不灭，喜怒不除，声色不去，滋味不绝，神虑转发。葛洪在《抱朴子》中总结养生经验，认为养生不失伤本，养其气所以全其身。

唐宋是我国封建社会的鼎盛时期，国家统一，经济发达，文化繁荣。国家政权体制和社会意识通过秦汉以来的不断选择和调整，实现了稳定。总之，封建社会发展到成熟阶段。医学发展和社会发展相关，唐宋时代医学也达到空前成熟。首先，整理前人医学资料，汇集成册。雕版印发到唐宋时达到较高水平，为医书出版创造了条件。隋唐整理编修综合医书《四海类聚方》2600 卷、《外台秘要》40 卷、《新修本草》54 卷，宋代整理出版综合医书《太平圣惠方》100 卷、《太平惠民和剂局方》10 卷、《经史证类备急本草》31 卷、《圣济总录》200 卷等。其次，中医走向精微。隋唐医家就历史上的病因学说进行研究，针对每种疾病的症候，注意客观症状，以症候分类，注意同类间鉴别，症候与病因结合，症候与脏腑联系，并注意预后分析。《诸病源候论》、《千金要方》和《外台秘要》依据这个研究路线，完善了中医病因症候理论。宋代及其与南宋共存的金朝时期对于中医医学理论的总结与创新达到新的高度。在病因学的探讨中，陈无择著《三因极一病正方论》，有博返约，提出三因治病论。在诊断学方面，施发（1190～?）在全面阐述前人脉诊原理基础上创造性地绘制出脉象图，使诊脉向规范化、客观化迈进。宋代运气学说的盛兴对中医药理论的体系化发挥了重要作用。刘温舒《素问入式运气论奥》在用运气学说阐发医理、药理方面取得较大成功。与南宋同时的金代医家，刘完素、张元素、张从正等在运气学说影响下各自建立了自己的医学学说，使唐宋医学理论引向辉煌。第三，临床医学分科细化。唐宋时，临床医学均在分科基础上建立了自己特有的理论和技术。唐代太医署把医药分成五科：医、针、按摩、咒禁、药园，各科设博士、助教，医科再分为"体疗、疮肿、少儿、耳目口齿、角法"，出现了专科著作和专科医生，如齿科出现了《邵氏口齿论》（1卷）、《中和先生口齿论》（3卷）、《广陵正师口齿论》（1卷）等著作。到了宋代，医科分化更为显著。各科理论和临床技术达到新的高度，其著作出版也超过前代。宋代元丰年间，医科多达九科。眼科、口齿、咽喉、妇产科已单独成科。如，太医局在妇产科设产科教授专门培养妇产科医学生，出版有《十产论》、《产育宝庆集》、《卫生家宝产科备要》、《女科百问》、《妇人大全良方》等。最后药物学体系达到成熟。唐宋时期国家统一，政府重视药物学发展，办有药园，设专人从事药物的引种和栽培，尤其是宋代还有官办药厂，研究药物理论和工艺。唐代《新修本草》是我国官修第一部国家药典，载药创历史最高，达844种。以后又有《本草拾遗》、《食疗本草》、《海药本草》和《千金药方》等从药物品种、分类、炮制、采集、栽培、保管、配方、制剂等进行了系统的整理和研究。宋代药物学的发展达到历史最高水平。就官修本草著作就有《开宝本草》、《嘉祐本草》、《途径本草》、《大观本草》、《政和本草》，民间医家还编有诸多内容新颖的本草著作，如《本草衍义》、《证类本草》、《本草节要》、《本草备要》等等，这些著作发展了药物学理论，使药物学体系走向成熟。

唐宋时期的社会意识尽管不乏佛、道内容，尤其是唐代宫廷迷恋

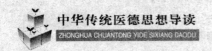
佛、道，曾有六位皇帝死于吞丹，但儒家思想从唐中期韩愈倡"道统"说开始到宋代理学兴起，逐步成为官方主导意识形态，这决定了唐宋政府医德观高于前代。唐宋政府的医德实践反映了这一事实。首先建立医疗机构，创办医学。唐代建立了面向不同人群的医疗机构。一是为帝王服务的尚药局，二是为太子服务的药藏局，三是为百官、群众医疗服务兼教育的太医署及地方医疗机构。有太医署专门管理医政、医学教育，在我国历史上是一创举。宋代不但建立了管理宫廷和全国医疗、医药的翰林医官院、尚药局、管理地方医疗的州郡医官制度，政府还设立官方药厂、药店统一管理药品质量、规范市场价格，建立太医局主持国家医学教育。其次，发展医学，规范医学，提高医学水平。唐代无论中央还是地方都建立了医学管理制度。《唐六典》载：体疗科修业 7 年，疮肿科、少儿科修业 5 年，耳目口齿科修业 4 年，角法科修业 3 年。《唐会要》记述"诸博士、助教皆分经教授学者，每授一经必令终讲，所讲未终，不得改业。诸博士、助教皆计当年讲授多少，以为考课等级"。宋代医学教育改革给人留下深刻记忆的是王安石的"三舍升试法"，即根据学生品德和医技规定对每舍学生进行上、中、下三等考核，奖罚分明，能上能下。第三，立法保护民众医学、卫生利益。唐宋相承，在公众医药、囚犯医药、饮食卫生等方面制定国家法令。《唐律》和《宋刑统》均规定：诸医违方诈疗疾病而取财物者，以盗论；诸医毒药药人及卖药者绞，即卖买而未用者流二千里；诸监当官司及主食之人，误将杂药至御膳所者，绞；诸妇人犯罪怀孕当决者，停产后一百天乃行刑；即有疮病，不待差而拷者，也杖一百等。第四，唐宋朝廷极为重视整编医书。唐代政府曾颁布和主修《广济方》5 卷、《贞元广利药方》586 首、《新修本草》54 卷。宋代政府除主持编修医书如《开宝本草》等数十种外，还成立校正医书局对前世医书如《伤寒论》等进行校订刊行。现代留存的宋前医书多与宋代政府的这一工作有密切关系。最后，仁爱、济民，建立名目繁多的疾病救助机构。唐代重视百姓医药。朝廷每年给药于民以防民疾，并于各县、镇、村榜示良方。对贫民和孤寡，朝廷建立养病坊、悲田坊等。宋代在唐代基础上又有较大发展，建立了不同性质的救助机构，如安济坊、保寿粹和馆、养济院、福田院、慈幼院、漏泽院、病囚院等。

唐宋医家重视对医学道德的认识与实践。在医学道德的诸多方面形成了颇为完善的观点，使封建医德在理论和实践上达到成熟。首先，生命神圣、救死扶伤成为医家自愿遵循的医德原则。唐代医家孙思邈把尊重人、爱护人的生命作为医德目标，提出"人命至重，有贵千金，一方济之，德逾于此"。唐代医僧鉴真遇疾疫亲自主持悲田院，并开辟药圃，无偿救济疾民。宋代医书《小儿卫生总微论方》提出医生"凡病家请召，不择高下、远近必赴"。宋代医家张杲说"凡为医者……绝驰骛利名之心，专博施救援之志"；其次，提出颇为全面的医德规范。《千金要方》卷首作《大医精诚》，是医德专篇。由医学精巧、复杂，提出医生要做到医术精良必"博极医源，精勤不倦"；由医生的救死扶伤责任提出"凡大医治病，必当安神定志，无欲无求，先发大慈恻隐之心"。对待病人"不问贵贱贫富，长幼妍媸，怨亲善友，华夷愚智，普通一等，皆如至亲之想"。由疾病变化复杂，失之毫厘，谬之千里，提出"唯用心精微者，始可与言于兹也"。对医生仪表举止提出"望之俨然，宽裕汪汪，不皎不昧"，"不得多语调笑，谈谑喧哗"，"纵绮罗满目，勿左右顾盼，丝竹凑耳，无得似有所娱"。对医生与同道关系，提出"道说是非，议论人物，炫耀声名，訾毁诸医，自矜己德，偶有治瘥医病，则昂头戴面而有自许之貌，谓天下无双，此医人之膏肓也"。宋代《小儿卫生总微论方》的"医工论"也提出几乎相同的医德规范。这里不再叙述。第三，对医患关系有了深刻认识。孙思邈指出医生对病人要"普同一等，皆如至亲"。王焘提出旁人对医患关系的影响："世间大有病人，亲朋故友远来问疾。其人不经一事，未读一书，自逞了了，诈作明能，谈说异端……纷纭谬说，种种不同，破坏病人心意，莫知熟是迁延未定，时不徒人，嘘然致祸，各自走散。"宋代医家对医患关系的论述更多。宋代医家寇宗奭提出"失于不审，失于不信，失于不择医，失于不识病，失于不识药"。苏轼说"吾平生求医，盖于平时默验其不拙，至于有疾而求疗，必先尽告求诊"；最后，形成医德教育和医德评价的基

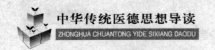
本思想。孙思邈以大医的医德准则要求学医者"凡俗为大医必须读《素问》、《甲乙经》……又须妙解阴阳、禄命、诸家相法……如此乃得为大医"。孙思邈在《大医精诚》中赞扬大医也批评庸医："世有医者，读方三年，便谓天下无病可治"，"偶治医好医病，则昂首戴面"。唐代鉴真医僧从实践上为医学生做出表率。他曾答应日本友人携弟子去日讲学，他百折不回，历经 12 年，先后 6 次东渡，直到最后一次成功。宋代医家重视医德教育，林逋说"无恒德者，不可作医，人命生死之所系"。《医工论》告诫医生"凡为医之道，必先正己，然后正物"，"性存温雅，志必谦恭，动须礼节……""广收广论，博通医理，命运气、晓阴阳……"宋代医家称违背医德规范者为庸工、庸医，称有良好医术、医德者为良工、良医，揭露庸医，赞扬良医。林逋揭露庸医"庸人假以自诬，起初则要厚利，虚实补泻，未必适当，幸而不死，则呼须百出，病者甘心以足其欲。不幸而毙，则曰，饮食不知禁"。

历经殷周到唐宋，近两千年，医德体系达到成熟。但不可否认，成熟的医德体系中潜在着不适和危机，对医学的发展已构成威胁，如唐代把生命神圣论推向极端，影响动物药的发现，宋代理学兴起，空谈玄理的医德倾向尽管有利于医学的理论化，但却影响着医学向实验医学的转变。随着社会的发展，新时代的到来，新的医学实践条件的出现和理性的进化，这一体系将出现更多的不适和反常，这就决定了它在未来的更新和进化。

四、金元时期：医德思想之创新

    金元时期，民族矛盾与阶级矛盾突显，战争不断，疾病流行，出现了许多烈性传染病。而医药学的发展，自唐宋以来偏重于药物和方剂的搜辑，医家和病家逐渐形成一种不求医理，按证索方的风气。特别是习惯沿用宋代太医局编的《太平惠民和剂局方》，常用香燥温热之剂去治疗当时流行的热性病，很不利于热性病的治疗，以致死亡率高。面对新病与旧习的矛盾，再加上统治者本身健康的需要，对医界采取兼收并蓄和宽容政策，因而刘完素、张元素、张从正、李杲、朱震亨等先后崛起，探讨病机，寻求济世救人的新办法，出现了百家争鸣的局面。如：刘完素、张从正从邪实的角度批评《局方》，李杲、朱震亨从正虚的角度批评《局方》，都认为《局方》中某些辛香燥热之方药不适宜当时火热病症，目的在于纠正当时医界不求医理，不讲实效的弊病，"使天下之人不致夭折"。从而，形成了刘完素的寒凉派、张从正的攻下派、李杲的补土派和朱震亨的养阴派，即医学史上常说的金元四大家，为我国医学发展开创了新的局面。同时，由于金元时期疆土拓展横跨亚欧两洲，有利于亚欧各民族间的接触和中西方文化交流，西方和中亚的医学也大量传入。13世纪中叶欧洲爱薛（Frank Isaiah）和约翰（John of Montecovino）等，以及阿拉伯人曾先后到北京行医。他们把西方和阿拉伯人所习用的方法和药物介绍到中国。中医向来主张"六淫"致病说，而阿拉伯人主张四体液致病说，在其影响下，13世纪以后中国医家将"六气"简化为"四气"，如朱震亨、危亦林等著名医家皆采取风寒暑湿致病的学说。此外，由于战乱，医者不得安居，只好游艺于医。这种游艺生涯，也促进了国内各地医术的交流和创新。金元医家之创新，都注意勤求古训，精研细思，取其精华，去其糟粕，在前人的医学理论和实践经验的基础上，结合自己的实践加以阐发，而不是离开前人的理论与实践，脱离实际，异想天开。如：刘完素强调济世救人的"法"与"术"悉出内经，而又有新的见解。他认为："若专执旧本，以为往古圣贤之书，而不可改易者，信则信矣，终未免泥于一隅。"（《原病式》）因此，他志在《内经》、《难经》、《伤寒》之学，朝勤夕思，手不释卷，废寝忘食，精研细思，历经三十五年，提出了自己对"阴阳"、"五运六气"、"亢害承制""病机十九条"等新的看法；张元素同样精研古籍，他在《内经》、《难经》的基础上，对有关药物理论首创地进行阐发。把药物的气味从四气扩充为五气（寒、热、温、凉、平），从五味扩充为六味；张从正的"汗、吐、泻"三法，也是在前人的基础上发展起来的。三法在《伤寒论》中已有论述，他自小就注意学习《内经》《难经》等著作，通过长期实践，对三法加以补充和发展。他曾对他的学生说："公慎勿滞仲景纸上语……"李杲的脾胃学说的理论基础，同样来自《内经》。他根据《内经》"有胃气则生、无胃气则死"的理论提出"内伤脾胃，百病由生"的论点，发明"内伤"一证；朱震亨曾强调《素问》是载道之书，认为"仲景诸方，实万世医门之规矩准绳也"（《局方发挥》），但他重在理解其意，而不机械地搬用其方。他根据《灵枢》、《内经》等相关理论，提出了滋阴降火的主张。总之，尊重前人的劳动成果，遵古而不泥古，这是他们立论创新中的共同之处。

具体说来，金元时期的医学道德思想具有以下特点：

其一，从实际需要出发，大胆创新。根据当时医方理论不能解决实际疾病问题的事实，在尊重前人的劳动成果的基础上，寻求济世救人的新理论和新方法，体现了百家争鸣、勇于创新的精神。

其二，注重实践，立论有据。金元医学仍处于经验医学阶段，所用的科学方法主要是观察，如果说有实验的话也只能是临床验证或试验。因此，这一时期的医家十分重视临证观察，积累医案，以事实为依据，以前人的理论成果为参考进行立论，立论大都持之有据，因而言之成理。

其三，求同存异，尊重同道。金元四大家的学术观点尽管不完全相同，甚至学术派别之间也曾发生争鸣或笔伐，但这并没有影响他们之间的协作与尊重。如：刘完素和张元素分别为河间、易水两派的创始人。刘完素主火喜用寒凉，而张元素虽亦主火但主张温补养正，彼此观点不同。尽管最初刘完素有些瞧不起张元素，但张元素不计较，并通过自己的实际治疗效果赢得了刘完素的认可与尊重，而且刘完素还主动为张元素到处宣扬他的医技，张元素也十分注重学习刘完素之所长，如在治外感、传染病等方面也主张用辛凉解表之剂，还仿照刘完素双解法，创制"九味羌活汤"，用它治疗伤寒三阳之证。目的纯正，尊重他人是科学工作者在学术争鸣创新中应有的崇高品德。金元医家争鸣创新的目的是为了发展医学，造福人类，而不是为个人树碑立传。正如李杲所说，是为了"使天下之人不致夭折"，"以惠天下后世者"。因此，他们都能取长补短，求同存异，彼此尊重。

不难看出，唐宋成熟封建社会体系的建构，尽管在科学技术、人文社会知识方面留下了体系化的知识和方法论，为后人留下了学习、运用和发扬的机会，但另一方面也禁锢了后人的眼限和视野，规定了发展的界限。而元朝时期游牧民族的统治，尽管在总体上继承了汉民族的衣钵，但本民族一些优良的社会建构体制和社会意识也被融入到他们的社会统治之中，为社会存在提供了多元异质因素。在这种背景下，元朝医学道德的发展有了新的特征，这些新特征可以表述为一方面是传统医德的进一步完善；另一方面是新的与社会发展相一致的医德内容开始滋生，这应该视为医德的进步。

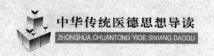

五、明朝时期：医德思想之丰富

（一）明代政治、经济、文化发展概况

明代（1368～1644）是中国封建社会由盛转衰的开始。但鼎盛的封建政治、经济和文化的余威仍在不断地辉映，同时异质因素又不时地侵入，由此构成明代社会意识中新旧并存、进步与保守同在的历史画面。

1. 政治集权的强化

明太祖朱元璋出身布衣，奋战数载取得政权，深知政权来之不易，为确保朱家天下的牢固和永存，他与他的子孙们在对臣民的统治上，可谓煞费苦心。

首先，调整权力结构，加强君主专制。朱元璋掌权后，反思中国历代王朝政权结构，对丞相制提出异议。"设相之后，臣张君之威福，乱自秦起，宰相权重，指鹿为马。"他改革元朝旧制，在地方政权中把行中书省一分为三：置布政司，设左右布政使各一人，负责宣传和执行朝廷政令，权力范围限于民政、财政，只向朝廷负责；置按察司，设按察使，掌地方司法；置都指挥司，设都指挥使，掌管地方军政。三司直接向朝廷负责，地位平等，相互制衡，使地方权力置朝廷控制之下。在中央权利方面，他把决策权和行政执行权分开，废罢丞相制，使行政执行权归属吏、户、礼、兵、刑、工六部，六部直接听从皇帝指挥，决策权全部收归皇帝手中。这一改革使明代皇帝成为我国历史上权力最大的皇帝。明太祖的政权设置改革为他的后代子孙所效法，直到明朝灭亡。

其次，建立特务组织，监视官民行踪。明朝政府特务活动最为猖獗，所致危害当属历代之首。明太祖开国之初，为体察民情，监视官吏不法行为，设立锦衣卫，显然用意是好的，但后来逐渐演变为朝廷侦察大臣活动、残害不同政见者的特务机关。该机构组织严密，成员精心选拔。明初，胡惟庸案、李善长案、蓝玉案皆为其所为。明成祖较明太祖更重视发挥特务的作用，他废除不让宦官过问国事的祖训，继锦衣卫后，增设新的特务组织"东厂"，任命太监主管东厂。宣宗时，特务当道，宦官权重，皇帝昏庸，连批阅奏章也交给了它们，致使宣宗死后，宦官王振驾空英宗，陷害忠良，酿成"土木堡事件"。明中期以后，特务专政有增无减，宪宗时，增设"西厂"以加强特务组织间的相互监视。

第三，强化法制，规范、控制官民。为使臣民安居乐业，明太祖制《大明律》加强户籍管理，建立黄册和里甲制度。黄册详载户籍情况，按职业规定人户籍属，分民、军、医三类，一旦民籍规定，该户皆世代为之，不得更改，为了控制基层百姓，还规定一定的户为一里，一定的里为一甲，并设里、甲长。明初，朝廷重视对贪官的惩处，明太祖经常谕告百官"导引为政，勿陷身家"，但官吏们竟然无视上谕"掌钱谷者盗钱谷，掌刑名者出入刑名"。于是他决心整治吏治，严惩贪官，其刑之酷也是历代所不及，譬如剥贪官人皮，然后装入稻草放在下一任的办公室以示警戒。明中期后，由于特务横行，宦官当道，虽有严厉的法律也无济于事。明代重视控制知识分子。明太祖大力提倡儒术，带头祭祀孔子，扩建国子学，诏令地方建立学校，"以礼、乐、射、御、书、数设可分教"（《明实录》卷四，太祖实录，中央研究院历史语言研究所校印，台北，1962年5月，版本以下同），另设科举，以八股文取士，"其文略仿宋经义，然代古人语气为之，体用排偶"，内容宗《四书》、《五经》，主朱熹说，代圣贤立言，使知识分子引向仕途，以服务于朱家天下。明太祖后的明代皇帝都保持了这一态度。

第四，推行文化专制，实行唯我独尊。虽然明太祖粗通文墨但也不忘主宰文化思想领域。他推行文化专制政策，钦定教科书《御制大诰》

作为课士标准"科举岁贡人员，具出题试之"，提出儒术三纲五常"垂宪万世的好法度，生民之休戚系焉，国家之治乱关焉"。但他尊儒术完全是为了对臣民的有效统治。当儒家学说中，有不合其心意时，则竭力拒斥。如孟子说"民为贵，君为轻"，他"怪其对君不逊，怒曰'使此老在今日，宁得免耶'？时将丁祭，遂命罢配享"。明代多数皇帝严禁异端邪说，视弥勒教、白莲教、明尊教等为邪说，"邪说不去，则正道不行，天下乌得而治"（《明实录》卷二五，太祖实录）。此外，明朝大兴文字狱，对有反朝廷的言语严格审查，甚至对明太祖早年当过和尚，参加过红巾军的历史，明代朝廷也不准臣民提及。

最后，对阶级反抗，实行残酷镇压。明代中期，宦官专权、特务横行、土地兼并时兴、地主对农民的剥削加重，各种矛盾日益激化，由此引起了宫廷忠臣与宦官的斗争，农民反抗地主的斗争不断升级。"冀北、山东、河南、四川、闽广、湖、桂以及诸边盗贼蛮虏之患，无岁无之。上天示戒，下民离心，妖孽并作，邪说横起，天下之势，日益岌岌。"（《明实录》卷一五，武宗实录）嘉靖以后，资本主义生产关系开始萌芽，新兴市民逐渐形成一种社会力量，这种新生产关系的出现，改变了封建制度的社会结构，但统治者未有对此作出有效反映，相反扩大税种、加重税收，竭力阻挠这一新的社会变革，使市民阶级与统治者以及地主的矛盾日益加剧，社会矛盾增加了新的内容。统治阶级对农民、市民的反抗进行了极为残酷的镇压，多次农民起义和市民抗税斗争都被统治者平息。但是最终明朝还是灭亡在李自成的农民起义之中。

2. 经济的摇摆与蜕变

明代经济发展可用两次起伏来概括。第一次从明太祖洪武元年（1368）开始至明英宗正统十四年（1449）经济逐渐上升，从英宗正统十四年"土木堡之变"到正德末年（1521）日趋衰败；第二次从正德嘉靖之交（1521）到万历中期（1592）逐步中兴，从万历中期（1592）到崇祯末年日益败落。为什么会出现这种经济发展态势呢？

明朝建立之初，人口锐减，田地荒芜，恢复和发展经济成为当务之急。明朝前期几代皇帝重视休养生息，推出一系列恢复经济的政策和措施。第一，移民垦荒，实行屯田。民屯、军屯、商屯，迁移人口，开发土地，田野辟，户口增。第二，兴修水利，改善生产条件。明初，朝廷多次组织劳力修建大型水利工程，下诏负责水利的官员如果不修河防、圩岸或修治不及时，必处一刑罚。第三，减轻役赋。洪武十四年，全国进行人口普查，以户为单位登记，制成黄册，作为征徭的依据。洪武二十年，清丈全国土地，详述每块土地之特征制鱼鳞册，作为征赋依据，取之有制，用之有节。第四，扫除奴隶制，增加劳动力。朝廷规定一般民户不准蓄养奴隶，贵族、功臣的家奴不许超过 20 人，对诱骗或贩卖良民为奴者严厉打击。第五，扶植和发展工商业。朝廷对工匠户的服役进行多次改革，增加他们的自由时间，放宽经营限制，支持其自主发展工商业。第六，扩大海上贸易，增加与国外的经济往来。明成祖时鼓励发展海上贸易，在广东、福建、浙江沿海建立市舶提举司管理海上贸易，并派郑和六下西洋与 30 多个国家发展贸易关系。这些解放生产力，发展经济的措施使明初经济恢复极快，到宣宗、英宗时，明代经济发展到顶峰。英宗正统十四年，土木堡事变使明朝五十万大军损失殆尽，元气大伤。以后皇位争夺战激烈，好的经济政策被废弛，土地兼并重起，农民失地逃亡，国家财政陷入困境。

正德开始，面对国家财政吃紧，百业不振的状况，一些地方官员为了维护本阶级利益，保证赋徭征发，缓和人民情绪，首先在国家财赋来源重地江南进行赋役改革。这种赋役改革后来被称为"一条鞭法"。这一改革使本来商业意识浓厚的东南沿海地区经济结构蜕变加快，在封建经济中出现了资本主义成分，生产开始恢复，社会秩序又趋向稳定，经济出现上升势头，直到万历年随着张居正的全面社会改革和"一条鞭"制度在全国的顺利推行，万历中期明代经济又发展到新的高度。这一段的经济发展可从如下几个方面得到反映。第一，"本末"观念开始动摇，商业及商业性农业受到重视。该时期的思想家大多提倡商业的重要价值。张居正从经济和财政两方面肯定商人的重要性："商通有无，农力本穑。商不得通有无以利农，则农病；农不得本穑以资商，则商病。"（《张太岳集》卷八）李贽对世人鄙薄商贾表示不满："商贾何所鄙之有？

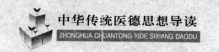
挟数万之资，经风涛之险，受辱于关吏，忍诟于市易，辛勤万状，所挟者重，所得者末。"第二，手工业中的一些部门雇佣劳动普遍出现，资本主义生产方式萌发。苏州郑颢家有织帛工、挽丝佣各数十人；浙江崇德县石门镇20家油坊重，雇工800多人；江西上饶石塘镇纸厂槽户30余槽，各槽帮工不下20人。嘉靖年间，吴江县盛泽镇施复夫妇在家中开一张绸机，每年养几筐蚕儿，妻络夫织，不到十年发展成拥有40张绸机，雇工几十名的大规模丝织作坊，施复夫妇也不再参加劳动。最后，工场手工业发展，商业人口大增，以行业为中心形成一大批新兴市镇。苏州成为丝织中心，松江成为棉织中心，景德镇成为瓷器中心，芜湖成为浆染业中心，铅山成为造纸业中心。此外，徽州炼铁业、湖州蚕桑业、佛山冶炼业也有较大规模。在江南工商业发展的同时，湖广、四川粮食生产也得到发展，广大华北平原经济也获得发展。但是这一好的经济发展势头到万历十年张居正逝世就缓下来了。张居正一死，万历皇帝听信谗言，取消了张居正推行的各项改革措施，"一条鞭"政策在诸多省份废除，被张居正罢免的庸官再度启用，到万历中期衰落开始了，社会故态复萌，阶级矛盾再度尖锐，土地兼并再度兴起，农民大逃亡又一次重现，农民起义，辽金入侵，剿匪、抗金耗尽国家财力，明朝的灭亡已为时不远。

3. 思想文化的总结与发展

明代思想文化史上有两个方面引人注目。一是近代科学思想的启蒙与孕育；二是理学的发挥与嬗变。在中国自然科学发展史上，明代占据重要地位。明代前期，尽管有郑和七下西洋的壮举，但由于政治的高度集权，思想文化的专制主义，封建生产方式的统治地位不容动摇，科学技术的发展极为缓慢，未出现杰出的科学成就。明代中期后，由于资本主义经济成分的出现，工场手工业规模的扩大，海上贸易的繁荣，加上思想界兴起实学之风，遂使科学由沉寂转向复兴，出现一大批著名科学家。一方面，他们整理、总结中国古典传统自然科学成果使之趋于大成，如李时珍著《本草纲目》、朱载堉著《乐律全书》、徐弘祖著《徐霞客游记》、宋应星著《天工开物》、徐光启著《农政权书》等；另一方面他们积极吸收和传播西方科学技术成果，主动接受西方近代科技思想，如徐光启与传教士利玛窦合译《几何原本》、《测量法义》，自译《泰西水法》，李之藻重刻利玛窦带来的《山海舆地全图》、自著《浑盖通宪图说》介绍西方天文学等。这时的科学家把整理中国古典自然科学与吸收西方近代科学技术思想相联系，使先进的近代西方科学思想在明代后期的中国土壤上孕育而生。实地观察、收集材料并分类整理是近代科学兴起时的工作。徐霞客、李时珍观察自然之全面，收集、整理材料所用方法之先进与同时代的欧洲人相比并不逊色。实验研究是近代科学的重要标志。宋应星倡导"穷究试验"，在《天工开物》中对十六种油料作物出油率进行实验研究，"此其大端，其他为穷究试验，与夫一方已试而他方未知者，尚有待云"。方以智在《物理小识》中讲述自己亲自做过共振试验，证实一个发声体的震动会引起另一个频率相同的发声体震动的事实。朱载堉在《乐律全书》中创立十二平均律，提倡"惟求实理，不事文饰"，自做管口校正试验、和声试验、累黍试验、度量试验等，他被英国著名中国科学史家李约瑟称为"文艺复兴时代的人"。数学作为科学的工具是近代科学区别于古代科学的另一标志。晚明科学家多数已认识到这一事实，并着手把它用于科学研究之中。徐光启多次申明数学在科学研究中的工具价值："算术者，工人之斧斤寻尺，历律两家，旁及万事者，其所造宫室器用也，此事不能了彻，诸事未可易论。"朱载堉精通数学，重视用数学方法研究破译自然规律，坚信"凡天地造化，莫能逃其数"，"理由数显，数由理出"，他不但用数学方法发现了十二平均律，而且精确测量了水银的密度和地磁偏角。

理学创建于北宋，经过南宋朱、陆之争和元代的传播，在明代由于统治者的大力支持获得重大发展，同时随着其对社会问题开出方药失灵，在明代中后期逐步蜕化、演变，以致被实学代替。理学在明代的发展历程可概括为三个阶段。第一阶段从洪武初年到成化年间（1368～1487）。统治者利用行政手段把朱熹理学确立为国学，"述朱"成为这一时期的特征。永乐十二年明成祖特命翰林学士胡广纂修《五经大全》、《四书大全》、《理性大全》，并亲自作序，颁行全国作为科举内容和官员必读书目。当时尽管出现方孝孺、曹端、薛瑄等理学大家，但他们一味"述朱"。廖燕更揭露说："明制：取士，惟习《四子书》，兼通一经，试以八股，号为制义，中试者录制。士以为爵禄所在，日夜竭精敝神以攻其业，自《四书》、一经外，咸束高阁，虽图史满前皆不暇目，以为妨吾之所为，于是天下之书，不焚而自焚矣。"朝廷推行文化专制主义既窒息了学术自由，也使理学研究陷入僵化和空疏。第二阶段从英宗正统年到神宗万历年中期。正统十四年，土木堡变故，随后英宗与代宗为争夺地位长期斗争，南昌宁王武装叛乱，土地兼并之风日炽，官员腐败，地主对农民的剥削加重，社会矛盾全面激化，被统治阶级命定的程朱理学不能服人，历史向人们提出新的哲学要求。正德年间，理学向心学转变开始了。首先，江门陈献章开心学之先，"学宗自然，而要归于自得"，"静中养出端倪"，将明代学术导入"精微"。以后王守仁发明"致良知"之旨，建立心学体系，一方面克服朱学本身矛盾，又继承其中的心学思想，另一方面把陆学的简易功夫精化，完成了理学向心学的转变。王守仁心学思想成熟后，马上得到统治阶级的认可和褒扬。隆庆元年（1567 年）穆宗隆诏旌褒："兹赠王守仁为新建侯，谥文成，锡之诰命。……永为一代宗师，实耀千年之史册。"心学以理学对立面出现，给明代僵化的学术带来新的气象，被许多儒生视为挽救衰世、拯救人心的灵丹妙药，很快风靡海内，成为晚明显学。然而，随着王守仁心学的发展，理论上不可避免地出现诸多矛盾。王死后，他的弟子们根据各自的理解去发挥，歧义纷出，使王学体系开始分化。实践上，明代后期社会矛盾尖锐，政治危机严重，救亡济世需实功实能，以"明心见性"为特征的王学的空疏本质对此显得苍白无力。王学的被抛弃已在所难免。第三阶段从神宗万历中期到明朝灭亡。这个时期社会矛盾尖锐。既有农民与地主的矛盾，又有雇主与市民的矛盾，还有汉族与满族的矛盾。面对现实，解决矛盾成为哲学之任务。足不出户，静心向内求解换取人们心灵的自觉和社会道德的好转的心学与"空谈"、"务虚"的理学只能加剧矛盾的激化。作为理学进化的必然，该时期出现大批心学判逆者，他们把批判心学作为首要任务，脱胎于心学的实学诞生了。实学讲究实功实效，解决问题。顾炎武痛斥理学使一般知识分子"置四海之困穷不言，而终日讲'危微精一'之说"。黄宗羲批评理学信徒在明末"天崩地解"时代里仍"落然无与吾事，犹且说通道异"。在批判理学同时，这时的学者大力倡导"经世致用"之学。王夫之要求"尽废古今虚妙之说而反之实"。顾炎武强调写文章、做学问，凡不涉及"当时之务者，一切不为"。朱舜水认为"为学当有实功，有实用"。傅山提出"读书不必贪多，只要于身心实落受用处，时时理会"。他们讲实学，又履行实学。顾炎武为写《天下郡国利病书》足迹半天下，所至交其贤豪长者，考其山川、风俗、疾苦、利病，如指诸掌。王夫之自少喜从人间问四方事，至于江山险要，士马食货、典制沿革，皆相意研究。

（二）明代政府医学道德观与医学、卫生政策

明代政府崇尚儒学，重视对人民的伦理训化，在医学上表现为对医药、卫生的关照。政府对医学、医德的关注明显高于前面朝代。明代后期，资本主义经济成分增加，实学兴起，医学发展加快，也为政府医德观进步提供了新的机会。

1. 朝拜和祭祀历史名医，增强国民医药观念

为增强国民医药观念，革除落后医药习俗和迷信，明代多数朝廷对历代名医采取修宇建庙，朝拜祭祀态度。洪武二年（1369），命以句芒、祝融、风后、力牧左右配；俞跗、桐君、僦贷季、少师、雷公、鬼臾区、伯高、岐伯、少俞、高阳十大名医从祀，仪同释奠。正德十一年（1516），立伏羲氏庙于秦州……嘉靖二十一年，据载：以广臣魏忠贤损赀茸理莫城药王庙，上心喜悦，命四方商贾依庙一切租税尽行蠲免。所有香火钱粮，差内臣张添祥等前往经营，共同登记收贮，以备修理焚祝之资，府县官不得干预（《明实录》卷八十，世宗实录）。明代多数皇帝还常派遣太医院官祭祀先医。以示对医药之重视。如嘉靖二年二月、隆庆元年二月、隆庆三年十月、天启二年十一月，嘉靖、隆庆、天启等皇帝都亲自遣太医院官祭先医。

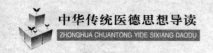
2. 批判神仙妖巫，强化医药法制

除明世宗少数皇帝外，明代多数皇帝对神仙巫妖采取抵制和制裁政策。明太祖时，闻公侯中有好神仙者，谕之曰："神仙之术，以长生为说，而又谬为不死之药以欺人，故前代帝王及大臣多好之，然卒无验。且有服药以丧其身者，盖由富贵之极，可以长生，何故四海之内，千百年间曾无一个得其术而久住于世者。若谓神仙混物，非凡人所能识此，乃欺世之言，切不可信。人能惩忿窒欲，养以中和，自可延年有善，足称名垂不朽，虽死犹生，何必枯坐服药，以求不死，况万无此理，当痛绝之。"（《明实录》卷四，太祖宝训）。永乐五年，明成祖与侍医论及养身之道说："人但能清心寡欲，使气和体平疾病自少。如神仙家说服药导引亦只可少病，岂有长生不死之理。近世有一种疲精劳神佞佛求寿，此又愚之甚也。"（《明实录》卷一，太宗宝训）宣宗后，明政府不仅在意识形态上与神仙巫术开展斗争而且还采取一系列具体打击措施。正统元年（1436）八月庚午，河南布政使李昌祺言："近者，禁约僧尼，诚为为厚俗首务，比见河南……有军民、男妇自称端公师婆，托神惑众。人有疾病者，不事医药，惟饮符水，以故死常八九，伤人坏俗有甚。僧尼乞严禁治，再犯及邀请、容隐者悉罪之……上嘉纳之。命行在礼部会官议行。"（《明实录》卷二一，英宗实录）成化十年五月，"上谕都察院臣曰：襄曩因愚民捏造妖言，煽惑人心，屡犯刑宪。虽以榜禁而寔顽之徒不改前非，犯者愈众，宜申明禁例，再揭榜示众。今后官吏军民僧道人等，但有收藏妖书、勘合等项，限一日以里尽行烧毁，与免本罪。敢有仍前捏造，收藏传用惑众者，许诸人赴官首告。正犯处死，全家，发烟瘴地而充军。首告得实之人，量给百钱充赏，优免杂泛差役三年"（《明实录》卷三，宪宗宝训）。明代多数皇帝反对烧丹炼药。孝宗弘治十年（1497）二月，内门大学士徐溥等奏："……颇闻有以修齐设醮烧月炼药之说……夫齐醮之事乃异端惑世求利之术，圣王之所必禁。宋徽宗崇信道流科，流仪符录一时最盛。及金兵围城，方士郭京犹诳称作法。卒使来与播迁社稷失守……至若烧炼之事，其害尤惨。盖金石之药性多酷烈，一入肠腑为祸百端。唐宪宗药发至疾，遂殒其身，虽杀柳泌，何救于事……远邪佞之人，斥诬罔之说，则圣德日新，圣政日理，亿万年太平之业可保无虞矣。奏入，上嘉纳之。"（《明实录》卷一二三，孝宗实录）武宗正德四年（1509）十二月，有臣奏曰："天下王府有无籍之徒，假以烧丹炼药为名，往来诳惑者，镇巡予为禁约。各村所遣人除领者勿限，余俱严限遣归。如在违延缓及潜在住于京有所营求者，照例参究。王府凡遇疾病丧葬修齐设醮一切禁革。至于僧尼道士女冠巫祝之流，尤宜痛绝勿客。出入违者，许抚按官擒治，并追究诱引之人罪之。寺观庙宇，徒耗民财，无益于事。自今各府不修弄请额。上批曰：诸事既议处归审，凡累朝旧制及见引例，其申明禁约。郡王、将军而下卒无嗣及郡王进封亲王者，其余支止许奏请奉祀，不得营求请封及纸嗣名目。亲郡王生母授封者，从简葬祭。各王府勿客僧尼女冠出入宫禁及私建寺观，违者，承奉长史以下俱罪不宥，余皆如议，仍谕诸镇巡官知。"（《明实录》卷五八，武宗实录）但明世宗则崇信神仙丹术，以求长生。他不理朝政，在宫廷设立炼丹机构，煮鼎烧丹之风一时甚盛。嘉靖十九年，他为专心修道欲令太子监国，大臣杨最进谏被廷杖死；而道士陶仲文却封为少保，礼部尚书。皇帝求仙炼丹行为对当时社会风气影响极坏，不少王公贵族加入此列，整个国家笼罩在迷信之中。

明代朝廷重视依法制管理社会医药行为，对宋代医药律令进行了继承与开发。在合和御药、买卖毒药、饮食卫生、庸医杀人、囚犯医药等方面的法令上，在宋代律令基础上有了发展。如宋代对合和御药误不依本方及封题错误要判绞刑。明代则规定医人杖一百。料理拣择不清，宋代要判一年徒刑，而明代规定只杖六十。造御膳误犯食禁，宋代主食判绞刑，而明代规定杖一百。合造御药、御膳中，其他环节的失误判刑也相应减轻。在禁止庸医冒名杀人方面，明代作了两条新的规定：一是庸医为人用药、针刺，误不依本方，因而致死，责令别医辨验药饵穴道，如无故害之情者，以过失杀人论，不许行医。若故违本方因而致死及因事故用药杀人者，斩。① 二是转雇庸医冒名顶替各杖八十，雇工钱入官（《大明会典》卷一六六刑八律例七）。在监狱医药卫生方面，除承袭宋外还有一些新的规定。如明太祖洪武元年曾令禁京囚徒年龄在七十以上、十五以下和废疾的犯人住在散监。永乐十三年（公元1415年）夏六月甲寅，"命法司自今武职官犯杖罪以下系狱者，有疾许出就医药，著为令"（《明实录》卷一六六，太宗实录）。嘉靖二年（公元1523年）批准设狱医。于太医院拨医士一名，到提牢所诊视。每年支赋罚银十二两作为医生的雇值。每月由刑部给食米七斗作为饭食。六年考满后，送吏部奏授冠带医士。在法医方面，明代规定：检视尸伤，多由官吏率领作作执行，检验不实，应受法律制裁，在检验尸时，如果托故不立即检验，致令尸变，或不亲自去监视，转委吏卒；初检和复检官司吏有意符同尸状；或移易轻重，增减尸伤，定执致死原因不明时，正官杖六十。若受财物故意检验不实的，以故入人罪论（《大明会典》卷一六九，刑十一，律例十）。

3. 开辟医生养成渠道，加强医生队伍建设

明朝在行业和户籍管理上推行分行分户、子袭父业的行户世袭制度。世医医户制度是明代管理医生的基本方法。在世医制度方面，明朝还规定：太医院的学生一般从医户子弟中选拔；医户无嫡系子孙，可在亲枝弟侄中选拔一名有培养前途的补任。医户都要登记造册。凡医药之人，礼部务必备知，以凭取用。除外，明代各朝还以访取保举，捐纳补任形式扩大医生渠道。洪武二十六年（1393）规定：凡医生有缺，多尽世业代补外，仍行天下访取。明代以医举者，惠帝时有戴思恭。成祖时有盛寅、吴讷；孝宗时有吴杰；世宗时有许绅；庆历间有李时珍。宪宗成化十五年，（1479）九月，巡抚陕西右副都御史阮勤奏："……阴阳、医学、僧道、官府有老疾及不谨者，黜退别选。阴阳医生僧道照例纳米补缺……"（《明实录》卷二一九，宪宗实录）所谓照例，既是依据同年

---

① 《大明会典》卷一六八型十，律例九，转引梁峻：《中国古代医政史略》，内蒙古科技出版社1999年版，第136页，版本以下同。

九月的规定："有缺阴阳、医学、僧道等官，许令纳米二百石，经送吏部入选，免其考试。"（《明实录》卷一九四，宪宗实录）弘治十年（1494）十月，"陕西、河南、山西所属州县纳米一百石或银六十两者得选补阴阳、医学、僧道官……"（《明实录》卷一三零，孝宗实录）明代捐纳医官，尽管增加了医官数量，但也降低了医生标准，使庸医官大量增加，影响了医学事业的发展。正德年后，明朝规范医生管理，医学事业发展较快。嘉靖二十八年（1549）七月，丁亥，礼部尚书徐皆参奏："……圣济殿供事人役，本部先年题准三年一次考选送入，自十八年以后，考试之法不行，而内殿供奉之医间有乞恩传补而入者矣。乞补医士犹恐不称，况供奉内殿可徒徇其陈乞而不论其术业乎？请自今为始，本部年终通将院医士、医生严加考试。分为三等。一等者留侯，圣济殿缺人送入供事。其余悉遵旧制，仍令太医院堂上官协心钤束。医官不许违旷职业，其有逃回患病日久不能供役者，每季吴报查处，……近年，礼部违例滥收各项人役，大坏政体，卿既将医士儒士通事，但系未经题请考试，假以访保才学为名级有罪过冒收者，通檄具奏已阶查考。太医院未经考试医士侯时泰等二十四人……诏革役问罪有差。"（《明实录》卷三五零，世宗实录）嘉靖四十三年（1564）九月，礼部又"清查太医院冒滥官生应除名者四十二人，应除户者一百六十一人。因言今中医士俱以父祖世代补或在外访保医官、医士以充。其已收在院者，仍有教习考选升黜之例。盖祖宗慎重医学如此，后因夤缘于进者，多举保收充日滥，遂将前例一切停止。自今清查之后，请将本院医籍新生纳丁，每三年保结报州，其余并不得私收一人。其是在子弟及寄籍侯补医丁，有父祖收充年月四次可凭者，悉听本部委官教习，仍按月按季考试一次，不到者量责，二次除户，年终同院医生送部考虑量加赏罚。三年大考，分三等。一等，补医士；二等补医生；三等发院学习。又三年再考，新补照旧役一体甄叙，两次不堪收补者，发为民。纳银吏目必须三考、类考。一等方准同在院医士，遇缺考送铨选纳银冠带例。该收考医士必经三年类考方准挨次拨差……三年大考，一等，原系医士无冠带给冠带；原在内殿供事者升俸一级，俱各侯内殿缺人，该院于各科内挨次呈部收补。二等：原系医生与充医士食粮；原系医士无冠带者，给冠带；原在内殿者，不准供事。三等，原有冠带者不准冠带；原支品级俸者，降俸一级；支杂职俸者，降充冠带，医士食粮七斗。医士降医生，医生住支月粮。俱降，医生发回该院专供锉碾之役。其御医吏目员缺，将原在内殿供奉及考居一等人员，（补）御医于吏目内。已经九年考满者；吏目于医士内（选），内殿供事六年，司礼监三大营及刑部会同馆当差九年者，送部再考铨补良医。大使员缺，于二等内考补。如年资未及或术业平常则宁虚缺不补。芜疏太甚者，参奏革黜及起补差回补考等项，俱照节年事例以实举行。其承行官吏有？法作弊者，从重究治，得旨允行"（《明实录》卷五三八，世宗实录）。嘉靖后，明代的医生管理制度产生明显效果，出现诸多名医。

4. 加强太医院功能，提高中央医药管理能力

太医院产生于金代，明太祖称吴王时置医学提举司，提举从五品。吴四年改太医监为太医院。其长官称太医院令，正五品，后改太医院令为院使，丞为院判。永乐十九年，成祖迁都北京后再设太医院，并使太医院成为全国最高医政管理机构。明代医政管理受中央集权思想影响，出现医药集中管理的局面。宫廷医药机构御药房、生药库、安乐堂、典药局及王府良药所等都与太医院发生直接关系。明代设御药房服务于皇帝的医药需要。御药房官从太医院择优选取。正德十六年（1521）春正月，武宗身体违和，诏令博访精通医药者。大学士杨迁和曰："臣等窃惟天下名医皆聚于太医院，又选其尤者入御药房，但当专任而信用之，自收万全之效，又何侍者草泽未试之人哉？"（《明实录》卷五九，武宗实录）。明代为后宫、皇子、地方王爷分别设立了安乐堂、典药局、良医所，这些机构的医官均有太医院推举，同时太医院还经常临时派遣名医到这些地方珍视并发给药品。明代设会同馆、四夷馆等专供外国来宾居住，内设医生和药品，医生来至太医院，药品也由太医员供给。嘉靖五年（1526）四月，"命会同馆医士如四夷馆通事事例，本馆历役三年给与食粮一石，又三年升授吏目。仍于本馆办事，其各色药材及该支食粮悉于太医院带支，遇缺推补"（《明实录》卷六三，四宗实录）。嘉靖

三十九年（1560）又规定：凡会同馆医生遇外国人及伴送人患病，应即与医药，年终须将本年使用药材数量以及治疗人数，开送会同馆提督主事处核实，呈报太医院。明代设惠民药局为军人、百姓治病。明代洪武三年（1370）置惠民药局，府设提领，州县设官医。凡军民之贫病者，给之医药。永乐四年（1406）十二月，"上与侍臣语，知京师之人多有疾不能得医药者，叹曰：府内贮药材甚广而不能济人于阙门之外，徒贮何为？命太医院如方制药或为汤液或丸或膏，随病所宜，用于京城内外散施。仍访朝臣中有通于医者俾分任其事，……命礼部申明惠民药局之令必有实惠，勿虽有文具而已"（《明实录》卷一零五，太宗实录）。惠民药局是贫民医疗专设机构。其药物仍由太医院支付，其医官也由太医院考核选派。明代太医院开设医学为太医院培养医生，规模不大，但管理极严。明代医生考试一年分四次，三年大考一次，在读医学生与太医院医士等一同参加大考，"三年、五年一试、再试、三试、乃黜陟之"（《明实录》卷四，太宗宝训）。即三年大考合格者录用，不合格再补一年，三试，三考不合格者黜免，仍旧为民。由以上太医院与其他医疗机构的关系，我们可知太医院的全国医药及其行政功能可表现在如下几个方面。第一，贯彻皇帝医药诏令。如嘉靖二十年五月西酉，因京师疫疠流行，皇帝命太医院差官顺天府措施药物，设法给惠。太医院遵照旨意，组织实施办理；第二，征召、选送、罢黜医生。如万历二十一年（1593），五月，礼部题奏太医院管理医生的六项职责得到了皇帝认可。这六项职责是："一预授填注，二分科顶利，三内外通叙，四大考等第，五甄别医官，六收补习学。"（《明实录》卷二六零，神宗实录）第三，服务于皇室医药。如永乐六年（1408）八月，礼部议奏皇帝巡狩事宜内，就有拟定随从太医院堂上官二员、御医二员、生药库二员、医士选择三分之二、吏三人等内容。第四，培养太医院医生，即开办太医院医学。第五，管理其他医药机构，如对御药房、安乐堂、惠民药局等管理。

5. 埋尸骨，颁方赠药，防治疫病

入土为安是中国传统道德对死者的告慰，当然对有罪于民的死者，中国传统道德也允许鞭尸和抛尸荒野。明代统治者十分重视这一传统道德。洪武初，明太祖谓中书省臣"往者四方争斗，氏不得其死者多矣。中原草莽遗骸遍野，朕闻之恻然于心。宜追人循历水陆悉收瘗之"（《明实录》卷四，太祖宝训）。太祖诏令采取的这一措施被誉为"仁及朽骨，圣王之善政"，这虽不免过誉，但对于改善人民生存环境、预防流行病确有积极作用。成祖继承太祖之传统，在他统治的二十二年中，多次诏令并派遣官员直接组织收瘗尸骨。如永乐二年（1404）正月乙丑，成祖命耿孝等"分诣郑村埧等处收骸骨十余万聚瘗于北山之麓，封树其墓而严禁樵牧，仍遣孝祭之。上亲制文勒石……昭示久远……"（《明实录》卷四，太宗宝训）宣宗曾在宣德七年、九年、十一年三次发布诏令，命天下有司埋瘗暴露朽骨并严禁必掘破棺取物。还命五城兵马及大兴、宛平等县时常河沼沿街巡视，遇有露尸，即行埋瘗。

向有功之臣和百姓颁方赐药为明代多数朝廷采用。正统九年十月，襄垣王逊燂奏，自幼失母，保护有阙，遂得齿疾，脱落之余所存无几。而守国塞下方药所须百无一二，乞赐颁给以资调适。凡求药百余品，并书六十部，大抵多异方杂说及诸金石之剂。上命以仁孝皇后勤善书，为善阴隲二书与药性和平者给之。嘉靖二十三年（1543）十月上谕曰：皇考躬集医方选要一书，仰体天地生德，寿众至仁之心。岁久传布未广，即重录梓行两京各省，以宜济民之化。复以献皇帝御制外科经验方，命礼部重加校录，一体刊出。嘉靖二十四年三月，礼部新刊医方选要等书送呈皇帝阅览并下发。嘉靖四十年（1560）十二月，"辛巳诏：重刻前礼部尚书胡淡所进卫生易简方书传布天下。淡书永乐间进报礼部，上好医药，置一部几案，间时加检阅，间有脱简。谕礼部缮印全帙进览时，故板亡失过半矣。礼部乃请购民间善本重刻，以广其传，诏可"（《明实录》卷五零四，世宗实录）。明朝皇帝对有功于国家的大臣也常赐药以表关心。在《明实录》上关于皇帝恩赐大臣医的记载很多，仅英宗一代就有四十七次。永乐九年七月成祖对大臣塞义的赠药记载可见一斑。"吏部尚书兼詹事塞义患背痛，先日，上命御医刘观往见之曰：速与善药不可缓视，病深浅及用何药，明旦来报，至是观言病证浅，已传善药不足虑。上曰：勿谓正浅不足虑，宜谨视之。又谕之曰：医者视人病皆当如救焚拯溺，毋惮寒暑幕夜。况为国家疗一大臣，人贵贱不一，譬如木有可为榱桷者，可为栋梁者。六卿，朕股肱之臣。盖栋梁者，尔能疗之使安，亦是有功于国，不可怠忽。遣中官赐义钞一千贯，且谕义曰：有疾之人能静定其心，亦易得瘥，须戒劳烦也。"（《明实录》卷六，太宗实录）

　　流行病在各朝各代都有发生，对流行病的态度是检验和评价政府医德的重要标志。明代政府对流行病的发生十分关注，所采取措施颇为得力。总的看来有三点可以肯定：第一，主动发药，施治。在疫病流行时，明政府一般都主动派遣医官巡视病情，并由惠民药局发药，施治。嘉靖二十年五月，"礼部左侍郎孙承恩会京师疾疠请给散药物以救民困苦。上曰：顷闻疫气流行，民多札瘥，朕甚悯焉。其令太医院差官顺天府施置药物，设法给惠。上又亲检方书制为'济疫小饮子'方须下所遵用，仍命礼部刊行"（《明实录》卷七，世宗宝训，同上）。万历十五年五月，"以京城疫气盛行，命选太医院精医分拨五城地方诊视给药。仍每家给与银六分，钱十文……"（《明实录》卷一八六，神宗实录）万历十五年六月礼部题，"奉圣谕施药救京师灾疫，即于五城开局，按病依方散药，复差委祠祭司署员外郎高桂等五员分城监督，设法给散……太医院委官御医张一龙等造册呈报。自五月十五日开局以来，抱病就医问药给药日计千百。旬月之外，疫气已解。五城共医过男妇孟景方等十万九千五百九十名口。共用过药料一万四千六百六十八斤八两。相应住正仰惟皇上仁无不复，施有所选，遂使疲癃之民悉蒙再造之赐。即今疫渐消减，人遂安宁，化悉叹为讴歌，易札瘥为仁寿。不惟病愈瞻，依实是蒸黎感悦"（《明实录》卷一八七，神宗实录）。第二，减免赋税、课役。在疫病流行时，明政府还减免赋税、课役。宣德九年五月，户部奏："昨江西宜黄县耆民李崇政等言县民连年遭疾，死亡者多。官田重租艰于征纳，乞忍复征米使生者重困乎？宜从其言……"（《明实录》卷二，宣宗宝训）正统十二年六月"免浙江宁波府象山县疫死人户秋粮一百八十四石有奇"（《明实录》卷二十零，英宗实录）。景泰五年，因淮徐北

81

疫情，皇帝准奏："将被灾极甚乏处今年改征钱粮具为除免，轻缓之处量与宽停。"（《明实录》卷二四零，英宗实录）嘉靖时，因皇帝对防疫更为重视，所以不仅亲自检阅方书选择防疫处方，而且在赈济抚恤疫民方面措施也较得力。嘉靖元年因陆卫军发戍广西者率多瘴死，皇上准安陆州知州王槐之奏，允许"其岁办等物量减十之五，以示优恤……各庄佃户免今年田税务十之三，他年如故，第备勿输"（《明实录》卷十六，世宗实录）。万历时，对流行病发生地区也实行了更为宽松的免税政策，万历十年四月，因顺天府等地疫疠盛行，人死甚众，"圣谕豁免房税"（《明实录》卷一二三，神宗实录）。万历二十八年七月，"保定巡抚江应蛟以几内荒疫，旱蝗相继为虐。乞敕尽罢矿税并近祥行盐、鱼、苇、析税等项，仍乞将各省矿税一切并罢不报"（《明实录》卷三四九，神宗实录），也得到皇帝的同意。第三，发放钱、粮，组织救济。明代皇帝多数在防疫的同时，注意救贫保命。万历十五年，京城出现疫情，不但五城开局依方散药，而且五城地方给散银钱。"共散过患病男妇李爱等一万六百九十九名。口共用银六百四十一两九钱四分，钱十万六千九百九十文。五城会齐俱于五月二十一日给散，一切病变委沾实惠……至于给散银钱，虽止一次，而领药无算，计其所费实数倍之。不但贫民得生，且于平民之家更益普济，此天地生成之仁也，报闻。"（《明实录》卷一八七，神宗实录）景泰七年，因湖广黄梅县瘟疫流行，皇帝特诏"令显志新邻人等掩埋，缺食者，设法劝借赈恤……"（《明实录》卷二七一，英宗实录）正德时，对疫病流行区也蠲免粮税，并发钱粮赈济。正德八年。江西瘟疫流行，上谕南京刑部"发本处予备仓及两淮、两浙盐价银十万两给之"（《明实录》卷一零七，武宗实录）。

6. 建立军队、社会抚恤体系

明代重视军队医药设置和对军人的医疗、抚恤。明代军队分在京军队、内地军队和边境为所军。在这些军队中都设有正式军医，且有固定编制名额。一般情况下，边卫所军中的重要据点都派有医士一名担任医疗工作；内地军中设由医人匠、毒药将、医马将等；京军中医士比起边境卫所军中医士数量少。明代军队中除医士外，还有医生，他们和战士一样，编入团营中，负责治疗一般军士的疾病。如《明实录》神宗实录中记载万历十一年（1538）六月，蓟、辽督抚官周泳等请求清除军中杂流的奏疏中说：军队中所用旗鼓、牢伴、医生、匠役等人，不下万余。这些人既不征操，又不工作，应该裁革，编入队伍，一体操练。明代还在军中特设惠军药局，为患病官兵发放药物。惠军药局中的药物一般都从太医院中提领。嘉靖十年时，军中各营基本上都设置了惠军药局，并由太医院考选精通医业的医士一人在药局工作。据《瀛涯胜览》载，在郑和的航海船队中也有医药组织：下西洋的官校、旗军、勇士……通计27670员名……医官、医士180员。宝船共用六十二只次，因而平均每只船上有医官医士3人。明代朝廷重视兵士健康，制定诸多医药抚恤措施。洪武二十二年（1389）正月，"太祖御奉天门退朝，召五军都督府臣谕之曰：军士有从征亡死者，有疾病而死者，其父母妻子老弱无依，另已优给然无远违乡里，终无所托。其有愿还乡依亲者，悉遣其去，人给钞五锭为道里费"（《明实录》卷四，太祖实录）。明成祖更重视军士医药抚恤工作。永乐八年二月，"车驾次泥河，上途中见病卒，命马载至营，遂命诸将抚恤军士，命太医院遣医分疗各营将士之病者"（《明实录》卷一零一，太宗实录）。同年六月，车驾次青华原，再次命诸将"行军之际巡视士卒，有病者，悉舁载赴营"（《明实录》卷一零五，太宗实录）。同年六月，"车驾玉润山，上出营外见病卒，谓翰林学士胡评广侍讲学士杨荣等曰：士卒从朕征战，今旋师在途，去家渐近而病苦如此，若不收恤必致流离。遂命中宫周视营外将士，有病者悉给医药，仍命者将善军士之不病者，毋令失所"（《明实录》卷一零五，太宗实录）。同年六月又规定："有收病卒一人至营者，赏钞五锭。"（《明实录》卷一零五，太宗实录）永乐十二年四月，上北征驻清风堑，"命大营、五军诸将，但官军有疾，令太医给药。未痊者，遣人护送还万全休养……宜尽心抚恤，无令失所"（《明实录》卷四，太宗宝训）。永乐二十年夏四月，成祖又"命太医院增设医士于各营，谕之曰：将士国家爪牙，今从征在外，朕夙夜念其艰难。食则虑其饥，衣则虑其寒，惟恐有失所者……其令医者，朝夕巡视各营将士，有疾病与善药，勿苟为文具"（《明实录》卷四,太宗宝训)。太祖、成祖的军队医药抚恤措施为他们的后世子孙所继承。如宣德皇帝曾诏谕诸将曰:为将虽有智通,必贪士卒乃能成功。古之名将皆以恤士为本,平日抚恤得其心,临敌之际得其死。他强调"军中有疾病者太医院与善药。如果不能前进,付监所在官司调理"(《明实录》卷二十,宣宗实录)。另有景泰五年六月,"巡按直隶监察御吏张鹏奏:宣府大同等处官军远离土来备边防,敝衣菲食何可聊生,草柴土室不堪安休,病则无医,殁则无棺,……乞为给医并设义冢。岁时致祭。帝令兵部移文各式各边,几病者给之医药,死者为之棺敛"(《明实录》卷二四三,英宗实录)。总之,明代军队医药抚恤工作在历史上可谓是突出的。

明代朝廷在重视军人医疗,设置军人医药组织的同时,也较关心社会弱势群体的社会医药抚恤问题。养济院是明代设立的收养孤贫残疾之人的社会抚恤机构。洪武七年八月,太祖因旧有养济院狭窄,命在龙江选择闲旷的地方,构筑房屋二百六十间,作养济院用。洪武二十六年六月,又命军士中老弱残废无子孙者,也在养济院存养。永乐时期,养济院在全国范围内普遍设立。永乐后,养济院废颓。天顺时又重新恢复。天顺元年五月,"上谕户部臣曰:比闻京城贫穷无依之人行乞于市,诚可悯恤。其令在京二县东于宽闲处设养济院一所收养之。即今暂于顺便寺观内京仓支米煮饭,日给二餐。器皿柴薪蔬菜之属,从府县设法措办。有病者拨医调治,病故者给以棺木,务使鳏寡孤独得沾实惠。仍令五城兵马司从实取勘,当赈济者,即令送府不得滥冒侵欺,违者罪之"(《明实录》卷二,宣宗宝训)。嘉靖时,作五项忧恤规定:① 民年七十以上者,增布一匹。② 由政府立法收养遗弃之女。民间如有人能收养孤儿二十八人以上者,奖以冠带。③ 发给贫民乞丐以银两和粥米。④ 给医药。灾荒之后,由政府置办医药,遣善医者分乡设局以疗饥疫的老百姓。⑤ 对道路死亡的尸体应随时埋瘗。明代政府除设养济院救助贫病之人外,还设置义冢、漏泽园供死而无亲葬者葬用。洪武三年(1370),令全国郡县设义冢以掩埋枯骨,并禁止火葬及水葬。如贫穷无力埋葬者,政府帮助埋入义冢。成化时(1465-1487)还在京城郊外置漏泽园，专供贫穷人家葬用。明代朝廷还颁布诸多具体医药抚恤措施。如明实录记载：洪武十八年命礼部凡国子监生患病者，官给医药。久病不愈者，遣行还送其家。俟愈入监，经过所司供药物，有死亡者给棺敛之，仍归其丧。永乐九年谕：天寿山军民夫匠勤劳日久……病者督医治疗……病久不愈者，给舟车遣还，病死者，有司函骨送归其乡葬制。宣德三年诏：鳏寡孤独及笃废残疾者，有司依例存恤，勿令失所。民年八十以上，有司给捐二尺，布二尺，酒一斗，肉十斤，十加存问。景泰四年令：五河桥等处男妇废疾无告者以百数……敕五城兵马司审送顺天府养济存恤。从久。两京各设饭所，官备廪米，养济贫病军民。

7. 组织和支持编写医书，建立地方医学体系

明代朝廷和王爷重视医学，亲自组织和参与医学著作的编写。明太祖第五子周定王朱橚贵为王爷，但"好学能文，留心民事"，广泛收集明以前各家方书，并兼收其他传记、杂说以及道藏、佛书汇集成册，又命教授藤硕、长史刘醇等一起考证论述，编成医方巨著《普济方》。他在开封做定王时，同情饥民，收集诸多救灾度荒的野菜、野果标本编著《救荒本草》，此外他还命周府良医所良医李恒收集验方编写《袖珍方大全》（4 卷）。朱元璋第十七子宁献王朱权重视修心养生之学，他编著《瘫仙神隐》提出"疗人之心"之命题。明宪宗第四子兴献王朱佑杭命手下周文采著《医方选要》（10 卷）首论六淫外感等证。弘治十六年太监肖敬传旨"本草久本繁简不同，翰林院其遣官二员会同太医院删繁补缺，纂编成书，以便观览"（《命实录》卷二零二，孝宗实录）。十八年太医院使刘文泰组织编纂成《本草贫汇编精要》。正统年，太医院院使董宿、院判方贤、御医杨文翰在朝廷支持下合作编成《奇效良方》（69 卷）使宋、金、元及明初方剂得到保存。此外，成祖组织编写《永乐大全》，尽收医籍经典，对保存古医籍功不可没。明代朝廷除关注医书编写外，出于医学需要，还重铸医具针灸铜人，明洪武、正统两次指定专人铸造针灸铜人。洪武十一年，明政府把新铸铜人送给日本名医竹田昌庆，成为中日医学交流的佳话。

明代朝廷以太医院主办医学培养医生来满足太医院的用医需要，对

地方所需医生以及对地方医药的管理也极为关注。明代规定各府、州、县都要设医学并兼管地方医疗和医药行政。洪武十七年规定：府、州、县均设立医学，府设正科一人，从九品，州设典科一人，县设训科一人。洪武三十五年（1402）十二月，成祖即位，复遵旧制设全国郡县医学。以后整个明代即按太祖发展地方医学教育方针行事。由《明实录》记载，明代凡旧设州、县一般都设置了医学，一些新成立县有条件的也设立了医学，对一些缺医生的府县，明朝廷准许从附近县拨医户或医学生迁来从事医事工作。明代政府把医学教育提高到政府职能层面，表明明政府医德观的进步。

（三）明代医家医德理论与实践

明代医家辈出，他们不但在医术上著书立说，提出新见，超越前人，而且在医学道德理论、实践上也有不俗表现。

1. 明代医家医德意识

医家医德意识是医家在医学实践中，对医学道德现象的各种心理与观念的总体反应。医家医德意识主要表现为医家对医学实质、医生责任、医德关系和医德修养的认识。

（1）医学的实质

关于医学实质的回答决定着医家对医学的态度和情感，是医德不可或缺的内容。历代医家对此都有论述，明代医家也不例外。明代医家戴良反对唐代把医学视为一般技艺，而认为医学是探讨阴阳造化之理的知识，是为活人而立的仁术。"金华戴叔明曰：医以活人为务，与吾儒道最切近，自唐书，列之技艺，而吾儒不屑为之。世之习医者，不过诵一家之成说，守一定之方，以幸病之偶中，不复深为探索，上求圣贤之意，以明夫阴阳造化之会归。"虞抟（1438～1517）在《医学正传》中回答人们提问：人之寿夭，各有天命存也，凡人有生必有死，自古皆然，医何益乎？从唯物主义观点指出人之寿命长短的原因与医学的作用。他说："天命者，天地父母之元气也。父为天，母为地，父精母血，盛衰不同，故人之寿夭亦异。其有生之初，受气之两盛者，当得上中之寿，受气之偏胜者，当得之中下寿，受气之两衰者能保养仅得下寿，不然多夭折。或风寒暑湿之感于外，饥饱劳役之伤乎内，岂能一一尽乎所禀之元气也？故上古神农氏尝百草制医药，乃欲扶植乎生民，各得尽乎天年也。……是故医者可以通神明而权造化，能使夭者寿更寿者仙。"王文录在《医论》中指出医学是辩证之学，要以天、时、地、人的变化情况用药立方："医者，意也，度时致病者意起之，立方医之，若天时圣教不同也……是以医贵审气运、察人情及致病之原。"程林在《医暇卮言》中说医学是闲暇之余静心思考时形成的。"医而不暇，何以为良医？医病万变，药亦万变，是故以志一之，以气辅之，以理持人，以神享之，寂而通之，息而游之，此岂汲汲遑遑所能治乎？"张介宾提出"医贵精一"，强调要抓疾病变化之本质，然后对症下药。"凡看病施治，贵乎精一，盖天下之病变态虽多，其本则一，天下之方，或法虽多，对证则一。故凡治病之道，必确知为寒，则竟散其寒；确知为热，则竟清其热。一拔其本，诸证尽除也。"瘟病专家吴有性指出医学乃是格致穷理之学。"余虽固陋，静心穷理，格其所感之气，所入之门，所受之处，及其传变之体。"杨继洲在《针灸大成》明确指出针灸作为治病救人的技术不受迷信禁忌影响。他说服病人针灸无良日吉日，"若待吉日良时，将沦于鬼箓矣"。李盛春从理与方的关系提出医学的根本目的是医之理，直接目的是医之方，他说："千古不变者，医之理，而变化无穷者，方之用，故脏腑经络血脉，千古不变之理也。必于此处探其幽微，究其觳窍，乃能于受病之由，不属影响，立方施治，变化无穷之用也。"在回答医学实质的同时，明代医家对医学之用也有论述。明代早期眼科专家倪维德在《原机启微》中认为医是儒家实现理想人格的工具。"父母至亲者，有疾而委之他人，俾他人之无亲者，反操父母之生死，一有误谬，则终身不复，平日以仁推人者，独不能一仁退于父母乎？故于仁缺。朋友以义合，故赴其难，难虽水火兵革弗顾，……而不能携友于死生业，故义缺。己身以爱为主，饮食滋味，必欲美也，……疾至而不知，任之妇人女子也，任之宗戚朋友业，……故于知缺。夫五常之中，

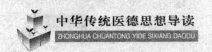
三缺而不备，故为儒者不可不兼夫医也。"张介宾在《类经图翼》中说医学的目的是赞助天地使人生存。"夫生者，天地之大德也。医者，赞天地之生者也。""故造化者，天地之道；而斡旋者，圣人之能；消长者，阴阳之机；而燮理者，明哲之事。欲补天功，医其为最。"龚廷贤说："医道，古称仙道也，原为活人。今世之医，多不知此义，每于富者用心，贫者忽略，此固医者之恒情，殆非仁术也。"潘楫在给《医灯续焰》赠注时称："陆宣公论云：'医以活人为心。故曰，医乃仁术。有疾而求疗，不啻求救焚溺於水火也。医乃仁慈之术，须披发撄冠，而往救之可也。否则焦濡之祸及，少有仁心者能忍乎！'"明代医家坚持唯物主义自然观，把医学视为研究人体生理变化与医药作用规律的之知识体系，又坚信医学之用是"仁爱救人"。对医学认识的先进性为明代医家医德进步奠定了基础。

（2）医生的责任

明代医家在对医学正确认识的同时，对医生之责任作了具体全面的探讨。精勤不倦，博极医源。医学道理是深奥的，不去广泛阅读，认真研究，是不能发现和理解的。明代医家李时珍在向别人介绍自己的学医体会时说："长耽典籍，若啖蔗饴。遂渔猎群书，搜罗百氏。凡子史经传，声韵农圃，医卜星相，乐府诸家，稍有得处，辄著数言。"明代医家龚信在《医鉴》中提出医生要"博览群书，精通道艺。洞晓阴阳，明知运气；药辨温良（凉），脉分表里。治用补泻，病审虚实；因病制方，对证投剂"。李在《医学入门》中告诫医学生："如欲专小科，则亦不可不读大科；欲专外科，亦不可不读内科。盖因此识彼则有之，未有通于彼而塞于此者。"明代外科大家陈实功说，学医者"勤读先古名医确论之书，须旦夕手不释卷，一一参明，融化机变，印之在心，慧之在耳，凡临证时自无差谬也"。清代医家徐春甫在《古今医统》中强调医生要博学多知，勤于实践，"伤寒、内伤、妇科、小儿，皆医者通习也，不知何代二各科之。今世指某某曰某科，复指某某曰兼某科，又指某曰非某科。殊不知古扁鹊者……随俗为变，曾不分而为治也"，"扁鹊有言，病在腠理，熨之所及。疾在血脉，针石之所及。其在肠胃，酒醪之所及，时针灸药三者得兼，而后可与言医，可与言医者，斯周官之十全者也"。

坚持科学，追求真知。明代医家把医学当作格致之学，从多方面对其提出科学要求。明代医家龚廷贤对封建道德束缚下医生珍视妇人病时，必须让其置于帐帷之中，并以锦绢护手提出批评，"至于妇人多不之见，岂能察其声色？更以锦帕之类护其手，而医者又不便亵于问，纵使问之亦不说，此非欲求愈病，将以难医"。闵齐伋于崇祯十三年著《产科百问》对妇科四诊提出忧虑："盖医之候病止于四术，而切脉为下。望、闻、问三事可施诸丈夫婴儿，而每穷于女妇，某事曾否有无，某处如何痛痒，某物何状何色，问之则医危，不问则病危。"李时珍驳斥服石炼丹，敢于怀疑先贤圣言，他在《本草纲目》中对水银的记述："《大明》言其无毒，《本经》言其久服成仙，甄权言其还丹元田，《抱朴子》以为长生之药，六朝以下贪生者服食，致成废笃而丧厥躯，不之若干人也！方士故不足道，本草曾可妄言？"清代温病学家吴有性在《瘟疫论》中论述了一个卖卜人迷信卜卦，反对医学诊断，断送生命的事实，告诫人们："嗟乎！向以卜谋生，终以卜致死，可为医巫之鉴。"吴昆提出要对古方进行考证，去其错陋扬其精华，"盖以考其方药，考其见证，考其名义，考其事例，考其变通，考其得失，考其所以然之故，匪徒苟然志方而已。君子曰：夫夫也，弱龄谫陋，轻议古人，则昆有罪焉尔。世有觉者，触目而疵之，从而可否之，吾幸吾之得师也；游艺者，玩索而惜之，存而左右之，吾幸吾之朋与也。如山野之陬，湖海之远，求良医而不速，得开卷检方，能究愚论而斟酌自药焉，则吾济人之一念也"。

普同一等，全力救治。医学是仁术。凡遇病人，医家都要想办法救治是中国传统医学美德。面对商品经济之影响，明代医家坚持这一美德有着深远意义。明代初期思想家宋濂向明代医家推荐元代医家朱丹溪，"四方以疾迎候者，无虚日，先生无不即往，虽雨雪载途，亦不为止。仆夫告痛，先生谕之曰：'病者度刻如岁，而欲自逸耶？'婆人求药无不与，不求其偿。其困厄无告者，不待其招，注药往起之，虽百里之远弗

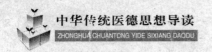
惮也"。龚廷贤在《万病回春》中写道:"今世之医,多不知此义,每于富者用心,贫者忽略,此固医者之恒情,殆非仁术也。以余论之,医乃生死所寄,责任匪轻,岂可因其贫富而我为厚薄哉?告我同志者,当以太上好生之德为心,慎勿论贫富,均是活人,是亦阴功也。"陈实功在《外科正宗》中说:凡病家大小贫富人等,请观者便可往之,勿得迟延厌弃,欲往而不往,不为平易。药金毋论轻重有无,当尽力一例施与,自然阴骘日增,无伤方寸。《医灯续焰》中强调:"医者当自念云:人身疾苦与我无异,凡来请召,急去勿迟,或之求药,宜即先付。勿问贵贱,勿择贫富,专一救人为心。"

济世救人,不图酬报。多数明代医家信守济世救人不为名利的医德原则。《宁波府志》记载身为朝廷命官的王纶(1453~1510)从政期间不忘研究医学,为百姓治病的故事。王纶朝听民颂,暮疗民疾,所著《本草集要》、《名医杂著》争相传刻,济利良多。李时珍常义务给人看病,后人以"千里就要于门,立活不取值"称赞他。明嘉靖进士张鲤高度赞扬医家吴春岩向世人公开医方:"呜呼!方古也,世医得之则思秘;吴子得之则思传,其存心不啻霄壤。故曰:仁哉!吴子之心也。"黎澄记述外祖范彬"常竭家资以蓄良药,积米谷。人有孤苦、疾病者,寓之于家,以给餼粥救疗,虽脓淋漓,不少嫌避。如此,来者待健而去,床不绝人"。缪希雍认为医生应忧虑医术不精,不应当忧虑报酬不多,他说"医师不患道术不精,而患取金不多,舍其本业,专事旁求,假宠贵人,冀其口吻,以希世重。纵得多金,无拔苦力,念当来世,岂不酬偿?作是思惟,是苦非乐。故当勤求道术,以济物命,纵有功效,任其自酬,勿责厚报,等心施治,勿轻贫贱"。李梴把治好病贪求厚报视为欺。他说:"病愈后而希望贪求,不脱市井风味者,欺也。"王肯堂取得医学成就后不愿秘方,而著书公布于众,使百姓以方自救,"于是闻见日益广,而艺日益精,乡曲有抱沉疴,医技告穷者,叩阍求方,亡弗立应,未尝敢萌厌心。所全活者稍稍众矣,而又念所济仅止一方,孰若著为书传之天下万世耶!"

认真负责,一丝不苟。医生一身系着病人安危,凡看病施治,必须严肃认真，努力施治。龚信对庸医不负责任进行揭露，他说庸医："病家不审，模糊处治，不察病源，不分虚实。不畏生死，孟浪一时，忽然病变，急自散去。误人性命，希图微利，如此庸医，可耻可忌。"徐春甫痛恨庸医把人的生命当作儿戏，"凡有治疗率尔狂诞，妄投药剂，偶尔侥效，需索百端。凡有误伤，则曰尽命……常人求脉缄默，唯令切脉。试期能知病否？脉可辨虚实寒热，但得病之由，即所伤之物，岂能医脉知之乎？故医者不可不问其由，病者不可不说其故"。李梴对医生诊病要求严格。《习医规格》记载："其为人诊视，先问证起何日。从头至足，照依伤寒初证，杂证及内外伤辨法，逐一详问。证虽重而门类明白者，不须诊脉，亦可议方；证虽轻而题目未定者，必须仔细察脉。先单看，以知各经隐曲，次总看，以决虚实死生。既诊后对病家言必以实，或虚或实，可治、易治、难治，说出几分证候，以验自己精神；如有察未及者，值令说明，不可牵强文饰，务宜从容拟议，不可急迫激切，以至恐吓。如诊妇女，须托其至亲，先问证色与舌，及所饮食，然后随其所便，或证重而就床隔帐诊之，或证轻而就门隔帷诊之，亦必以薄纱罩手。"沈之问著《解围元薮》后，希望得到品学兼优的后生传致，但始终未遇到，为了不使之成为赚钱的工具，他甘愿珍藏起来："呜呼！嵇叔夜不遇至人，则广陵散无传于世，道相授受，岂轻易哉！彼广陵散，不过琴曲之调，择无良士，尚不传而绝音；何况医术关乎性命，比之有霄壤之别，焉得不谨而秘之。余放浪江湖三十余年矣，未见仁人，故难以罔泄，非敢故匿而私擅也。思得中行之士，倾倒以尽余存诚惜命之意，惜乎不遇为憾。因秘而藏之，以俟择知己云。"

（3）医德关系

医德关系是一种反映在特定人群中的社会关系。在古代社会中，医德关系主要表现为医患关系和医医关系。由于商品经济的影响，明代医家对以医患关系为主体的医德关系探讨较多、发挥较多，远非前代所比。

医患关系是医德的重要内容。在医患关系中，医生、患者地位如何？各自应注意些什么？什么样的医患关系才是正确的医患关系？明代

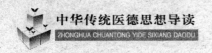
医家有充分论述。

医家龚信作《古今医鉴》对医者、病人的责任提出要求。在"医箴篇"中，说医生要："心存仁义；博览群书，精通道艺。洞晓阴阳，明知运气；药辨温良（凉），脉分表里。治用补泻，病审虚实；因病制方，对证投剂。妙法在心，活变不滞；不炫虚名，惟期博济。不计其功，不谋其利；不论贫富，药施一例。起死回生，恩同天地；如此名医，芳垂万世。"在"病家箴篇"中，指出病家常犯错误："今之病家，多惜所费；不肯急医，待至自愈；不求高明，希图容易；不察病情，轻投妄试；或祷鬼神，诸般不啻；履霜不谨，坚冰即至；及请明医，病已将剧；纵有灵丹，难以救治；懵然不悟，迟误所致；惟说命尽，作福未至；这般糊涂，良可叹息。如此病家，当革斯弊！"

龚廷贤在《万病回春》中提出要建立和谐的医患关系，医生要满足"医家十要"，病家也要满足"病家十要"。他提出医家十要："一存仁心，乃是良箴，博施济众，惠泽斯深。二通儒道，儒医世宝，道理贵明，群书当考。三精脉理，宜分表里，指下既明，沉疴可起。四识病原，生死敢言，医家至此，始称专门。五知气运，以明岁序，补泻温凉，按时处治。六明经络，认病不错，脏腑洞然，今之扁鹊。七识药性，立方应病，不辨温凉，恐伤性命。八会炮制，火候详细，太过不及，安危所系。九莫嫉妒，因人好恶，天理昭然，速当悔悟。十勿重利，当存仁义，贫富虽殊，药施无二"；病家十要："一择明医，于病有神。不可不慎，生死相随。二肯服药，诸病可却。有等愚人，自家担阁。三宜早治，始则容易。履霜不谨，坚冰即至。四绝空房，自然无疾。倘若犯之，神医无术。五戒恼怒，必须省悟。怒则火起，难以救护。六息妄想，须当静养。念虑一除，精神自爽。七节饮食，调理有则。过则伤神，过饱难剋。八慎起居，交际当祛。稍若劳役，元气愈虚。九莫信邪，信之则差。异端诳诱，惑乱人家。十勿惜费，惜之何谓。请问君家，命财孰贵"。龚廷贤把不正当医患关系归为五种情况："第一，买卖关系。他说，南方人有患病者，每延医至家诊视后，止索一方，命人购药于市，不论药之真伪，有无炮制，辄用服之。不效，不责己之非，惟责医之庸；北方人有患病者，每延医至家，不论病之轻重，乃授一二金而索一方剂，刻时奏效，否则即复他求，朝秦暮楚。第二，对病家不一视同仁。他说，一些医家富者用心，贫者忽略，违反仁术宗旨。第三，病人损害医生名利。他说，有一等背义之徒，本得医人之力，病愈思财，假言昨作何福，易某人药，作为各财之计，不归功于一人。第四，歧视妇女，不让医生对之望闻问诊。第五，在病家面前夸己之长，形人之短。他说，吾道中有等无行之徒，专一夸己之长，形人之短，每至病家，不问疾疴，惟毁前医之过以骇患者。"

李中梓在《医宗必读》中提出要正确处理医患关系，必须考虑影响医患关系的三个因素，即三种人情：病人之情、旁人之情、医人之情。"所谓病人之情者：五藏各有所偏，七情各有所胜。阳藏者宜凉，阴藏者宜热；耐毒者缓剂无功，不耐毒者峻剂有害。此藏气之不同也。动静各有欣厌，饮食各有爱憎。性好吉者，危言见非；意多忧者，慰安云伪；未信者忠告难行，善疑者深言则忌。此好恶之不同也。富者多任性而禁戒勿遵，贵者多自尊而骄恣悖理。此交际之不同也。贫者衣食不周，况乎药饵；贱者焦劳不适，怀抱可知。此调治之不同也……所谓旁人之情者：或执有据之论，而病情未必相符；或兴无本之言，而医理何曾梦见？或操是非之柄，同我者是之，异己者非之；而真是真非莫辨；或执肤浅之见，头痛者救头，脚痛者救脚，而孰本孰标谁知……所谓医人之情者：或巧语诳人，或甘言悦听；或强辩相欺，或危言相恐。此便佞之流也。或结纳亲知，或修好僮仆；或求营上荐，或不邀自赴。此阿谄之流也。有腹无藏墨，诡言神授；目不识丁，假托秘传。此欺诈之流也……"李梴在《医学入门》中对医患关系更多地关注医生一方。认为"既诊后对病家言必以实，或虚或实，可治、易治、难治，说出几分证候，以验自己精神；如有察未及者，直令说明，不可牵强文饰；论病时，医家对病家应明白开论辨析，断其为内伤外感，或属杂病，或属阴虚，或内伤而兼外感几分，或外感而兼内伤几分。论方据脉，指下所定，不可少有隐秘；配药时，医家应主动配合病家，本当出自医家，庶乎新陈炮灸，一一合则；况紧急丸散，其病家所能卒办？但有病家比欲

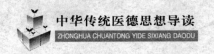
自制者，听其意向。治病既愈时，医生纵守清素，借此治生，亦不可过取重索，但当听其所酬。如病家赤贫，一毫不取，尤见其仁且廉也"。

徐春甫在《古今医统》中对医患关系中的病人一方强调较多。他提出一方面要有病早治，另一方面要平日重视择医，以防仓猝投医。他说："世之人非惟不知治未病。及至已病，尚不知谨，始初微略，恣意无忌，酿成大患，方急而求医，曾不加择，惟一其风闻，或凭其吹荐，委之狂愚，卒以自坏，皆平日漫不究心于医，至于仓卒不暇择请，殊不知医药从所必用，虽圣人有所不免，故在平昔讲求，念直某明医，偶友微疾，则速求之以药，治如反掌。"他批判今之医者，多恃名腾价，不能精心研习，尚虚誉，不取实学。

明代医家对不同的医患关系进行分析，提出不同的处理办法。对贱人，医家要视为良人。如陈实功在"医家五戒"中说："凡娼妓及私伙家请看，亦当正己，视如良家子女，不可他意见戏，以取不正，视毕便回。"对贫穷病人，医家可不要药钱，并量力为赠。如陈实功在"医家十要"中说："贫穷之家及游食僧道、衙门差役人等，凡来看病，可不要他药钱，只当奉药。再遇贫难者，当量力微赠，方为仁术。不然，有药而无伙食者，命亦难保也。"对妇女及孀尼，医生要隔帷诊治。如李梴说："诊妇女，须托其至亲，先问证色与舌，及所饮食，然后随其所便，或证重而就床隔帐诊之，或证轻而就门隔帷诊之，亦必以薄纱罩手。贫家不便，医者自袖薄纱。"对官家病人，医生要诚意慕敬，不可提过分要求。如陈实功说："凡奉官衙所请，必要速去，无得怠缓，要诚意恭敬，告明病源，开具方药。病愈之后，不得图求扁礼，亦不得言说民情，至生罪戾。"

医医关系是医家同道间的关系，它依赖于医患关系，受医患关系的制约。明代医家在论述医患关系的同时，也在医医关系上留有不少笔墨。

明初医家戴良写《丹溪翁传》，为明代医家介绍了朱丹溪与罗知悌间的友好关系。他提到尽管朱丹溪已有名气但仍甘受辱多次拜请罗为师，并感动罗，告诫医生要对医精益求精，虚心向名医学习。"翁往谒焉，凡数往返，不与接。已而求见愈笃。罗乃进之曰：'子非朱彦修乎？'时翁已有医名，罗故知之。翁既得见，遂北面再拜以谒，受其所教。"麻风病医家沈之问在《解围元薮自序》中讲到自己善于向同道学习："先于我者，知而必师之；后生于我者，知而也师之。苟得一言善法，即珍而笔之，随即随证若干方，旁授考试，验而奇异之，始录也"，"广求寰宇仙流，江湖奇士，沉潜究论"。龚廷贤曾批评那些褒己贬人的医生："吾道中有等无行之徒，专一夸己之长，形人之短，每至病家，不问疾疴，惟毁前医之过以骇患者。设使前医尽是，复何他求？盖为一时或有所偏，未能奏效，岂可概将前药为庸耶！夫医乃仁道，况授受相传，原系一体，同道虽有毫末之差，彼此亦当护庇，慎勿訾毁。"陈实功在《外科正宗》中也告诫医者："凡乡井同道之士，不可生轻侮傲慢之心，切要谦和谨慎，年尊者恭敬之，有学者师事之，骄傲者逊让之，不及者荐拔之，如此自无谤怨，信和为贵也。"兰茂在《滇南本草》序中也表示出先辈医家对后辈医家的关心，"后有学者切不可贪大利而泯救病之思"。

（4）医德修养

修养作为名词是一种状态或境界，医德修养指医家的医德境界。作为动词，修养指达到一种状态所采取的手段和途径，医德修养就是医家在医学实践中为提高医德境界所做的各种努力。明代医家在医德境界和提高医德境界方面作了深入探讨。

一个医家应该具有什么样的医德境界，明代医家在当时的历史背景下给出诸多合适的观点。张介宾从医术角度认为看病施治贵乎精一，能达到精一就是高手。"若见尤未的，宁可少待，再加详察，即得其要，但用一味二味，便可拔之；即或深固，则五味六味，也已多也。然虽用至七八味，亦不过帮助之，导引之，而其意则一也，方为高手。"顾景星从医术和医德两方面以李时珍为例，提出医德的理想境界。"李公分分，乐道遗荣，下学上达，以师古人，既智且仁，道熟以成，遐以媲之，景纯、通明。"龚信在"明医箴"中提出名医的医德境界："今之明医，必存仁义；博览群书，精通道艺。洞晓阴阳，明知运气；药辨温良

（凉），脉分表里。治用补泻，病审虚实；因病制方，对证投剂。妙法在心，活变不滞；不炫虚名，惟期博济。不计其功，不谋其利；不论贫富，药施一例。"龚廷贤把"存仁心，通儒道，精脉理，识病源，知运气，明经络，识药性，会炮制，不嫉妒，勿重利"视为对医者的基本要求。陈实功提出医家五戒，实际上也是对医家修养境界的规定。"一戒：凡病家大小贫富人等，请视者便可往之，勿得迟延厌弃，欲往而不往，不为平易。药金毋论轻重有无，当尽力一例施与，自然阴骘日增，无伤方寸。二戒：凡是妇女及孀妇尼僧人等，必候侍者在旁，然后入房诊视；倘旁无伴不可自看。假有不便之患，更宜真诚窥睹。虽对内人不可谈，此因闺阃故也。三戒：不得出脱病家珠珀珍贵等，送家合药，以虚存假换。如果该用，令彼自制入之，倘服不效，自无疑谤。亦不得称赞彼家物色之好，凡此等非君子也。四戒：凡为医者不可行乐登山，携酒游玩，又不可非时离去家中。凡有抱病至者，必当亲视，用意发药。又要依经写出药贴，必不可杜撰药方，受人驳问。五戒：凡娼妓及私伙家请看，亦当正己，视如良家子女，不可他意见戏，以取不正，视毕便回。贫窘者药金可璧，病瘥（看回）只可与药，不可再去，以希邪淫之报。"孙志宏在《简明医彀》的"业医须知"中把延请医生比喻成为征求良医，指出"医者，当时刻兢兢业业，以救人之德……每临病务以济人自失，勿重财利；若遇危难证，当明告某方某药，勿危言诊秘而索重价，若病果治，勿故言难疗，致病家惊忧而妄劳；若果难治，勿故言易愈，致病家虚喜而空费；或有早晚可奏效，而故以药停阻之，以勒重酬，或前医有成功，而故捏词诽谤之，以自有功"。

　　如何才能达到理想医德境界呢？明代医家从如下几个方面作了途经探讨。

　　第一，医儒同道，精通儒理。多数明代医家坚持儒学是医学之根本，医、儒不可分。倪维德说，医为儒者之一事。戴良说，医以活人为务，与我儒最为切道。龚廷贤在医家十要中首先指出："一存仁心，乃是良箴，博施济众，惠泽斯深。二通儒道，儒医世宝，道理贵明，群书当考。"徐春甫在《古今医统》中引用宋代赵从古之言："吾闻儒识礼义，医知损益；礼义之不修，昧孔孟之教，损益之不分，害生民之命，儒与医岂可轻哉?"陈实功在"医生十要"中第一要就讲："先知儒理，然后方知医理。"李梴在《习医规格》中多次要求医生要学儒书："盖医出于儒，非读书明理，终是庸俗昏昧。"

第二，潜心研究，不耻下问。医学是一门综合性科学和技能，涉足内容复杂、全面，只有不耻下问、潜心研究才能博学多才，医术长进，医德高尚。李时珍 35 岁辞官回乡，脚穿草鞋，身背药篓翻山越岭，访医采药，足迹河南、河北、湖南、湖北……以及牛首山、摄山、茅山……走万里路，下问农夫、渔人、樵夫……参阅 800 多种图书，写成《本草纲目》。明代皇子朱橚体察民间疾苦，搜集和种植多种植物，研究其适合人食的部位，不耻下问，写出《救荒本草》。缪希雍著《本草经疏》提出："人之才识，自非生知，必假问学，问学之益，广博难量，脱不虚怀，何由纳受，不耻无学，而耻下问，师心自圣，于道何益。"徐春甫指出，即便有儒学修养，如不潜心研究医术也难成名医，他在"儒医"中讲到宋代医家赵从古与进士沈常的对话："常曰：此来穷塞之人，因同仁相勉，令某学艺，闻君名公也，古来师问。余曰：医术比之儒术，固其次也。盖动关性命，非谓等闲，学者非性好专志，未能精研。"李梴说，医生要每天熟读医书，每午将《入门》大字，从头至尾，逐段诵读，必一字不遗，若出诸口。熟读后潜思默想，究竟其间意义，稍有疑难，检阅古今名家方书，以广闻见。或就有德高明之士，委曲请问。

第三，不苟空谈，勇于实践。医术水平的提高，医德境界的提升是在不断的医学实践中实现的。明代医家重视医学实践。缪希雍说：药之所产，方隅不同，则精粗顿异，收采不时，则力用全乖。又或市肆饰伪，足以混真，苟非确认形质，精尝气味，鲜有不为其误者。譬如将不知兵，立功何自？医之于药亦犹是耳。既识药矣，宜习修事。雷公炮炙固为大法。或有未尽，可以意通，必期躬亲，勿图苟且。徐春甫认为医学是不断实践得到的学问，不是虚夸造势而来，医为司命之寄，不可权饰妄造，所以医不三世，不服其药。九折臂者，乃为良医。《宝庆府志》

记明代医生李台春"与人药，不问其值，穷民日填户，无倦容"。吴有性在明末瘟疫流行时，深入疫区观察病情，获取第一手材料，提出防治流行病的一般方法，建立起我国疫病病因的第一个学说——杂气论。明代工商业的发达，人口的流动，产生诸多职业病。李时珍奔走于民间，较早提出一些职业病的病因和治疗方法。《本草纲目》记载：深井作业，为防毒，"以热醋数斗投之，则可入也"；铅中毒的原因时，"铅生山穴石间，人挟油灯，入至数里，其气毒人，若连月不出，则皮肤痿黄，腹胀不能食，多致疾而死"。

第四，从小做起，从日常生活做起。缪希雍在"祝医五则"中首先提到："凡为医师，当先读书，凡欲读书，当识字，学者，文之始也，不识字义，宁解文理？文理不通，动成窒碍。"陈实功在"医家十要"中提出："凡飧只可一鱼一菜，一则省费，二则惜禄。凡有所蓄，随其大小，便当置买产业，以为根本，不可收买玩器及不紧要物件，浪费钱财。凡室中所用各样物具，俱要精备齐整，不得临时缺少。"医家裴一中说："医者勿以其人之病轻浅而易视，易视则轻者必变而为重，甚至不可救者有矣。凡有治疗，勿论病之大小，皆须尽心力，以期万全，无使滋蔓难图，而遗人以夭殃也。医者尝须爱养自家精力（爱己即所以爱人），精力不足则倦，倦生厌，厌生躁；厌躁相则审脉，辨证处方，皆苟率而无诚意矣。"

第五，内省和慎独。明代医家多把德行的低劣视为疾病，或者是身体疾病的根源，认为通过内省、慎独修德可以却病。龚廷贤在《鲁府禁方》中提出德能致病，修德却病的思想。他归纳出一百种由失德引起的疾病："喜怒偏执是一病，忘义取利是一病，好色坏德是一病，专心系爱是一病，纵欲无理是一病，纵贪蔽过是一病，毁人自誉是一病，擅变自可是一病，轻口喜言是一病，快意逐非是一病，以智轻人是一病，乘权纵横是一病，非人自是是一病，侮易孤寡是一病，以力胜人是一病，威势自胁是一病，语欲胜人是一病，华不念偿是一病，曲人自直是一病，以直伤人是一病，与恶人交是一病，喜怒自伐是一病，愚人自贤是一病，以功自矜是一病，诽议名贤是一病，以劳自怨是一病，以虚为实是一病，喜说人过是一病，以富骄人是一病，以贱讪贵是一病，谗人求媚是一病，以德自显是一病，以贵轻人是一病，以贫妒富是一病，败人成功是一病，以私乱公是一病，好自掩饰是一病，危人自安是一病，阴阳嫉妒是一病，激励旁悖是一病，多憎少爱是一病，坚执争斗是一病，推负着人是一病，文具钩锡是一病，持人长短是一病，假人自信是一病，施人望报是一病，无施责人是一病，与人追悔是一病，好自怨憎是一病，好杀虫畜是一病，蛊道厌人是一病，毁訾高才是一病，憎人胜已是一病，毒药耽饮是一病，心不平等是一病，以贤贡犒是一病，追念旧恶是一病，不受谏谕是一病，内疏外亲是一病，投书败人是一病，笑愚痴人是一病，烦苛轻躁是一病，挝捶无理是一病，好自作正是一病，多疑少信是一病，笑癫狂人是一病，蹲踞无理是一病，丑言恶语是一病，轻慢老少是一病，恶态丑对是一病，了戾自周是一病，好喜嗜笑是一病，当权任性是一病，诡谲诪诳是一病，嗜得怀诈是一病，两舌无信是一病，乘酒凶横是一病，骂詈风雨是一病，恶言好杀是一病，杀人堕胎是一病，干预人事是一病，钻穴窥人是一病，不借怀怨是一病，负债逃走是一病，背向异词是一病，喜抵捍戾是一病，调戏必固是一病，故迷误人是一病，探巢破卵是一病，惊胎损形是一病，水火贱伤是一病，笑盲聋哑是一病，乱人嫁娶是一病，放人捶挝是一病，教人作恶是一病，含祸离爱是一病，唱祸道非是一病，见货欲得是一病，强夺人物是一病。"并开列出一百种相应的药方。"恩无邪僻是一药，行宽心和是一药，动静有礼是一药，起居有度是一药，近德远色是一药，清心寡欲是一药，推分引义是一药，不取非分是一药，虽憎犹爱是一药，心无嫉妒是一药，教化愚顽是一药，谏正邪乱是一药，戒救恶仆是一药，开导迷误是一药，扶接老幼是一药，心无狡诈是一药，拔祸济难是一药，常行方便是一药，怜孤惜寡是一药，矜贫救厄是一药，位高下士是一药，语言谦逊是一药，不负宿债是一药，愍慰笃信是一药，敬爱卑微是一药，语言端悫是一药，推直引曲是一药，不争是非是一药，逢侵不鄙是一药，受辱不忍是一药，扬善隐恶是一药，推好取丑是一药，与多取少是一药，称叹贤良是一药，见贤内省是一药，不自夸彰是一药，推功引善是一药，不自伐善是一药，不俺人功是一药，劳苦不恨是一药，怀诚抱信是一药，覆蔽阴恶是一药，崇尚胜已是一药，安贫自乐是一药，不自尊大是一药，好成人功是一药，不好阴谋是一药，得失不形是一药，积德树恩是一药，生不骂詈是一药，不评论人是一药，甜言美语是一药，灾病自咎是一药，恶不归人是一药，施不望报是一药，不杀生命是一药，心平气和是一药，不忌人美是一药，心静气定是一药，不念旧恶是一药，匡邪弼恶是一药，听教伏善是一药，忿怒能制是一药，不干求人是一药，无思无虑是一药，尊奉高年是一药，对人恭肃是一药，内修孝悌是一药，恬静守分是一药，和悦妻孥是一药，以食饮人是一药，勤修善事是一药，乐天知命是一药，远嫌避疑是一药，宽舒大量是一药，敬信经典是一药，息心抱道是一药，为善不倦是一药，济度贫弱是一药，舍药救疾是一药，信礼神佛是一药，知机知足是一药，清闲无欲是一药，仁慈谦爱是一药，好生恶杀是一药，不宝厚藏是一药，不犯禁忌是一药，节俭守中是一药，谦己下人是一药，随事不慢是一药，喜谈人德是一药，不造妄语是一药，贵能援人是一药，富能救人是一药，不尚争斗是一药，不淫妓青是一药，不生奸盗是一药，不怀咒厌是一药，不乐词讼是一药，扶老挈幼是一药。"李梴在《习医规格》中说："医司人命，非质实而无伪，性静而有恒，真知阴功之趣者，未可轻易以习医。志既立也，即可商量用功，每早对先天图静坐。"他把学习、静坐、医病结合起来，以实现修身养性，提高医术之目的。李还提出七不欺来指导医生慎独，提高医德修养："读《入门》书，而不从头至尾灵精，熟得一方一论，而便谓能医者，欺也；熟读而不思悟，融会贯通者，欺也；悟后而不早起，静坐调息，以为诊视之地者，欺也；诊脉而不以实告者，欺也；论方用药，潦草而不精祥（详）者，欺也；病愈后而希望贪求，不脱市井风味者，欺也。盖不患医之无利，特患医之不明耳。屡用屡验，而心有所得，不纂集以补报天地，公于人人者，亦欺也。欺则天良日以蔽塞，而医道终失。"明代医家裴一中说："仁，即天之理，生之原，通物我于无间也，医以活人为心，视人之病，犹己之病；凡有求治；当不啻救焚拯溺。风雨寒暑勿避，远近晨夜勿拘，贵贱贫富，好恶，亲疏勿问（果如是心，便可与天地争上下矣，窃恐能言面行不能），即其病不可治，亦须竭心力，以图万一之可生，是则此心便可彻天地，统万物，大公无我而几于圣矣，不如是，安得谓之医而以仁术称。"他要求每一个医生都应在内心深处形成将心比心的慎独理念。

第六，承认因果报应。明代中期后，心学成为儒学经典，佛学思想在心学中的存在势必导致儒医在医德修养中接受因果报应思想。缪希雍说："勤求道术，以济物命，纵有功效，任其自酬，勿则厚报，等心施治，勿轻贫贱。如此则德植厥躬，鬼神幽赞也。"陈实功说："人之受命乎天，不可负天之命，凡欲进取，当知彼心顺否，体认天道顺逆，凡顺取人缘相庆；逆取子孙不吉。"龚信在"警医箴"中说："至重惟人命，最难却是医。病源须洞察，药饵要详施，当奏万全效，莫趁十年时；死生关系大，惟有上天知，叮咛同志者，济世勿加思。"李说，当治愈病人后，如病家也贫，一毫不收，尤见其仁且廉也，盖人不报，天必报之。潘楫在《医乃仁术》中说："凡来请召，急去勿迟，或止求药，宜即发付；勿问贵贱，勿择贫富，专以救人为心，冥冥中，自有佑之者；乘人之意，故意求财；用心不仁，冥冥中，自有祸之者。"

2. 明代医家医德实践

医家医德实践指医家为提高自己的医德境界，在各种与医学活动相关的领域所进行的具体医德操作活动。明代医家医德实践活动很丰富，留下的记载很多。

（1）规范医学组织的医德实践

明代学术活跃，各种中医学术组织开始出现，规范学术组织的道德产生了。徐春甫在隆庆二年（1568）组织客驻京城的医家成立"一体堂宅仁医会"，成为中国历史上最早的民间医学学术团体。当时闽人高岩为"一体堂宅仁医会录"序文，称："今岁来京师，就试南宫，偶以疾受知新安徐东皋公。间持一帙示余，曰：'此某集天下之医客都下者，立成宅人之会。是此由此录也，愿得一言惠之。'"参与医会的医家有四十六人。安徽居多，占二十二人，次之为江苏，占十一人。最为著名的有：徐春甫"官太医院，著有《古今医统》、《医学捷径》等"；汪宦

"太医院吏目，著《医学质疑》、《统属诊法》等"；巴应奎"新安名医，著《伤寒明理补论》、《阐明伤寒论》等"。据高岩序文《一体堂宅仁医会录》的内容，知该医学组织的宗旨有四：其一，穷探《内经》、四子之奥，旨在上溯经典精义，医广智识，并用于临床；其二，精益求精，共同进步，学之者有精有不精，我精之美而忧有精之加于我者。是以君子朋友讲习，求益盖求其精也；其三，深戒徇私谋利，克己行仁，技术公开；其四，会友之间"善相劝，过相规，患难相济"。宅仁医会制定该组织会款二十二项，即诚意、明理、格致、审证、规鉴、恒德、力学、讲学、辩脉、厨房、存心、体仁、忘利、自重、法田、医学之大、戒贪鄙、恤贫、自得、知人、医箴、避晦疾等。

（2）优化医德关系的实践

在医德关系的处理上，明代医家具有较高的医德修养，留下诸多值得后人借鉴的实践经验。

坚持原则，不阿自保。明代医家戴思恭在朱元璋知晋王病死，逮捕王府诸医问罪时，挺身而出，从容地对朱元璋说："臣尝奉命示王疾，启王曰，疾今即愈，单独在膏肓，即复作不可疗也。今果然也。"朱元璋精心思虑后，免予了诸医的罪。宣德年，太医院院判钦谦面对宣德帝屡次向其索秘药，坚持原则，不与奉诏，并说："臣以医受陛下官禄，先圣传医道者，无此等求，亦无此等书。"后来，宣德帝将其下狱，他也不改悔。《嘉兴府志》记载：永乐年医生严乐善，业医有名，理药星湖市。一日突有一男子造其室，出金饰一器，跪而进之曰：先生请受而后敢言。因附耳语，未竟，乐善掷金大诟，且胁之曰："我今且不发汝隐，汝若更求他医，杀汝同气，我必讼汝于官。"逾年，男子感悟来谢。

主动施治，不图名利。明代医生江瓘著《名医类案》在《卷七·蛇虫兽咬门》记述明代一临川道医不图报酬，途中主动救治蛇伤病人。在陌生的环境下，为保险起见，他说："此人死矣，我有一药能疗，但恐毒气益深，或不可治，诸君能相与证明，方敢出力。"然后他在众人的帮助下救治了病人，并公开了药方，不收报酬，拂袖而去。在《卷一·伤寒门》记载明代一位叫张锐的医生在治愈了慕容彦逢母的危证后，留下善后之方，悄然离去。《南翁梦录》中记述医家范彬谒家资以救孤苦和疾病者。"忽连年饥馑、疫病大作，乃筑房屋，宿困穷、饥者、病者，活千余人，名重当世。"

不分彼此，等心施治。《幼科发挥·卷四》记述万全（1495～1580）不及宿怨等心施治的事例。文中记述万全和同乡胡元溪有宿怨，胡四岁小儿生病，遍请诸医治疗无效，只好请万全。万全不记前仇，即刻前往，全力诊治。但病势有好转，胡却嫌见效慢，换请万绍来治。按理说，万全可撒手不管，万全却说："彼只一子，非吾不能治也，吾去，彼再不复请也，误了此儿，非吾杀之，亦吾过也。"他留下看万绍处方，当发现有过时，立刻提出反对意见，万绍不接受，他只得离去。《南翁梦录》记述太医院判范彬在遇到急病贫妇和宫中贵人得病情况下，不惜个人生命，舍缓救急，救治疾病贫妇。"急请曰：'家有妇人卒暴血崩如注，面色稍青。'公闻之，遽往。出门而王使人至，曰：'宫中贵人有发寒热者，召公看之。'（公）曰：'此病不急，今人家命在顷刻，我且救彼，不久便来。'中使怒曰：'人臣之礼安得如此！君欲救他命，不救尔命耶？'公曰：'我固有罪，亦无奈何！人若不救，死在顷刻，无所望也。小臣之命，望在主上，幸得免死，余罪甘当。'"

揭露庸医，褒扬名医。万全在《幼科发挥》中记述："一庸医狂悖，借父祖专门之乐，自称得异人力传，妄立方法，变乱绳墨。尝于人曰：吾能知人脏腑，有病而去之；知其所伤之物，而取下之；之其病之顺逆，而预解之。言大而诞，人皆心知。时有富家杨姓二子，闻其名而交结之。礼仪恳至，盖为子之未出痘也。后一子出痘，因热以汤蒸汗而死。小子一服附之毒发疳，亦死乎医之手，惜哉！"潘楫在《医灯续焰》中记述医生张彦明："善医。僧、道、贫士、军兵及贫者，求病皆不受钱，或及以钱米与之。人来召轻，虽至贫下，亦去。富者以求药，不问多寡，必多与药，期于必愈，未尝蒙再携前来求药之心。痛苦危笃，亦多与好药，以慰其心，终不肯收钱。余与处甚久详知其人。为医而终不言钱，可谓医人中第一等人。"

尊重同行，互相学习。明代医家王肯堂（1549～1613）是一位谦虚

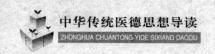
的名医，他某日患脾泻，自治不愈，就请来李中梓。由于王比李年长，名气也大，于是李小心翼翼地问："你能放心我用药吗？"王真诚地回答："你我都是当代名医，那里会有什么顾虑呢？"后来李中梓一反他医之法，一味巴豆霜治愈了王的病。明代针灸大家杨继洲（1522～1620）在《针灸大成》中赞扬医家徐东皋实事求是，把无把握治好的病人推荐给技能高于自己的人。"辛未夏，刑部王念卧公，患咽嗌之疾，似有核上下于其间。此疾在肺膈，岂药饵所能愈？东皋徐公推予针之，取膻中、气海，下取三里二穴，更灸数十壮，徐徐调之而痊。东皋，名医也，且才高识博，非不能疗。即东垣治妇人伤寒，热入血室，非针莫愈，必俟夫善刺者，刺期门而愈。东皋之，即东垣心也，而其德可并称焉。"

（3）诊断医德实践

尽管在诊断中，先圣医家均强调望、闻、问、切四诊兼备。但到明时，不少医家往往仅以脉象一项诊病，致使错漏百出。诸多明代医家在诊断实践中进一步明确四诊合参和八纲辩证。正如李时珍在《濒湖脉学》中提到"世之医、病两家，咸以脉为首务，不知脉乃四诊之末"。明代医家重视问诊，李列出 48 问，妇人需再加 4 问，产后又加 4 问。李中梓认为凡至病家，未诊先问，最为要法，他批评一些医生："不知自古神圣，未有望、闻、问而独凭一脉者。"张介宾写了"十问歌"即："一问寒热二问汗，三问头身四问便，五问饮食六问胸，七聋八渴俱当辩，九因脉色察阴阳，十从气味章神见。"在脉诊中，明代医家流行太素脉。太素脉谓脉有轻、重、轻、浊，可辩人之贵贱、寿夭、凶吉、福祸，"论贵贱切脉之精浊，论穷通切脉之滑涩……"一些医家坚持科学精神，对此持怀疑态度。

病案格式的规范和系统化是明代诊断医德实践的又一亮点。明代前，尽管已有病案，但记录随便，对病人以后的医疗实践指导作用不强，保存价值不大。明代医家韩天爵（1441～1522）在《韩氏医通》中提出书写病历要六法兼施，把六法作为填写医案的具体内容，使病案内容完善起来。一望形色；二闻声音；三问情状，即何处苦楚？何因而

致？何日为始，宣夜孰甚，寒热孰多？喜恶何物？曾服何药？四切脉
理；五论病原，提出六问："某人素禀孰盛？某病今在何类？标本孰居？
毕竟何如？服药应如何将息？病疾痼瘤今在何际？"六是治方术，包括
主治用何法？先后用何方？凡治一病，用此式一纸为案，填清年月日及
地点，表明风土时令。吴昆在韩的基础上在《脉语》中对病案格式进一
步规范使其科学化、实用化。他把病案规范为七部分，即：书写年月
日、地、人；书写人年之高下，形之肥瘦长短、色之黑白枯润，声之清
浊长短；书其人之苦乐病由，始于何日；书初时病症，服某药，次服某
药，再复某药，某药少效，某药不效；书时下昼夜孰甚、寒热孰多，喜
额何物，脉之三不久候如何；引经旨以定病名，某证为标，某证为本，
某证为急……最后书写某郡医生，某某撰。

（4）妇产科医德实践

明代社会后期，思想解放，科学进步，妇产科的发展颇受影响。作
为明代医学 13 科之一，妇产科受到医家重视，不但出现一些专著，如
王肯堂《妇科证治准绳》、薛已的《效注妇人良方》、武之望的《济阴纲
目》、万全的《万氏女科》等，而且在医德实践方面也有长驱进步。

明代医家对封建陋俗提出批判，要求对妇科患者实施客观检查，科
学施治。王肯堂在《妇科证治准绳》中记述了女性外生殖器阴蒂及其功
能；万全在《广嗣纪要》描述了阴道发育畸形的情况。"如螺，交骨如
环，不能开坼，必难产；纹，阴窍屈曲，如螺纹盘旋，碍于交合，俗称
石女；鼓，阴户绷急如鼓，似无孔；角，半窍具，俗称阴阳人。"在
《产科百问》中，闵齐伋提出对妇女患者客观诊断的要求："某事曾否有
无？某处如何痛痒？某物若何色状？问之则医危，不问则病危。"明代
医家对历史上把妇科疾病视为难治疾病进行了认真探讨，提出造成妇科
病难治的原因主要是，以男性为主的医生难以与病人沟通进行客观诊
断，对症下药。明代医生朱恩说："余闻医家之说有曰：宁治十男人，
不治一妇人。其所以苦于医妇人者，匪徒内外相膈，亦有性气不同之故
也。惟妇人医妇人，则以己之性气，度人之性气，犹兵家所谓以夷攻
夷，而无不克。"明代女医谈允贤著《女医杂言》记述 31 例妇科病案，

多为性情、心理、胎孕引起的妇科病。这些原因，女患者一般难以向男医生启齿，但是对女医生，这些隐秘则尽可倾诉。谈允贤治疗妇科病得心应手，如其侄子所说："目睹其疗妇人病，应手如脱，人称女中卢扁哉？"证明了朱恩的观念，事实上向人们提出了客观诊疗的要求。

保证孕妇安全生出健康婴儿是产妇家庭期望，也是社会需求。明代医家在此提出诸多技术或道德要求。为确保婚配夫妇生下健康婴儿，万全在《万氏女科》中，较早提出婚前夫妇应检查，有生理缺陷或疾病者应进行治疗。以后，他提出"种子说"，认为："夫妇受孕时期应选择恰当，种子者，男则清心寡欲，以养其精；女则平心静气，以养其血，不失气候者，结孕易，生子多寿；失其期者，胎难结，生子多夭。"妇女受孕后，万全又归纳出养胎六戒："妇人受胎后，所当戒者：一曰房事，一曰饮食，一曰七情，一曰起居，一曰禁忌，一曰医药。"张介宾在《景岳全书·稳婆》中首先提出对接生人员的选择要求：凡用稳婆，必须择老实忠厚者；若稳婆忙冗性急者，恐顾此失彼，又有奸诡之妇，故为惊讶之声，或轻事重报以显己能，以图酬谢，致产妇惊疑，害尤非细，极当慎也。他又在《景岳全书·产要》中提出产房环境的要求："临产房中不宜多人，喧嚷惊慌，宜闭户，静以待产；产妇产室当使温凉得宜。若在春夏避阳邪风是也；产在秋冬，宜避阴邪是也，故于盛暑之时，亦不可衔风取凉，以防外邪，又不宜热甚，致令产母头痛面赤。"薛己从医学出发提出技术要求以确保产妇和婴儿安全。他在《薛氏医案》中，提出置黄芪、川芎、当归等药于釜中水煎，使药气散发，消去房中毒气，并较早以烧灼断脐方法预防脐气。

（5）外科医德实践

医学史上，历代医家对外科不十分重视，有重内科轻外科，凡攻外科者多为"庸俗不通文理之人"的流传。王肯堂分析这一现象的社会原因时说，乃世之疡医，明经络，请方药，而不嗜利、唯一活人为心者，千百无一也。明代，一反历史上轻视外科的现象，不仅出现诸多优秀的外科专家，如申斗垣著《外科启玄》（1604）、李清曳、赵宜真著《仙传外科集检方》、陈文治著《疡种选粹》、陈实功著《外科正宗》，而且有一些著名医家也在外科上投入更多的注意，如薛已著《外科发挥》（1528）、汪机著《外科理例》（1519）、王肯堂著《外科整治准绳》等。

明代研究外科的医家多强调医学基础理论的学习，重视用内科理论知识指导外科疾病的论治。赵宜真在《仙传外科秘方》中提出外科学的发展必须有大方脉作基础："若以大方、外科，各专其一，正恐或有所误，而不自知，则又岂能全美乎？"汪机认为"外科者，以其痈疽疮疡皆见于外，故以外科名之。然外科本乎内，知乎内，以求乎外……沿外遗内，所谓不揣其本，而齐其末。贻必己误于人，己尚不知，人误于己，人亦不悟"。陈实功强调一位好的外科医生必须勤读古代医著，提高科学文化素质。李攀龙在《外科正宗》序中，高度概括陈实功的外科学思想，指出："医之别内外也，治外较难于治内，何者？内之证或不其外，外之证必根于其内也。"陈实功把水火、阴阳、升降失调、气血凝滞、脏腑乖变、官窍不通视为疮疡的原因，提倡内治消疮先断根本。

明代医家在脓疡外科救治中，提倡"尽早手术，以防内攻"，认为传统保守疗法看起来人道，实际上害人，表现出一定的科学性。在对化脓性疡的治疗上，外科史上有两种观点：一种观点是"可药助其溃"，使用刀割手术有失大雅。由于符合封建道德标准和患者畏刀心理，这种观点在外科史上影响较大；另一种观点是以利刀、银烙进行手术，这一观点尽管给人一畏惧感，却是外科发展方向。明代诸多医家提倡后者。汪机指出：化脓性感染已成脓，不幸针刺，脓毒乘虚内攻，穿肠透膜，鲜不误事。申斗垣在外科上推崇华佗，深为其剖腹、刮骨之术未传而惋惜，提倡对化脓性疡"以刀去之"。王肯堂认为切开引流对已成脓者十分重要，"如要透脓，必以大针切开"。陈实功对脓肿主张尽早用刀针扩创引流，使脓管畅通，反对使用单纯保守方法。同时作为伟大的外科专家，他在支持外科手术的同时，又竭力反对一些医生"假此卖弄"对不适于手术治疗的情况烂施针刀。他还倡导饮食营养要配合外科治疗，反对传统的无原则饮食禁忌。

（6）针灸医德实践

明代政府重视针灸，特择人另铸针灸铜人，并在太医院考试中以针

107

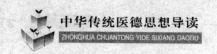

灸铜人应试考生。《扶沟县志·人物志》载："明宁守道，洪武时人，精针灸法，应诏入京，试以铜人，举手辄中，奏闻，授太医院大师。"政府的做法为民间研习针灸提供宽松环境，也为提高针灸医德带来机会。

为使更多的人接触和掌握针灸，明代医家选择歌赋形式普及针灸知识。徐凤年著《针灸大全》（1439）6卷，汇编前人针灸资料。卷一主要是关于针灸知识的歌赋，如周身经穴赋、十二经脉歌、经穴起止歌、十五脉经歌、禁针穴歌等；卷二为《标幽赋》；卷五为《金针赋》。高武著《针灸聚英》（1529）4卷，其中最后一卷是针灸歌赋。杨继洲著《针乎大成》（1601）12卷，其中卷一、卷三为摘引其他医著中的针灸歌赋。这些歌赋简明扼要，符合韵律，便于医生理解背诵。

明代医家重视医疗效果，提倡针灸与药物的配合运用。高武感于治病中，自己未掌握针灸而往往处于束手无策的窘境，而锐意学习针灸。他说："武谬以活人之术止于药，故弃针与灸而莫之讲，每遇伤寒入血、闪挫诸疾，非药饵所能愈，而必俟夫刺者，则束手无策，自愧技穷。因悟治病犹对垒，攻守奇正，量敌而应者，将之良；针、灸、药因病而施者，医之良也。"他穷心针灸，出资设计、铸造男、女和儿童针灸铜人各一座，被世人传为佳话。杨继洲主张针灸、药的配合使用，当取最好效果。"其致病也，既有不同，而其至治，亦不容一律，故药与针灸不可缺一者也"，"然而病在肠胃，做药饵不能以济；在血脉，作针刺不能及；在腠理，非熨不能达；是针灸、药者，医家之不可缺一者也"。为唤起医家重视针灸，他在多处提到针灸的优势："夫治病之法，有药饵，然药饵或出于幽远之方，有时缺少，而又有新陈之不等，其伪之不同，其何已奏肤功，其沉疴也？惟精于针，可随身带之，以备缓急"，"却病之功，莫捷于针灸。故《素问》诸书，为之首载，缓、和、扁、华俱以此称神臣"。吴昆在对针灸和药物进行比较，指出只有兼顾二者方成良医："今时本草所载，通计一千八百九十二种，药何繁也？至于针则九者而已，针何寡也！然有穷年积岁，饮药无功者，一遇针家施治，危者立安。"明代医家重视针灸操作规范，反对轻浮作风。汪机在《针灸问对》中指出一些医生对针灸故弄玄虚，搞神秘化："今医用针，动辄以袖复手；暗行指法，谓其法之神秘，弗轻示人，惟恐有能盗取其法者，不知果何耶？"针对这种做法，他批评说："况此种法，证之于轻，则有悖于经，质之于理，则有违于理。彼以为神，我以为诡，彼以为秘，我以为妄，固可以愚弄世人，实所以见鄙识者，古人有善，惟恐不能及人，今彼吝啬至此，法虽神秘，殆必神亦不佑，法也不灵也，奚足尚哉！"他谴责那些施行针术时，不负责任的作风。"今医置针于穴，略不加意，或谈笑，或饮酒，半晌之间，又将针捻几捻，令呼几呼，仍复登筵，以足其欲，然后起针。果能愈病乎？"吴昆指出"针灸药勿过"，"针灸药有序"不可轻视。"药有尽剂而病方去者，尽剂可也；有饮药而未来尔病已者，不必尽剂可也。针有尽法而病之去者，尽法可也；有小施针法而病即已者，不必尽法可也。""刺家亦有先后之序，阳先病者，先刺其阳，阴先病者，先刺其阴，失其先后之宜，亦无功而有害，慎之！慎之！"在重规范的同时，明代医家也强调辨证施治。杨继洲对灸治的壮数，提出要不泥于现成规定，要因时因人而变。"然灸亦有法矣，而独不详其数者，何也？盖人之肌肤有厚薄、有深浅，而火不可概施，则随时变化而不泥于成数者，因圣人望人知心也。"

（7）养生道德实践

重视生命，防病于未然本身就是医德进步的表现。明代医家大都重视养生保健，不仅自己亲身实践，而且积极整理和探讨健康向上的养生方法，推出不少对后世影响较大的养生专篇。如张介宾、李时珍、徐春甫、万全、杨继洲、李梴、龚廷贤、龚居中等医家在他们的著作中都列出专著论及养生。明代医家在养生保健方面的论述有如下几个特点。第一，反对封建落后的养生观念。在这方面，李时珍表现得十分坚定。他对世宗皇帝信仰修道炼丹，梦想服丹成仙引起世人信方士，不信医生的风气十分不满。他冒违犯统治者意志的危险，列举事实，告诉群众服食丹药的害处。在否认服丹成仙后，他进一步驳斥长期以来认为的服食白蝙蝠和人肉可延年的陋俗。他说："李石《读博物志》云：唐·陈子真得白蝙蝠如鸦，服之，一夕大泄而死。又宋·刘亮得白蝙蝠、白蟾蜍合仙丹，服之立死。"以事实警告世人没有不死之药。在谈到割股疗亲时，他说这违背"身体发肤受之父母，不敢毁伤"的儒家道德，实"乃愚昧之徒一时激发，务为诡以惊世骇俗，希求旌表，规避徭役"的手段。第二，重视调整情志，静养心神。明代养生著作《霞外杂俎》主张调摄心神，指出摄生之要在于"每日只服一剂快活散"，药方内容为"除烦恼，断妄想"，或遇事不如意，加服一剂"和气汤"，配方为"忍忘"二字。高濂于1591年撰《尊生八笺》把调养心神作为第一笺，指出心神时刻影响着机体活动："人心思火则体热，思税则体寒"；"怒则发竖，惊则汗滴"。龚廷贤在《种杏仙方》中提出《劝善良规四十歌》，这四十歌要求人们通过调整情志，平衡心理，修养心神，延年益寿。如十莫歌："一莫学奸诈，暗箭谁提防。无辜被毒害，鉴察有穹苍。二莫去偷盗，犯之必有赃。轻军重死罪，律条难隐藏。三莫去赌博，为此破家囊。饥寒妻子怨，赢得泪成行。四莫纵饮酒，醉后发颠狂。损身丧德行，惹祸起萧墙。五莫嗜色欲，欲乃杀身枪。虽然不见血，暗教性命亡。六莫贪财利，人心无尽量。穷通各有分，不用苦奔忙。七莫争闲气，到官何怕强，不如含忍好，省得卖田庄。八莫学懒惰，一惰百事荒。为人不努力，毕竟受凄凉。九莫学悭吝，慷慨有何防，浮生风里烛，富贵雪中汤。十莫要积恶，积恶打余殃。劝人当积善，积善有余庆。"十要歌："一要重身命，贵莫贵于斯。此身一轻弃，何用万金资。二要存好心，心田要坦夷。若还有欺罔，天谴罪难辞。三要做好人，好人最难为。轻财还重义，有道更无私。四要……"第三，重视静养、动养、食养和药养的有机结合。高濂所辑《尊生八要》包括"清修妙论"、"四时调摄"、"起居按乐"、"延年却病"、"饮馔服食"、"灵秘丹药"等，把养生当作动、静、食、药的综合调养过程。1606年，陈继儒撰《养生肤语》强调气功、情志、厨师、饮食、房药、待人、起居等在养生中的重要作用。在《摄生要录》中，沈仕强调以精神摄养为主全面调理，把养生分解为"喜乐、愤怒、悲哀、思哀、谈笑、津液、起居行立、坐卧、洗沐、栉发、衣食"等。万全的《养生八要》把寡欲、慎动、法时、却疾视为养生四大要义。龚廷贤在《寿世保元》中分"延年益寿"、"衰老论"、"保生杂志"及"摄养"四专题讨论养生，也体现了静、动、食、药综合养

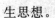

生思想。

3. 明代医家医德评价

医家医德评价包括两方面内容：一是医家自我医德评价，即医家对
自己医德实践的自我意识；二是社会对医家医德实践的评价，即公众对
医家医德实践的意识。医德评价是医德进步的表现。通过医德评价能使
医家辨认善恶曲直，弘扬优良医德行为，抛弃恶劣医德行为，同时达到
净化医学环境之效。明代医家重视医德评价，在医德评价方面为后人留
下诸多可鉴史料。

（1）评价形式

明代科学文化繁荣，出版业发达，带来医德评价形式的丰富多彩。
总的看来明代医家有如下一些医德评价形式。

医家传记：1450 年，熊均著《医学源流》列历代明医小传 136 个，
传中对他们进行了评说。1526 年，李濂编《医史》辑录名医 71 人，对
各人进行了追忆和评价。徐春甫著《古今医统》，其中列万世圣贤名医
一项，并在名医下各附一传记，书中共录名医 273 人，其中增明代医家
53 人。1576 年，李著《医学入门》，其中列历代医家姓氏，附小传 215
人，但其目的是宣扬古代名医。除医家为医家写传外，还有一些文学
家、思想家为一些名医大家写传，如黄宗羲撰《张景岳传》、戴良撰
《丹溪翁传》等。

地方志：明代编写地方志之风盛行。地方志均由地方政府主持当地
名人撰稿而成，一般内容真实，评价可信。如《扶沟县志·人物志》载
"明宁守道，洪武时人，精针灸法，应诏如京，是以铜人，举手辄中，
奏闻，授太医院大使"。《宝庆府志》载明代医生"李台春，字怀川，世
精医理，中无城府。与人药，不问其值；穷民日填户，无倦容"。

墓志铭：在中国，人死后，通常有盖棺定论之说。墓志铭是盖棺定
论较为正规的形式。一个医家的墓志铭是对其一生医学实践的评价。在
医学史上，明代医家戴良作的《丹溪墓志铭》影响较大。它客观地评价
了朱丹溪的一生，为后人学医，行医提供了榜样。

他序、引、跋和自序、引、跋：医书中常有序、引、跋等附属内

容。在这些简短的文体中，存在有对医家的他评和自评内容。前者称为他序或引或跋，后者称为自序或引或跋。前者通常是医家同行、亲人、名人或政府官员为医著所写。如医家黎颐为《韩氏医通》作序称赞作者"按韩氏由儒入医，切身病试求，姑切理而足专门。其《素问》，气运、医案、八诊、说药等言，养亲、字幼诸云，实从医之指南，自己之夏屋，则广之也固宜"。谈一凤为姐姐《女医杂医言》作跋："孺人聪慧警敏，迥出吾兄弟辈，为祖母茹太宜人所钟爱，饮食动息，必俱所言，莫非医药，孺人能人耳即不忘……乡当女流得疾者，以必延致为喜。晚恐其沦胥而泯，乃著是书。"文学家王世贞为《本草纲目》作序："博而不繁，详而有要，综核究竟，直窥渊海。兹岂仅以医书觏哉，实性理之精微，格物之通典，帝王之秘篆，臣民之重宝也。"永乐翰林院侍讲杨士奇为《伤寒海底眼》作序："彦澄世丹徒儒家，其于医能推明本源，不独善于一科，其为人恂恂谨慎小心，急于济人，面示重乎利，吾德之。"后者是自己对自己的评价。在这种文体中，作者更多地敞开自己的内心世界，表现出自信和自谦。如吴昆《医方考》自序："余年十五志医术，逮今十有八稔，惧辱医名，蚤夜遑遑，惟经论是搜，不敢自是，游海内者数年，就有道者而赞焉，见贱工什九，良工什一，不惟古之经论昧焉，虽中古之方，犹弗达也。"李盛春《医学研悦》自引："每欲不才盛春注一集，以引后人，然不才念殷上进，尝以小道目之，及从暇时，察脉理之精微？究一身之蕴奥，乃知体天地之撰通英碉之德，皆此理之充周也。向以小道目之，殆浅之乎论医者也。"

　　医案：明代通过韩懋、吴昆等人对病案内容、形式的规范，病案变得科学化、实用化，为明代医家医案整理提供了方便。由此明代医案著作大量出现。如江瓘父子的《名医类案》、王机的《石山医案》、薛已的《薛氏医案》等。由于建立在完善的病案基础上，医案记载了医家的姓名和诊断、辩证内容，就使人们通过医案了解医家大量医德信息。如《名医类案》卷五《积块》中记录："御医盛启东，永乐东宫妃张氏，十月经不通，众医以为胎而胀。"整个治疗过程，一方面向人们展示了盛启东医术高明，另一方面揭露了上层统治者变化无常，不把医生放在眼里的现状。

建祠、立碑：明代社会习惯为对社会做出贡献的人建祠、立碑以表纪念，同时为后人提供一个示范。明政府为医家建祠、立碑，强化民众医药观念的行为影响了民间。在民间也出现为名医立碑、建祠的行为。如1542年，陕西省源县人葛太宾在耀县药王庙立了一块碑，前面刻有孙思邈的体样和疗风病方，阴面刻历代名医神碑，上刻明医201人。明成化年间，云南嵩明县杨林镇人为纪念《滇南本草》的作者兰茂对当地人的功德，修建了"兰公祠"。

赠物质、授头衔：赠物质是对医家的实体褒奖，授头衔是对医家的荣誉奖励，都是对医家医德的肯定。《名医类案·卷七·误吞金》载医家刘遵道："有涌人误吞钓钩，遵道令熔蜡丸，以线贯下，钩锐入蜡，即拉而出。其人德之，日献鱼一条，至殁乃止。"在《证治准绳》自序中，王肯堂谓自己无钱刻书时，会侍御周鹤阳公，以按艖行县至金坛，闻而助成之，遂于于世。在《李时珍传》中，顾景星载："楚王闻之，聘为奉祠，掌良医所事。世子暴厥，立活之。荐于朝，授太医院判。"《明史·方技》载："明太祖病重，下令逮捕诸医官，独慰勉戴思恭曰：'汝仁人也，勿恐。'未几，明太祖逝。建文帝即位，将侍医治罪，却升戴思恭为太医院院判。"高庆瑞在《明代滇中著名中医药家兰茂》中说，兰茂死后，朝廷根据他的贡献把他定为"乡贤"。

（2）评价内容

医家医德评价主要是对医学实践中的行为表现，依据医德原则、医德规范所进行的衡量和评判。医家医德评价有两方面构成：一是针对具体医家从医德实践的某一方面所进行的评价，即典型评价；二是不对具体人，只对医学实践中出现的共性医德现象做出评判，即概括评价。

由于医学实践多样，一个医家不可能在每一个方面都很优秀。所以典型评价较为客观、具体。

从"仁爱救人"出发的评价。宋濂在《丹溪先生墓志铭》中盛赞朱丹溪："四方以疾迎候者，无虚日，先生无不即往，虽雨雪载途，亦不为止。"万全在《幼科发挥·卷四》中自评："余以活人为心，不记宿怨"。江瓘《名医类案·卷四·泻》中载:"汪石山面对生命垂危病人,心里想的是,治而不活者有也,未有不治而活者。"在补注《名医杂著》序中,薛已称赞汪伦:"自秀才时,便存心天下,医为吾记不得至君泽民,当以医药寿斯世夭札耳!"

从"不图私利"出发的评价。《嘉兴府志》记载明代医生严乐善当有人出金求毒药方时,掷金大诟,且胁之曰:"我今且不发汝隐,汝若更求他医,杀汝同气,我必讼汝于官。"《宝庆府志》记述明代医生李台春:"赴人之急,不记利害。至于缓急,阿堵无所计。尤极孝友。延师训其仲弟藻春,饩于庠。悉以父产让之诸弟,而弟凡有所须,尚取给焉。岁给棺木若干。贤士大夫乐与之深交,中丞张舆载以从。寿八十余卒,以乐施鲜积,遗其子以贫云。"《医灯续焰》中记述医生张彦明:"为医而口终不言钱,可谓医中第一等人也。"

从"严谨治学"出发评价。在《本草纲目》序中,李时珍说:"岁历三十稔,书考八百余家,稿凡三易。复者芟之,阙者辑之,讹者绳之。旧本一千五百一十八种,今增药三百七十四种,分为一十六部,著成五十二卷。虽非集成,亦粗大备,僭名曰《本草纲目》,愿乞一言以托不朽。"吴敖为《养生类要》作跋赞扬吴春岩:"我侄子俱弊道而讹人也,收集于见闻之真,犹疑于心思之极,察其风土,辨其气候,审其年数,沦其方之可传者,定为司南,以示用之存乎道焉,用其心亦良也。"沈之问在《解围元薮》序中自我评价:"苟得一言善法,即珍而笔之,随即随证若干方,旁搜考试,验而奇异者,录之。"在《医方考》序中,吴昆虚心接受他人批评:"世有觉者,触目而疵之,从而可否之,吾幸吾之得师也;游艺者,玩索而惜之,存而左右之,吾幸吾之朋与也。"

从"医术精湛"出发评价。在《伤寒海底眼》序中,杨士奇称赞何彦澄:"既而吾之姻与友,病不一症焉,皆质乏彦澄,若曰可治,而治辄瘳;如其难焉,既不可治,虽更医不治,非其博达乎医之理,能臻此哉。"钱薇在《明医杂著》注序中赞扬薛已:"今所注《明医杂著》乃屡试屡验也。如吾叔东圩公,八十又二,病肩疽,众以消治,翁以补肾效,又病痰喘,重以散治,翁以补脾效。"在《证治准绳》自序中,王肯堂自谓："嘉靖丙寅，母病阽危，常润名医，延至殆遍，言人人殊，罕得要领，心甚陋之，于是锐志学医。既起亡妹于垂死，渐为人知，延诊求方，户屦恒满。"

从"学术深远"出发评价。《明史》评价戴原礼："学纯粹，而识深远。"明代胡滢序《证治类方》，赞戴原礼："谓其论断，出新意于法度之中，推测病源，著奇见于理趣之极"。在《李时珍传》中，顾景星评价《本草纲目》的学术水平："旧药一千五百一十八，今增三百七十五，分一十六部，五十二卷。正名为纲，附释为目。次以集解，辨疑正误，详其出产飞气味、主治。上自坟典，下至稗记，凡有攸关，靡不收掇。虽命医书。实赅物理。"《明史》谓王履"学医于朱彦修，尽得其传"。明末医家汪琪评价武之望的《济阴纲目》："《济阴纲目》一书，其立论自调精始，有纲领，有原委，有条贯……讵非活人之书哉?!"

所谓概括评价，即不对医学实践中出现的具体医德现象作评判，而把医德现象作一概括，形成不同规范，使人们一目了然，识别出某医家是何类人物。

其一，明医。明代医家对明医这一称谓研究较多。龚信在《古今医鉴》中指出明医应该满足如下条件："今之明医，心存仁义；博览群书，精通道艺。洞晓阴阳，明知运气……"他赞扬明医"起死回生，恩同天地；如此明医，芳垂万世。"缪希雍在《祝医五则》中提到太医，他认为古时称的太医也是受人尊敬的明医，他们知识渊博，经验丰富，且做事非常认真。"太医者，读书穷理，本之身心，验之事物，战战兢兢求中于乎道，造次之际，罔敢或肆者也。"张介宾在《类经图翼·自序》中对明医作出概述，突出强调明医的知识和技能："余曰：医者，理也，理透心明斯至矣。夫扁鹊之目洞坦者，亦窥窍于理耳。故欲希扁鹊之神，必须明理，欲明于理，必须求经。经理明而后博采各家，广资意见，其有不通神入圣者，未之有也。高明者，以谓然否?"所谓高明者就是明医也。徐春甫在《巫医》中说"精于医者曰明医"。有上面医家的定义，我们知道明代医家所指的明医更多是从医理渊博和医术精湛来讲的。

其二，良医。明代医家尽管从字面上对"良医"论述不多，但他们关于医者的要求多数是从良医的称谓展开的。徐春甫说"善于医者曰良医"，即只有喜欢乐于治病救人的医生才可成为良医。所以，道德高尚是成为良医的根本条件。缪希雍在《祝医五则》文后总结说："上来所祝五条，皆关切医师，才品道术，利济功过，仰愿来学，俯从吾祝，则进乎到而不囿于技矣。"意思是说：上述五项要求关系着医者如何成为良医，才能、品德、医理技术关系济世利人的功过，希望后来学者要讲道理，而不仅追求技术。龚信在《警医箴》指出良医要治病认真负责、准确无误，不能凭运气。龚廷贤认为，有仁爱之心、广泛救治病患，对民众产生深远影响者，才是良医。"存人心，乃是良箴，博施济重，惠泽思深。"在《南翁梦录》中，黎澄夸奖范彬："汝真良医，既有善艺，又有仁心，以恤我赤子，诚副予望也。"把仁心作为良医的根本要求。良医有时也被用来称呼技术全面的医生，如徐春甫在《古今医统·针灸药三者备为良之医》中称"治病犹对垒，攻守奇正，量敌而应者，将之良；针灸用药因病而施治者，医之良也"。良医与名医不矛盾，有些名医本身就是良医。顾景星称李时珍"既智且仁，道熟以成，遐以媲之，景纯、通明"，把李时珍比之为先贤陶弘景等。

其三，庸医。明代医家对庸医谈论的最多，对庸医内涵的定义也不完全相同。徐春甫说"粗工昧理曰庸医"。他在《五难》中对庸医不知医理，操作无序作了具体说明。但他在《庸医速报》中，对庸医的描述更多是德行的内容："惟修边幅，饰以衣骑，习以口给，谄媚豪门，巧彰虚誉，摇摇自满，适以骇俗。一遇识者洞见肺肝，掣肘莫能施其巧，犹面谀而背诽之。又讥同列看书访学，徒自劳苦。凡有治疗，率尔狂诞，妄投药剂。偶尔侥效，需索百端；凡有误伤，则曰尽命。俗多习此为套，而曰医学无难。"龚信在《庸医箴》中从医德、医术两方面揭示庸医行为，表现出对庸医的愤怒。"今之庸医，炫奇立异。不学经书，不通字义。妄自矜夸，以欺当世。争趋人门，不速自至。时献苞苴，问病为意。自逞明能，百般贡谀。病家不审，模糊处治。不察病源，不分虚实。不畏生死，孟浪一试。忽然病变，急自散去。误人性命，希图微利。如此庸医，可耻可忌。"李中梓在《不失人情》中列举庸医的表现，可谓对庸医的大曝光："或巧语诳人，或甘言悦听；或强辩相欺，或危言相恐。此便佞之流也。或结纳亲知，或修好僮仆；或求营上荐，或不邀自赴。此阿谄之流也。有腹无藏墨，诡言神授；目不识丁，假托秘传。此欺诈之流也。有望、闻、问、切，漫不关心；枳、朴、归、芩，到手便撮；妄谓人愚我明，人生我熟。此孟浪之流也。有嫉妒性成，排挤为事；阳若同心，阴为浸润；是非颠倒，朱紫混淆。此谗妒之流也。有贪得无知，轻忽人命。如病在危疑，良医难必，极其详慎，犹冀回春；若辈贪功，妄轻投剂，至於败坏，嫁谤自文。此贪幸之流也。有意见各持，异同不决，曲高者和寡，道高者谤多；一齐之傅几何，众楚之咻易乱。此庸浅之流也。"明代医家裴一中对良医、庸医和谬医进行了区分。他说："医有上工、中工、下工。上工者，良工；中工者，庸工；下工者，谬工。盖谓庸工之不若良工、谬工之不若庸工也，以理言之，岂止不若良工哉，并不若谬工耳。谬工之杀人，杀人而见其迹者也，见其迹则人所易知而易远，其为天下之害少。庸工之杀人，杀人而不见其迹者也，不早其迹，则人所易忽而易近，其为天下之害多，譬犹暴君为不善，其亡虽速，而天下之害不甚深。庸群未能为大不善，而天下之元气，阴受其贼而不知，其亡虽缓，而为害于天下，不既深乎？呜呼！庸君误天下，庸医误病人，一理也。"

在揭露、分析庸医过程中，明代医家还指出与庸医相关的几类医生。第一，时医。徐春甫认为时医是有运气，靠时运医病的一生。"时医虽不读书明理，以其时运、造化，亦能侥效。常自云，趁我十年时，有病早来医。"第二，巫医。徐春甫称巫医是以祈祷代替治疗的医生，"击鼓舞趋，祈祷疾病曰巫医，是则巫觋之途，不知医药知理者也，故南人谓之巫医此也。今世谓之端公太保，又称为夜行卜士，北方名之师婆，虽是一些虚诞之辈，则亦不可以无恒也，矧他乎？"第三，名医。徐春甫认为"名医"是一些徒有虚名，只看不顶用的医生。这些医生通常医术不精，但喜欢靠他人推荐、吹捧，招摇撞骗。他们"往往奔走权门，诌容卑态，以求荐举，网利沽名，知者笑议。仁心仁闻，重篑有也"。

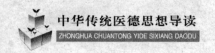

（四）讨论

1. 明代政府医德观之评价

作为意识形态的内容，医学道德是有阶级性的。明代官方医德观的主导原则是皇室至上。这一原则与封建社会的医药价值规律是一致的。但明代政府在优先皇室、官僚的基础上，对军队、民众的医药要求也给予了充分的重视，在许多方面，其官方医德高于前代。

明代建立南京、北京两太医院，为皇帝设御医房，后宫设安乐堂，太子设典药局，分封地方的皇子置良医所，并由太医院直接协调、管理这些机构，使统治阶级的医学需要得到最大满足，这在历史上独无仅有。明代皇帝在军队医疗抚恤方面积累诸多经验，所建医疗抚恤制度优越于前代各朝，为后世军队医疗抚恤提供了借鉴。明代皇帝重视疫情防治，明政府召令大规模掩埋朽骨、散药、减捐、减税，明世宗亲制防疫"小饮子"，并筹资兴建养济院，收养老弱病残，树立了明朝廷的亲民形象。明多位皇帝对神仙巫术持否定态度，提倡禁止妖术，对迷信活动进行打击。明代皇帝重视继承太祖制定的有效政策和法令制度，大搞祭祀先医活动和依法规范医药活动，对扫清医学发展中的障碍，强化民众医药观念有积极作用。明代中央医药规模不大，但对医学生的要求却十分严格，这对医学发展是有益的。明政府对社会用医的需要和管理采用世医制度和地方医学相结合形式，对发展医学，普及医学有促进作用。世医制度一方面稳定了医生队伍，另一方面使医药技术和传统得到较好承传。地方医学一方面可扩大医生队伍，另一方面又使地方医事活动得到规范。

但是，明代政府的医德实践也有另外一面。首先，随着都城的北迁，南京太医院已成虚设，但明政府并不撤除，一方面纳银增加，另一方面也浪费国家医生资源。其次，明代军队医疗抚恤尽管得到规范，有较大发展，但军中医士只有万分之一，同时京军和边防军医疗条件差别较大，边防军缺医少药现象十分严重。虽然已有边防军办军医学校的情况，但并未推广。另外，太祖、成祖制定的好的军士医疗抚恤规章未被后续皇帝延用下来。第三，明代在防治疫病方面，各皇帝态度并非一样坚定，除嘉靖、万历两朝主动出击，施药和减税并重，措施得力外，其他朝廷多只是被动地减税而已。第四，明代朝廷反对巫术和炼丹活动，这一做法是好的，但是它并未形成制度或祖训，宣宗、英宗、世宗等都有尚道、服丹的爱好，其中世宗因此而中毒病重。第五，明代朝廷在对医学生的选拔、考试可谓严格，但明代多个朝廷又实行医官捐征制度，使庸医大量混进医官队伍。第六，明代严格的世医制度使一些有志学医的人挡在医学之外，同时明政府给予医官的待遇的低下又使一些医家子弟无心学医。另外，明中央医学的发展无论其水平还是规模都落后于唐宋时期，既影响了其地方医学的发展也对明代总体医学水平的提升带来负面作用。最后，明皇室成员喜欢医药学，关心医药学发展，但他们多是出钱支持，亲自动手不多，真正的工作多由他人完成，可最后的落款往往略去了他人的名字，这对学术健康发展不利。另外，明政府对医书的整理工作与宋代相比较为逊色。

2. 明代医家医德之评价

明代医家医德是对前代医家医德的继承和发展。继承的内容更多表现为封建经济基础上形成的以传统儒家道德为核心的医德观念，丰富发展的内容则表现为以新儒学以及与商品经济相适应的医德观念。这些观念既有适应当时情况、顺应时代的一面，也有与当时情况相悖的一面。

明代医家对医学实质的认识是进步的。多数医家拒斥迷信、巫术，甚至有玄学之嫌的运气学说，认为医学是研究疾病变化、医药作用之理的科学。他们坚信"医贵精一"、"治病求本"，把握疾病之本"不能汲汲遑遑"而要有法可循。他们形成自发的唯物辩证观念，"千古不变者，医之理，变化无穷者，医之用"，主张用具有普遍性的医学之理去指导诸多有特殊性的医疗实践之用。在强调治病救人的医学目的的同时，进一步把医学当作实现自己"仁爱"理想人格的手段，在传统医学目的的"为他性"一面基础上，增加了"为我性"的一面，既丰富了医学目的之内容，又体现了明代医家儒学修养的提高和医德的进步。明代医家对医生责任的认识表现在两个方面：一是治病救人，延长生命。受传统的唯生是从、生命绝对重要思想影响，明代医家把无条件救治疾病视为首要任务，提出普同一等、全力救治，济世救人、不图酬报、认真负责、一丝不苟。这些思想在当时社会无疑是进步的，对商品经济影响可能出现的重利和买卖医患关系是一个抑制。二是研究医理，促进医学发展。治病救人，延长生命之目的建立在精湛的医术基础上，医生只有精通医理，才可达到提高医术之目的。明代医家提出精勤不倦、博极医源，坚持科学、追求真知。第一方面讲的是道德责任，第二方面讲的是学术责任。医生责任的明确对规范明代医家医学行为有指导作用。明代医家重视研究医德关系，其研究之深入，全面超过历代医家，对医患的责任、义务，正常医患关系、不正常医患关系以及各种特殊医患关系的阐述具体，对同道医医关系的分析也十分客观。明代医家对传统义务性医德提出怀疑，对历史上忽视患者的责任、义务，仅重视医生责任、义务的医德观念提出批评，有进步意义。对影响医患关系的因素进行研究，突出旁人、社会因素对医患的影响是一创新。提倡对贫穷病人看病，救贫比治病更为重要，要求医家要量力而赠也有新意。明代医家对医患关系的关注与商品经济发展，民间把行医当做赚钱手段，欺骗、假冒坑害病人的盛行有一定关系。明代医家对医生修养水平要求较高，认为医生要满足三方面的要求：一要医术高，如张介宾要求医生看病施治"贵乎精一，能达到精一者方成为高手"；二要德术高，如潘楫要求医生"自重、自谦、记功、怜贫"；三要求素质高，所谓素质高就是要求医生知识渊博、经验丰富，行为得体，创造力强，能受人尊敬，如陈实功提出五戒十要，突出强调了医生的整体素质。对医生的高要求对协调、规范开放、重商的明代社会医学活动有进步意义。但是，这些要求不少脱离实际需要，显得刻板、迂腐，对医学活动本身并非有益，如对女病人只能间接诊断，对官家邀请要努力前往，诊视官家不可谈论民情，医生不可行乐登山，医生出门不可离家太远等。在如何提高医德修养方面，明代医家提出理论学习和医学实践相结合。学习内容上，他们认为儒家经典是第一，医学经典其次，最后是与医学相关知识；在对实践的要求上，他们提倡多临证、多实践，从基础做起，从小事做起，脚踏实地，不可好高骛远，同时强调在实践过程中坚持自悟、自省、自律和慎独，并以因果报应作为对医家修德的最后规劝。这种修养渠道有力地促进了明代医家的医德建设，但其中突出的自悟向内、静坐修行和因果报应观念使活生生的医学实践蒙上神秘色彩，妨碍了医学道德学说的健康发展。

明代医家在医德实践中有两点表现得特别突出，对推动医德进步意义重大。一是坚持创新，顺应社会和医学发展潮流。明代，社会开放、人口流动、疾病种类增多，医家的医术交流和规范势在必行，结社建会成为趋势。徐春甫首发成立"一体堂宅仁医会"，建纲立章适应了这一形势。商品经济需要各种从业主者责利分明，有据可查，有法可依，这反应在医疗活动中就要求医家病案的规范化，韩飞霞、王昆医案思想体现了这一要求。明代医家在探索妇产科医德重，重视优生、优育和母子健康，提倡对妇女疾病进行客观诊断，反映了医学本身发展的需要。明代医家重视针灸学科发展，提倡针灸的优越性，也是商品经济追求简便有效观念的反映。在养生保健方面，几乎所有明代医家都有论述，他们反对迷信，拒斥不死之药，强调科学养生，重未病和预防第一的先进医德观念已得到医家广泛认同。不可否认明代医家医德实践中也存在一些不健康因素。在针灸学上，一些医家一味强调效果与时间之关系，相信存在决定生死、吉凶的太素脉，陷入神秘主义；在妇科诊断上倡导间接诊断，导致"宁治十男不治一妇"之现象的产生；在外科上，尽管不少学者提倡手术，反对一味用药，但以手术对人不雅而遭抵制在医家中仍十分流行；在养生保健方面，由于明代心学盛行，静养、修炼、内丹之法成为主导，健身运动、劳动锻炼的动养之法未受重视。二是坚持辩证法，注重多元化、体系化。一体堂宅仁医会章程对医生行为进行系统规范，提倡术德并重、学用结合、继承创新并重、普及研究结合。明代医家在诊断医德中，提倡四诊合参、八纲辩证，建立周全的规范；在妇科医德方面，提出从婚检、种子、孕保到接生的系列化规范；在针灸医德方面，提倡针、灸、药并用方成良医；在外科医德方面，要求重视理论学习，以基础理论解释外科病变机理，外病内治；在养生保健方面，重

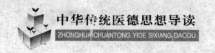

视多方并重，静养、动养、食养、药养结合。但明代医家在医德实践中也存在片面的情况。如诸多医家受社会风气之影响把医术当作营生之手段，重术轻德，在诊断上尚脉诊，以脉盖全，在外科上重技术轻理论，重药功轻手术。

明代对医家医德的评价采用了多种形式，医家评价活动比先前朝代活跃，对督促医家自律，弘扬进步医德，唾弃落后医德，提高社会医德水准有积极意义。但受儒家观念影响，多数医家重视官方医德评价，对官方给予的头衔、名誉看得较重，一时出现医家出钱捐官现象。明代出现有亲人为医书做序写跋的情况，这就使以此做出的评价有失公正。另外，以建祠立庙作为医德评价形式尽管能为后人留下永久性纪念，但其迷信落后的一面也有目共睹。在评价内容上，明代采取典型评价和概括评价相结合是一种进步。因为典型评价对具体人的医德行为进行评价，给人以真实、可操作、能学习的感觉。概括评价给人们提出要求、标准和目标，使医家知道哪些可行，哪些不可行，哪些合乎道德，哪些不合乎道德。两种评价既可用在社会对医家的评价，也可用在自我评价。多样的评价形式与互有偏重的两种内容评价取向的结合对医家医德水平的提高以有力推动。

3. 明代政治、经济、思想文化对医德形成之影响

明代加强皇帝的权利，废除丞相制，使中央集权达到顶点，出现绝对的君主政体。在这种绝对集权思想指导下，明代医学卫生管理也出现集权化趋势。明代太医院是历史上权力最大的中央医学部门，它除对宫廷及地方医药组织具有制约作用外，还对全国各方面的医生具有统一选拔、差派、奖罚权利，执行皇帝医药命令，向皇帝提供各类与医药相关信息的权利。世医制度是明代皇权集中的产物，也是封建意识的体现，子承父业。这种制度使明代医生队伍稳定，医学研究深入，传统医术、医德得到总结和承传。捐纳医官是明代政治中社会捐纳补任风气的派生物，捐纳医官多为名誉所动，医术医德不高，对医学发展害多益少。明代医生儒医增加，医生知识水平有所提高与科举取士的选官政策关系密切。因为科举制度把大量文人引入仕途的独木桥，但中举者毕竟是少

数，不中举者有机会研习医书走上医途。另外，明代严格的科举制度也被用在医官选拔上，医官考试内容既有儒学又有医术，对医德修养水平的提升有一定意义。但明代官吏俸禄较低，又使一些中举为官之人，有意去官行医。明代对人民实行高压政策，在明初大兴文字狱，对医学学术活动有抑制作用，明代前期医学发展缓慢与此不无关系。明代法律尽管严厉，但对医药活动却又有比前代更多的弹性和灵活性，这对医学活动是有益的。

尽管明代经济发展不平衡，时序上有低潮高潮之分，但整个看来经济比较稳定，呈上升态势。明代经济的一个重要特征是经济成份多元化，商品经济得到一定程度发展，在诸多时期，政府经济政策是合适的，国家经济实力是强大的。明代经济形态对医德的影响是极大的。首先，经济实力的增强为明代官方在航海医疗活动、军人医疗抚恤、防治疫病、设置庞大的皇室医疗体系提供了基础。当然在经济高潮时，这些活动得到增强，而当低潮时又得到削弱。如明成祖时，国力强大，郑和六下西洋，每次船队中配备医官180人左右，而成祖后国力下降，大的航海只进行过一次；明孝宗、武宗时国力虚弱，在医官选拔上采取捐纳补任制度，到正德、嘉靖时国力增强，则废除了医官捐任制度，而采取严格的考试选拔制度。其次，经济实力的增强使明代政府倡导的地方医学得到落实。明代地方医学并非仅仅是医学教育，而是地方医政管理、医疗及医学教育三种职责的有机结合。地方医学有地方承担，如果没有良好的社会秩序和经济基础是难以实现的。第三，经济实力的增强，国家的强盛使统治者助长了成仙、长生的观念。明代前期的宣宗、英宗和中后期的世宗都曾支持炼丹，尤其世宗不理朝政与方士混在一起，引起社会风气的混乱。第四，人口流动、商业繁荣、城市拥挤，使医家流向城市，这对扩大医术交流，探讨和规范医学行为，建立医学道德规范，推动医学发展颇有益处。如"一体堂宅仁医会"的成立就是一例。第五，手工业、矿业、商业发展，对外来往增多，社会开放，禁欲观念被打破，出现一些新的疾病，如职业病、性病、各种疫病等，这一方面为医学提供了课题，另一方面也为旧的医学道德规范带来挑战。第六，商

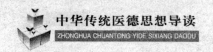
品经济一方面要求买卖公平，另一方面又唯利是图，这对中国传统的义务行医的观念构成冲击。义务性医德认为医生的天职是治病救人，至于报酬则是其次。在商品经济观念下，的确出现不少医家把医患关系视为买卖关系，为达到利益不择手段，出现时医、"名医"、巫医、庸医等。面对这些现象，龚廷贤、陈实功、缪希雍等医家进行了认真的研究，提出诸多划时代的医德名篇。第七，经济的发展，对外交流的频繁，国外药物大量传入，西方医学理论引入中国，开拓了医家视野，促使着传统医德观念的更新。最后，明代中后期工商业的发展使造纸业、印刷业得到发展，为各种医书出版提供了机会。由于独立的医德学科还没产生，大量医德专篇夹在医书之中，所以，大量医书的发行使夹在其中的医德专篇得到普遍传阅，对活跃明代医德研究十分有益。

明代思想文化十分活跃。一方面是随着中国传统科学技术体系的成熟而进行的整理、总结工作，另一方面是对中国封建社会的逐渐没落，而由儒家思想进行的抢救工作。这两项工作同时进行，创造了明代思想文化的辉煌。二者对明代医学道德的影响有目共睹。首先，明代科学家在总结整理中国传统科学技术的同时，正碰上西方近代科学发展之时，西方传教士携带西方科技成果西来，尽管当时西方科学成果还比不上中国科技成果先进，但其先进的思想、方法使中国士大夫耳目一新。他们把西方科学的观察、实验方法，归纳、数学方法用于对中国传统科学技术的整理中，取得一定成功。如宋应星著《天工开物》、朱载堉著《乐律全书》、徐弘祖著《徐霞客游记》、徐光启著《崇祯历书》等。中国医药学家受此思想影响在医药学研究上引入观察、试验、归纳、分析机制，使中医药学得到长驱发展。李时珍足迹近十省、步行上万里，采药、辨药、偿药，并以归纳、分类方法写成《本草纲目》。兰茂对云南植物药进行采集、辨认，归纳、分类写成《滇南本草》。此外，归纳分析研究方法也被其他医家使用，如张介宾将《内经》的《素问》和《灵枢》归纳分类编成《类经》，武之望将妇产科内容归纳分类编成《济阴纲目》等。其次，科学思想、方法的引入使医家对医学本质的看法提到新的高度。科学就是格物穷理，医学就是穷究疾病发生和药物治病的原理，这些原理蕴藏在事物或过程的深处，只有深入观察、试验、归纳、分析才能获取。所以，明代医家对诸如运气学说、太素脉、服丹长生和以时间取穴等缺乏实证根据的神秘观念持否定态度；对时医、巫医、名医等持批判态度；对女病人要求客观诊断；对外科医生要求探求病理。第三，明代科学的复兴为明代医家送来坚持原则、追求真理的科学精神。科学的基本气质是求真。徐弘祖为发现中国西南真实地貌，不顾个人生死，独自前往；朱载堉为追求科学放弃王位，甘愿受穷。科学精神在明代医家那里得到发扬。李时珍敢于指出先贤圣言中的错误，敢于冒杀身之祸，斥责皇室的炼丹之风。太医院院判敢于对宣德皇帝的违规行为不与奉召。为保护无辜医官，戴思恭敢于冒死规劝动怒的太祖理性从事。第四，明代官方推崇宋儒程朱理学，把其作为科举考试的首考内容。官学、私学以学习《四书》、《五经》和《理性大全》等理学经典为主，儒生成为文人的象征。理学提倡"仁爱"，中举做官对民众施"仁爱"，不中举作医生同样可对民众行"仁爱"。所以，儒医在明代成为医生主体，明代医家医德水平较高也就不足为奇。理学强调"存天理，灭人欲"，把医家医德推向难以达到的境界。为达此境界，医家们一方面克制自己，尽力实现治病救人的天职，另一方面以佛学方法静养修炼。理学中的"理"既是天理，更是伦理，或者说是符合统治阶级要求的行为规范，显然这些规范对医学道德的建构有指导作用。明代医家提出诸如"医箴"、"习医规格"、"医生须知"等是理学规范在医德中的反映。理学提出"格物致知"，通过研究外界事物可获得天理。不管理学家的真正意图如何，它确使一些医家走上了实证研究，获取疾病之理、医药之理的道路。第五，明代中后期，心学兴起，作为拯救明中期社会危机的方药，它突出强调要从自我出发，静心修炼，获知天理，达到良知。心学中的"心"并非只是肉体的心，也是精神概念：理、仁、义的统一体。明代医家在医德实践中受心学影响较大。张介宾的"医贵乎精一"就是心学影响的结果。心学大师王阳明认为"心即是理"，"心外无物"，"心外无理"。张介宾说："夫医者临证，必期以我之一心，洞病者之一本，以我之一，对彼之一，既得一真，乃疑俱释，岂不甚易，一也者，理而已也。"陈实功强调医生判断自己行为的标准是顺心。他在《外科正宗》中说，凡欲进取，当知彼心顺否，体认天道顺逆，凡顺取，人缘相庆，逆取，子孙不吉。在医德修养方面，诸多医家强调静坐修行、自省、慎独，这与心学提倡"静坐"养端倪，出善端，达良知是一致的。另外，佛学向心学渗透，因果报应观念对明代医家医德修养也产生一定影响。第六，明代后期，实学崛起，作为理学、心学发展之必然，它强调著书、行事讲求实功、实用，解决实际问题。实学思想对明代后期医德进化有一定影响，对明后期医学繁荣功不可没。明代后期，一些仁人志士从心学转向实学，但在朝廷昏庸，借助统治者力量无往实现实学理想时，便投入到医学中来完成自己的夙愿。如缪希雍参与东林党活动，倡导实学就国，受到统治者迫害，便一心研医，成为名医。实学重视考证操作，讲求实效对医学驱除巫术、迷信，净化医学环境，使医学走上实证道路有积极作用，对医家拒斥静坐向内的神秘修养方法，形成实践第一的正确医德修养原则有指导意义。实学脱胎于理学、心学，实学家同样是儒士，他们重视社会伦理秩序的研究，对理学、心学的落后伦理观念大抨击，他们看问题广褒、前瞻，重视从国家命运、社会发展角度研究伦理问题。这些观念同样影响着医家的医德观念。如嘉靖年御医顾定芳面对倭寇扰我东南沿海，他义愤填膺，起草筑城千言，力主抗击。实学思想对形成正确、进步的医家医德评价标准有指导意义。判断一个医生或医学行为的关键是内容而不是形式，是效果而不是意图，巫医、时医、庸医等的共同特征是缺乏实效，而名医、大医、良医等的基本特征是具有实效。医患关系不是买卖关系，但也不是不平等的医家义务关系，而是建立在责权利明晰基础上的平等关系。实学家重视研究商品经济特征，强调责权利平等，这对形成新型医患关系，建立符合社会发展的医德评价标准是有益的。

总之，明代政府医学道德观和医家医学道德所构成的明代医学道德主体在新的社会环境下，在特有的政治、经济、思想文化支持下，在前代医学道德基础上向前迈进了一步。封建传统观念仍在发挥作用，但新型的异质因素在不断产生，二者相互矛盾，斗争激烈。诸多医家提出与

儒家思想相应的医德规范，但又常常遇到与现实的矛盾。明代政府医德
的进步主要表现在政府对社会民众医药卫生功能的加强。医家医德的进
步主要表现在儒医在明代医家中的主导地位提高了医生队伍的整体素
质，而且这些医家在对医学实质、医生责任、医德实践、医德评价等方
面坚持"仁爱"立场，并重视求实、创新。明代政府医德观与医家医德
基本上是一致的。但不可回避，政府医德观和医家医德还存在诸多不协
调，处于不自觉作用阶段，医家医德观念往往超前于政府医德观念。

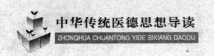

六、清朝时期：中西医德思想的冲突与融通

（一）清代鸦片战争前的政治、经济、文化发展概况

清初到鸦片战争（1644～1840）是中国封建社会经过强烈的地震变动后又重新修复时期。统治者动用了一系列改良手段，封建社会尽管表面上还算稳定，但异质因素从内外两个方面向其渗透，在繁荣的外表下存在着多重矛盾，正是这些矛盾很快又使其走向衰落。

1. 专制集权的鼎盛

清代前期几位皇帝面对日益没落的中国封建社会，积极吸收和借鉴历史上成功的政治思想，并结合自己的治国实践，提出和制定了一些基本适合当时社会发展的政权形式，使封建集权政治达到一个新的高度，也使中国封建社会出现一时的繁荣。

（1）清代的政权结构

清朝未入关前，中央行政机构设有议政王大臣会议作为中枢权力机关。入关后，仿效明制又设内阁六部九卿，内阁人员兼用满汉，而以满人为主。雍正年，借西北兴兵之事，为进一步加强集权统治，设军机处，军机大臣由皇帝亲自挑选最为亲近的"才品兼优"者充任。军机处"承旨诸大臣，亦只供传述缮撰，而不能稍有赞画于其间"。皇帝命令由军机处直接下达给督抚，各地督抚也可把重大事件直接经军机处送给皇帝审批。军机处取代了内阁和议政王大臣权力，成为全国最高的军政议策机构，皇帝权力得到进一步加强。在地方政权方面，清代在效仿明朝设立布政司、按察司、提督司等分管一省民政、财政、刑狱的同时设立巡抚和总督，由巡抚掌管一省军政大权，由总督掌管两省或三省军政大权，巡抚、总督通过军机处直接受命于皇帝。在对边疆少数民族的统治上除设理藩院负责该地区事务外，还由皇帝专派将军、大臣进行军政统治。由此，可看出清代的权力设置更有利于皇权集中，中央权力甚于明代。

（2）以满为主，满汉结合的执政原则

清初，皇太极在满洲就提出"满洲汉人毋或异视，讼狱差徭务使均一"（《清史稿·太宗本记》），公开宣布"汉满之人均属一体"，在内阁三院吸收汉人，在六部中，汉人与满蒙共同参政。建国后，清朝对汉人执行怀柔政策，除招抚、科举网罗汉人外，还让清廷汉官随时荐举汉人，并提倡满汉婚姻"满汉一家"，规定满汉官员子女通婚申报户部，普通百姓通婚则听其自便。在中央主要机构中，确立满汉官员对等并设制度，督抚满汉分授，知府以下可多由汉人担任。但事实上，清朝统治者对汉族地主官僚却时时进行限制和防范。中央官吏名义上对等，但事实上汉官的品级总是比满人低，清初凡事都由满人"一人主之"，汉官只是"相随画诺，不复可否"。康熙时，汉人任督抚的"十无二三"。乾隆初，总督没有一人是汉人，驻防各地的将军只有满人担任。还有在军队中八旗军占清军总兵力的五分之一，除一部分由都统衙门掌管外，大部分分驻各省，与绿营混防，并监视绿营。八旗军待遇高于绿营。

（3）追求政治集权的政策和法令

清朝统治者为了达到政权的高度统一，推出一系列政策和法令。首先，科举取士，以儒学立国。天聪元年，皇太极下令开科取士，把儒家经典作为考试内容，不分民族择优录取，该年录取 16 名，其中满族 4 名，蒙古族 3 名，汉族 9 名。顺治三年又开科举，录取进士 400 名。到康熙时，科举走向正规化。康熙大力提倡程朱理学，收罗一些理学家编汇《朱子全书》、《理性精义》等，规定其为科举内容，把优秀人才再一次引上背诵儒家经典、追求名利的道路上。其次，加强思想统治，对有悖统治的言论严厉打击。尽管清人对汉人推出一系列怀柔政策，但是诸多汉人还是感情上不能接受清朝，流露一些反清情绪，清朝统治者对此进行残酷镇压。制造文字狱是清代统治者打击反清言论的重要手段。仅康熙、乾隆两朝文字狱案件多达八十多起，影响最大的有戴名世《南山集》之狱、吕留良之狱等。为控制知识分子，清朝统治者组织编书修志；在编写中对不利于旗人统治的内容一律删去。如在编写《四库全书》过程中，对文献进行检查，对反清和反对专制统治的书籍尽行销毁，八年间销毁图书五百三十八种，达一万三千八百六十二部。第三，整顿吏治，严惩腐败。明代后期，内政腐败，贿赂成风，文官爱钱不怕死，武官怕死又爱钱。清朝立国后，前期各朝注重整顿吏治，打击腐败。顺治元年六月，上谕官民："如尽洗从前婪肺肠，殚忠效力，则俸禄充给，永享福贵；如或仍前不悛，行贿营私，国法俱在必不轻处，定行枭首。"雍正时，把清理财政和整顿吏治相结合，对贪赃枉法的官吏革职查办，甚者处以极刑。为稳定官吏，他推出养廉银制度，对根治官吏腐败有一定作用。乾隆继位后，对吏治再一次改革，提出：国家分职授官，量才器使，建立官吏选拔考核制度，考核官吏 3 年一次。第四，残酷镇压人民反抗。乾隆后期到道光年，官吏腐败成风，统治者奢侈浪费盛行，财政吃紧，满汉地主兼并土地加重，大批农民失地而贫困交加，以农民为主体的结社自保和反抗时有发生，如北方的白莲教，南方的天地会等。清政府视其为洪水猛兽，进行剿灭。官逼民反，这些组织适时起义，与清军进行了殊死斗争，尽管给清政府以有力打击，加速了清朝的衰落，但最终被镇压。最后，维护皇权的浩大和统一。清朝前期皇帝重视皇权建设，为此推出一系列举措。康熙帝 16 岁智取鳌拜使顺治以来错位的皇权得到加强，接着他平定三藩，收权中央，用兵台湾，实现台湾与大陆的统一，出兵西北准格尔，平定叛乱，抗击东北沙俄入侵，使中央政权达到历史顶峰。雍正用兵准格尔时成立军机处，军机处代皇帝行事，提高了效率，他对西南少数民族土司制度进行"改土归流"，强化了中央权力。乾隆到道光在加强中央权力方面走得更远，甚至矫枉过正。乾隆妄自尊大，要求西洋使臣严格执行中国礼节，呼他万岁，对西洋的通商要求不予理会，甚至几乎封闭了早期开通的所有海关。嘉庆、道光继承乾隆的政策，也因礼仪之争，断绝与西洋的来往。

2. 经济的繁荣和稳定

清代初期到鸦片战争前，尽管经济走过一个恢复、发展、鼎盛到衰落的过程，但总体上看国家经济是繁荣的，经济秩序是稳定的。这与前期几位朝廷比较合适的经济政策不可分。其一，改革赋税政策，调动农民生产积极性。顺治元年，朝廷规定，按亩征当年钱粮，凡大军经过之地减免一半，未经过之地减免三分之一。取消赋税，三饷仍按明万历时田赋比例征收。康熙十一年，诏令新垦荒地免除六年田赋，次年又改为10年以上开始征赋。康熙五十年，编造户籍，核定人口，发布"滋生人丁永不加赋"诏令。雍正为减轻百姓负担，对地方官征收钱赋时借口耗损，另征收加耗现象进行改革，一方面加耗归公，另一方面降低加耗。为了改变赋役分征制度，雍正实行地丁合一，摊丁入亩政策，免除了无地穷苦百姓的徭役和人口税。这些政策削弱了国家对农民的人身束缚，提高了农民生产积极性。其二，优化生产环境，恢复发展农业生产。康熙八年，诏令停止圈地，后又正式规定民间新垦田地"自后永不许圈"，还规定农民起义中，农民从明藩王手中得到的土地归原种农民所有。康熙重视修浚河道变水害为水利，先后疏通了黄河、淮河和永定河。康熙还亲自培育和推广新稻种，使双季稻在江西、浙江、安徽等地准广，农业收成提高四成以上。雍正在西南少数民族地区实行改土归流时，将原来土司占有的可耕地分发给士兵，实行军屯。他诏令修整浙江海塘，不仅使沿海土地免受潮水侵袭，还扩大了耕地面积。乾隆时，对雇工和雇主关系进行规定，"不无文契"，"并无主仆名分"，可以"共坐同食"、"平等相称"，"世仆"、"伴同"、"惰民"等一律改为民籍，不存在法律上的歧视。

以上发展生产政策的执行，经过康熙、雍正、乾隆中期，农业生产环境大大改善，农业收成和国家财政实力发展到顶峰。顺治八年时，政府支配土地二百万顷，到乾隆三十一年，增加到七百四十万余顷。嘉庆十七年达到七百九十一万余顷。顺治十八年，全国人口1900余万，康熙五十年为2400万，经雍正到乾隆五十七年全国人口达到37460万。

顺治末年，户部存银 2000 万两，康熙 48 年达到 5700 万两。由于国家粮食过多，于康熙 54 年将 400 万石陈粮散发给官兵。乾隆中期尽管全国人口大增，但由于生产发展，其国库仍然充盈，正如他下诏停止捐纳时说："前开捐纳原属一时权宜，迄今二十余年，府库充盈，并不因停捐稍形支出。"（《清史稿·选举志·捐纳》）

在发展粮食作物同时，清朝农业结构出现变化，经济作物，如棉、茶、烟、甘蔗等种植面积大幅增长，经济农业开始出现。手工业在政府若干禁令取消后，由于工匠人身依附关系的松散得到迅速发展。乾隆、嘉庆年间，南京有织机三万余张。道光年间广州职工达四五万人。嘉庆二十四年松江一带输出面布达三百万匹之多。乾隆、嘉庆时，景德镇光民窑就有二三百，工匠不下十余万。乾隆时，云南有大铜矿四十八处，大者其人以数万计，年产量达 1467 万斤。商业农业和手工业的发展促使清代前期商品经济在明末基础上进一步繁荣，资本主义生产方式进一步萌发。其表现有二：其一，具有资本主义性质的手工工场比明朝更加发达，出现一大批分工较细、雇佣人数较多、规模较大的手工工场。如陕南、川北的铁矿已成为包括有采木、烧炭、采矿、冶炼、铸造、运输的联合组织，一个工场有雇佣工人三千以上，苏州、杭州、镇江等地的纺织工场，每场也有织机千架，雇佣工人三、四千。当时工场内部分工很细，如苏州染纸业有耍、托、洒、推、梅、插、拖、表等多种工序，与此相应有各种工匠。雇工与雇主间的资本主义雇佣关系十分明显。工资由双方议定，有按月、按日支付，也有按劳动生产率支付。其二，包买商的活跃超过了明朝。如乾隆时，景德镇商人先买来原料分给个窑户，订立订货、收购合同，到期由商人雇定把庄头，挑收窑户瓷器。前清商品经济的发展，使诸多城镇出现繁荣景象，汉口有"船码头"之称，镇江有"银码头"之称，无锡有"布码头"之称。

尽管资本主义的萌发正在使我国封建经济趋向解体，但中国封建地主土地所有制和清政府的重农抑商政策、闭关政策及封建行会制度等的束缚，又使这种萌发变得微弱，发展缓慢，直到 19 世纪 40 年代，封建经济仍是我国经济中的主导因素。

3. 思想文化的徘徊

（1）近代西方科技的引入和影响

中国传统科学技术在清代处于衰落状态，但明末以来西方科技的传入在清代统治者内部或者士大夫那里产生一定影响，使科学技术在中国的发展踏上新的起点。有两种情况引人注目：一是一些士大夫喜欢西方科技；二是他们研习西方科技，并对它与传统科技的关系进行评判。

明末清初，耶稣会传教士来华，把欧洲当时较先进的科学技术带到中国。这些思想和技术吸引了当时的宫廷统治者和上层士大夫。他们热爱它们，努力掌握和使用它们。从思想理论看，清代士大夫探讨较多的莫过于西洋天文学理论了。天文学在古代中国主要不是作为一种自然科学学科，而是带有浓重的政治色彩。明代中叶前，除皇家天文机构官员外，一般百姓私人习天文被视为大罪。明末社会开放，加之官方历法《大统历》误差日重，改历早在酝酿。来华传教士在士大夫支持下呈书皇上参与改历。得到皇上同意后，由明代名臣徐光启主持，多位传教士参与，以西方天文学为依据编成《崇祯历书》。但未来得及使用，明朝灭亡。传教士汤若望把它献给清朝，清廷马上接纳改为《西洋新法历书》颁布天下，以西洋天文学为官方天文学。汤若望本人也被任命为钦天监负责人。在官方的诱导下，大批学者学习西方天文学。康熙六十一年，学者们在朝廷旨意下撰成《历象考成》以第谷体系对《崇祯历书》略加修改。乾隆七年，学者们编成《历象考成后编》，其中引入开普勒第一、第二定律处理太阳和月球的关系。王锡阐、梅文鼎等在不违背"官方钦定"《西洋新法历书》基础上，对托勒密天文学、第谷天文学和哥白尼天文学进行探讨。王锡阐作《晓庵新法》，试图在保留中国传统历书结构前提下融入一些西方天文学方法。梅文鼎在接受托勒密模型基础上，揉合第谷模式提出"绕日图象"模型。这些探讨对推进西方天文学在中国的传播有一定意义。此外，清代学者，如江永、戴震、阮元、钱大昕等对西方天文学都有研究，但对其理解均不高于王锡阐、梅文鼎之上。从技术器物看，传教士带来的技术有两种，一是对当时中国社会生活有很大用途的技术，如西洋火炮、望远镜、机械工艺、药物等；一

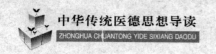
是对当时中国社会无实用价值的技术，如钟表、乐器、绘画和建筑设计等。对前者，清政府为增强国力，镇压反抗，极力推广，如康熙在平定三藩战争中，命耶稣士南怀仁铸造大小火炮680多门，并封他为工部右侍郎。对后者，士大夫们更是大加追捧，如乾隆重臣和绅收藏自鸣钟38座，洋表百余。

清代士大夫在研习耶稣会传教士带来西方科技的同时，也针对西方科技与中国传统科技关系进行了探讨。王锡阐、梅文鼎精通中西天文学，各自提出"西学中源"的证据。但这些证据诸多论述不全，错误百出。如梅文鼎在《历学疑问补》卷一中论证"浑盖通宪"即古时周髀盖天之学，设想中法西传的途径和方式，以及西法和回回历的关系的内容均错误迭出。康熙在醉心于西方科技的同时，以帝王之尊亲自提倡"西学中源"说。他在《御制三角形论》中说，古人历法流传西土，彼土之人习而加精也，西洋算法亦善，原系中国算法。康熙倡导西学中源，但无具体论述，更多是出于政治考虑。康熙的倡导得到梅文鼎等士大夫的支持。梅文鼎说："《御制三角形论》言西学源于中法，大哉王言，著撰家皆所未及。"阮元推波助澜多次论述西学中源说："综览天文算术家言，而知新法亦集古今之长而为之，非彼中人所能剏创也。如地为圆体则曾子十篇中已言之，太阳高卑与《考灵曜》地有四游之说合……"清廷在学习西方科技方面存在着矛盾。一方面它需要西学制定历法，需要西方技术制造大炮和其他仪器等，另一方面又需要维护中国封建文化，支撑中国封建社会存在，以中国几千年传统文化的继承者自居，以天朝上国自居，抬高本民族文化，担心大量西方科学文化的传入，可能影响国威，降低民族自尊心，引起社会混乱。于是朝廷选择两条政治措施，一是大倡西学中源说，协调矛盾，一是把西方科技的传播限定在狭小的士大夫范围，拒斥向民间传播。这些措施把传入的西方科技置于政治之下，成为政治的奴婢，大大限制了中国融入世界的步伐，慢慢拉开了中西科技发展的差距。

（2）思想文化的启蒙和发展

明末，实学兴起，实学家以批判理学、心学，讲求实效实用，富国强兵的姿态想力挽明朝衰败之困局，但于事无补。清初明朝遗臣在抗清失败后，终不愿与清廷为伍，他们反省明朝灭亡之过程，在思想文化方面掀起一场启蒙运动。其代表人物著名的有黄宗羲、顾炎武和王夫之等。他们著书立说，除提倡经世致用外，把反对封建专制主义和封建蒙昧主义相结合。他们大都有强烈的民族意识，他们有的参加组织武装斗争，有的以死拒征召，有的流亡海外，在武装斗争失败后拿起笔杆进行理论斗争。顾炎武作《日知录》启迪民智，把"国"和"天下"区分开来，提出国是一姓之王朝，天下是匹夫之天下，保国责在君臣，保天下匹夫有责，把民族利益凌驾于一姓王朝之上。黄宗羲在《明夷待访录》中大胆突破三纲名教观念束缚，否定君权神授，用兴利除害的需要论证君权的产生和国家的起源，要求以"天下之法"代替封建专制主义"一家之法"，主张以学校为议政机关起监督作用，主张改变君臣、君民关系，废除封建主义。王夫之提出"寻天下之大公，天下非一姓之私"（《中国明代哲学》）。在经济上，他提出土地公有，平均"授田"，"有其力者治其地"，"平天下者，均天下而已"。他们把批判程朱理学、陆王心学与解决现实问题结合起来。他们用朴素的唯物论和辩证法相结合的气一元论去反对唯心主义天理论；在知行关系上强调行先知后，批判程朱的知先行后；在心性问题上反对用先验的道德规律去束缚人性，强调后天环境教育在人性形成中的作用，否认一成不变的人性。清朝统治者对进步文化采取了极端反动的扼杀政策，一方面大肆提倡封建理学，另一方面大兴文字狱对有反封建、反民族压迫观念的学者加以镇压。在顺治、康熙年中期前，由于清廷的怀柔政策，如果说对明朝遗臣还有宽大的话，那么到了康熙后期以后，思想束缚越发严厉。学者们在这种残酷现实下便遁世避时，脱离现实斗争的繁琐考据中去，以致到乾隆、嘉庆年，考据之风大盛。考据之学是明清之际实学思想在乾嘉时期的特殊表现。考据之学的核心是经学，也即六经训诂之学，就是要理解圣贤本旨，要懂得六经文字，不能像宋、明人那样以己意释古，要进一步讲校勘、讲版本、讲辨伪，讲辑佚，另一方面为搞清历史，以史教人，要考证历史实际，去除讹误。考据学在乾嘉时期大致分两派，一是以惠栋为代表的吴派，一是以戴震为代表的皖派。前者偏于保守，考据时"凡古必真，凡汉皆好"，墨守成规，对后世影响不大。后者有创新精神，认为从实考据要有"不以人蔽己，不以己自蔽"的客观态度，实事求是，不偏主一家。考据学的兴起尽管阻碍了进步思想的发展，但它对中国古典文献的整理与考订做出了相当贡献。

考据之风的兴起，大量知识分子被埋在浩如烟海的古文字中，清廷在思想领域的统治获得了成功。但他们对内高压统治，对外闭关锁国，加之统治者内部又日益腐败，最终使其在乾隆后期衰败下来。到道光时，外忧内患，国家危在旦夕。面对时局，一些士大夫再次打破窒息、落后的沉闷空气，把清初启蒙思想家的先进思想和当时社会现实相结合，提出一些图强改革思想，对后世产生较大影响。他们的代表人物有龚自珍、林则徐、魏源等。他们的思想表现在如下几个方面。第一，力促禁烟。林则徐在道光十二年出任江苏巡抚时就向朝廷会奏严禁鸦片。十七年，他任湖广总督再次奏请禁烟，并提出六条禁烟建议。十八年被封为钦差大臣到广州督促禁烟。在广州，他严打烟贩，并加强海防，取得成功。龚自珍在禁烟运动中竭力支持林则徐，并致函林极言禁烟之法，详述战争之策。第二，提倡开放政策，师夷长技。林则徐在禁烟的同时积极主张了解国外，与外国开展公平贸易。他组织幕僚研究外国史地，收集整理国外动态，广译书报，编出《四洲志》、《华事夷言》等介绍外国的书籍。他尊重和利用外国商人的经营惯例，给他们办理经营执照，把正经商人与鸦片贩子区别开来。为反抗侵略，他提出学习外国的造船、造炮技术。魏源提出"善师四夷者，能制四夷，不善师夷者，外夷制之"（魏源：《海国图志》卷一），他倡导效法西方，设立工厂，制造机器、船炮，学习西方选兵、练兵经验，奖励发明，给予发明者授予"科甲"。第三，诋毁封建制，宣传变法。龚自珍对社会之腐败写《明良论》四篇，怒骂昏庸贪婪的官吏"士不知耻，为国之大耻"，提倡更法图强"自古及今，法无不改，势无不积，事例无不变迁，风气无不移易"（《中国历代改革者》）。他反对封建社会对人才的摧残。他认为社会上人才凋零的原因有二：一是用人论资格的仕进制度，二是八股文取士的原则，提倡废除八股文，不拘一格降人才。魏源公开倡导"天下无数百年不弊之法，无穷极不变之法，无不除避而能兴利之法，无不易简而能变通之法"（《中国历代改革者》）。第四，讲求实功。林则徐在任地方官时就重视兴修水利，发展实业。在江苏巡抚任上，他先后疏浚白茆河、刘河和练湖，在广州禁烟时，他倡导对外贸易，并以贸易额的十分之一制船造炮，建立中国海军。在发配新疆后又建议大兴屯政，开发水利。龚自珍在道光十八年写信林则徐建议制止白银外流，平定银价，严惩鸦片制造者，通过广东一省之制，使中国十八省银价平，物力实，人心定。魏源提倡求实精神"有以除弊为兴利者，有以借用为兴利者，有以塞患为兴利者，有以开源为兴利者"（《中国历代改革者》）。他参与道光年的漕运和盐政改革，达到良好效果，他倡导自由开矿，官商不必垄断。这场思想解放运动尽管不如明末清初那场启蒙运动浩大，但由于这场运动的发起者均是在职官员，所以其思想更现实、针对性更强，它的思想直接导致了不久的洋务运动。

（二）清代前期政府医学道德观与医学、卫生政策

清代是少数民族主政的政府。为了实现以少统多的政治局面，清政府在融入汉民族文化，继承前朝政府医学、卫生道德观方面做了不懈的努力。另外，在保持本民族医学道德传统和吸收西方医学成果，维持逐步没落的封建社会方面也有不少探讨。

1. 扩大民众医药影响的措施

清代前期几位皇帝效法明代禁革邪术、陋俗，祭祀先医、尊重明医等扩大医药影响的措施，对增强民众医药观念，扫除医学发展中的障碍颇有意义。雍正元年（1723），"……上闻江西里长催徵累民，民多尚邪教，谕率度禁革，率度疏言，'邪教自当捕治，医卜星相往往假其术以惑民，虽非邪教，亦当以时严惩'，上深嘉之"（《清史稿·裴率度传第十九》）。雍正十三年（1735）八月，"命都统莽鹄立传谕曰：皇考万几（机）余暇，闻外间有炉火修炼之说。圣心深知其非。聊欲试观其术，

137

以为游戏消闲之具。因将张太虚、王定乾等数人，置于西苑空闲之地，圣心视之，如俳忧人等耳。未曾听其一言，未曾用其一药。且深知其为市井无赖之徒，最好造言生事。皇考向朕与和亲王面谕者屡矣。今朕将伊等驱出，各回本籍。令莽鹄立传旨宣谕，伊等平时不安本分，狂妄乖张，惑世欺民，有干法纪。久为皇考之所洞鉴，兹从宽驱逐"（《清实录》卷一，高宗实录，台北：台湾华文书局总发行，中华民国五十九年九月再版，版本以下同）。雍正的做法为后来皇帝所遵从。嘉庆七年十二月（1802），上谕曰："邪教之始由奸民假烧香治病为名，惑众敛钱，无知愚民，被其煽诱。"（《清实录》卷一零六，仁宗实录）要求各地禁革。嘉庆十三年九月，谕内阁：奉天省个别人俱习学邪术治病，或用鸟枪或用铡刀，致将病人伤毙，经刑部依异端法术医人致死例，拟绞情实，覆其情节，均系病者情愿邀请该犯浼其医治，失手误伤，致毙人命，俱加恩免于勾决。但东三省地方有此邪术治病风气，不可不严行禁革。清代统治者革除迷信、邪术在宫廷医学方面也有表现，如满人入关后取缔了自隋唐以来各朝医学教育中均有设置的祝由和书禁科。清代前期对邪教及背离科学之迷信的打击对医学发展有积极作用，但是清廷把由于其高压统治，农民自行产生的自保组织，如白莲教、天地会，甚至耶稣教，也视为邪教组织，视其成员的治疾医病活动为邪术，严加禁革，就未免夸张。

在禁革邪术同时，清政府还以祭祀先医为基本形式，努力扩大医药影响。清初，清政府学习前朝皇帝，祭祀先医。"致祭太医院景惠殿，岁仲春上甲，遣官行礼。祀三皇：中伏羲、左神农、右黄帝。四配：句芒、风后、祝融、力牧。东庑僦贷季、岐伯、伯高、少师、雷公、伊尹、淳于意、华佗、皇甫谧、巢元方、韦慈藏、钱乙、刘完素、李杲十四人，西则鬼臾区、俞跗、少俞、桐君、马师皇、扁鹊、张机、王叔和、葛洪、孙思邈、王冰、朱肱、张元素、朱彦修十四人。礼部尚书承祭，两分献，以太医院官，礼用三跪九拜三献。雍正中（1723～1735），命太医院官咸致斋陪祀。"（《清史稿·礼三志第五十九》）清代祭祀先医除在景惠殿进行外，还致祭医巫闾山及三皇陵。如雍正十三年（1735）

十月，派遣"内阁侍读学士同济致祭医巫闾山。……在常寺少卿雅尔呼达，致祭炎帝神农氏等陵。……太仆寺少卿鲁国华，致祭黄帝轩辕氏等陵。……"（《清实录》卷五，高宗实录）乾隆皇帝对祭祀先医也十分重视。据不完全统计，乾隆朝遣官祭祀医巫闾山三次，祭祀景惠殿先医之神十六次。

2. 政府医药卫生机构调整

清代前期，政府对明代遗留医药机构进行改革，体现了政府的政治集权思想，强化了政府医药卫生功能。

清代初期，太医院总揽医药卫生大权。"太医院院使，汉使一人，左右院判满、汉各一人，掌医之政令，率其属以供医事。御医十有五人，吏目三十人（八品十五人，九品十五人），医士四十人，医生二人……又有效力医生无定员，掌炮制之法，院使考其术而进退之。"[①] 除为皇帝服务外，太医院还负责宫廷、王府、文武大臣的用医，医官选拔，及其军队、监狱的医官派遣。如《圣祖实录》中有"遣侍卫阿尔赛同太医院官孙之鼎往盛京视将军阿穆尔图疾"的记载。除太医院外，清朝也设御药房，分东西两个，西药房由院使、院判、御医及吏目等管理，东药房由御医、医士等管理。御药房还设有生药库储存各省所贡药材。清代废除了明朝的南北两太医院制，设立了独立的北京太医院，还废除了明代为太子、宫妃、地方王爷设立的典药房、安乐堂、良医所等。太医院管理着御药房及其生药库，并承担起明代典药房、安乐堂、良医所的任务，还负责与政府相关的医药卫生事务。显然，太医院的权力高于明代。这一集权医药卫生体制对协调国家医药卫生发展有积极作用。但是清廷这一理念却未有得到持续的执行，相反不断的追求医药卫生集权的机构调整又使其事与愿违。顺治十六年（1659）规定：御药房所有事物都划归太医院管理，但第二年又将御药房管理的生药库拨给礼部管理，所需药事先开列名单，经礼部认可后通知生药库采购。康熙十

---

① 《清朝通典实录》卷二八，职官典六，转引梁峻：《中国古代医政史略》，内蒙古科技出版社1999年版，第173页。

年又规定御药房由总管太监、管库首领管理，不再由太医院管理。到了道光年，各省例贡药才又都直接交内务府，其他所产药材都议为价款，由内务府随时购买。这样太医院名誉上是国家医药卫生管理机构，实际上它的权力大大被限制。其他部门对医药卫生的涉及尽管有时达到一种特殊效果，可是其中的不统一、不协调又使政府医药卫生功能不能得到很好的实现。

3. 政府医药卫生法令

清代前期的医药卫生法令大部分由满人人关前旧有规定基础上发展起来的。与明代医药卫生法令相比，较为简略，并有民族特殊性。

为了民族健康，清朝政府重视保护长白山人参资源。《清文献通考》中载顺治、康熙、雍正、乾隆诸朝关于私采人参的刑律很多。康熙五十年，规定，每岁七月，自京派部院堂官一员前往，会同该院将军府尹究审。雍正二年谕：对私刨人参者就地审理，年底汇奏，部院堂官停其差往。乾隆五年（1740）四月，兵部左待郎舒赫德上奏皇帝的八项建议中，第一条即为"重治偷挖人参，以清积疾弊。……产参之地。从前获偷挖人等，未及十两者，罪止枷号鞭责。此辈止趋重利，情甘犯法。嗣后除将会同百人以上，所得人参过五百两者，照例拟绞。不足百人，所得人参不足五百两者，亦照例杖徒外，其一二人私挖人参，不足十两者，分别初犯、再犯、三犯，治罪"……（《清实录》卷一一五，高宗实录）。乾隆时期还实行了放票刨参纳税的管理方法。乾隆七年（1742）十二月辛卯，"户部议覆：奉天将军额尔图等奏称，每年放票刨参，俱派员严查，并设卡座，势难偷越私"（《清实录》卷一八零，高宗实录）。

为体现政府的宽容和仁慈，清代前期对监狱医药提出一些要求。顺治八年（1651），刑部应差监狱医士，每月发给药价银米，效力满六年，可回太医院、升授吏目。顺治十一年（1684），增设刑部医士一名。乾隆二十九年（1764），宁古塔地方添设监狱，并设医官一名。嘉庆十年（1805）内外刑狱选用医士二名。对囚犯医药环境的改善也有不少纪录。康熙九年（1670）规定，"一案内监毙三人以上者，在外承向官及该官上司革职降罚有差"①。雍正五年（1727），刑部遵旨议奏："监犯病毙，向例不分本犯情罪轻重，司狱官一例处分，诚为未协，嗣后应将死罪，军流及杖徒以下分为三等，按监毙人数分别议处。"（《清文献通考》卷一九七，刑三，同上）乾隆三年（1738）二月壬子，命滇省狱囚棉衣药饵等项，准照囚粮之例，于各属征收公项下动支。命甘肃狱囚棉衣药饵棺木等项，均准于每年自理赎锾内动支（《清实录》卷六三，高宗实录）。乾隆八年（1743）五月又谕："……著刑部堂官，于在京从杖以下轻罪，查明情节，或应释放，或应减等，即速分别，请旨完结。其重罪人犯……身系囹圄，实堪怜悯。著该部添席棚，给予冰汤药饵，无致病。"（《清实录》卷一九三，高宗实录）嘉庆时还注意暴毙囚犯的查验工作。嘉庆十七年（1012）六月辛丑，内阁御史嵩安奏："……监犯患病及监毙人犯，请交查监御史稽覆一摺……监犯患病，其病势如何危笃，方咨明御史查验。至因病身故，即著该御史率领坊官会同刑部司员相验，如有情弊，据实查参……偶有非法拷打，即将不应刑讯之人滥刑致毙，并禁卒有凌虐罪囚情事，即据实严参穷辨。其由各衙门解送之案，将人犯是否患病及曾否刑讯受伤之处，于文内声明。若有刑伤及病势沉重者，刑部立即移咨御史，亦于一日内赴部查验立案，俾有稽考。从之。"（《清实录》卷二五六，仁宗实录）

此外，清政府对其他相关医药活动也有一些约束。雍正二十三年（1735）十一月规定毒药杀人者，不赦（《清实录》卷六，世宗实录）。乾隆四年（1739）十月，"谕军机大臣等，朕闻河南郑许一带，……专籍妇女假扮医巫，入人家室，盗物潜逃，无由捕缉。此等匪类……若于冬月岁暮之时，密行伺察，方可弋获。应令豫抚密咨东省，饬令谤同知，预行确访，及时搜捕，以清盗薮……"（《清实录》卷一零三，高宗实录）乾隆十三年（1748）四月，"谕军机大臣等，据同学健奏称，东省昌乐等县，因地方歉收，有造卖烧酒之家，择辛辣有毒药草，磨麦作

---

① 《清文献通考》卷一九六，刑二，转引梁峻：《中国古代医政史略》，内蒙古科技出版社 1999 年版，第 171 页。

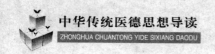
曲，名曰神曲，以之造酒，米可少而可多。气味香辣，其价倍贱，最易动人。此种药酒，多与食物之性相反，民间妄饮，每致毙命。……此等造卖毒酒，以贱价哄诱愚民，暗伤人命，为害甚大。……可传谕阿里衮，令其留心访查，务将造卖之人，晋治罪，永行禁止，以绝根株，毋得疏忽贻害"（《清实录》卷三一三，高宗实录）。嘉庆十三年（1808）还规定：郊坛重地除就近开铺卖药外，其余茶馆及各项作坊，俱不准开设（《清实录》卷一九六，仁宗实录）。道光二年（1822）清廷颁旨以"针刺火灸，究非奉君之所宜，太医院针灸一科，着永远停止"。显然，清廷出于封建礼教之由，作出的决定限制了医学发展。

4. 医学教育

清代前期，中央医学教育没有设立专门的管理机构。太医院用医由太医院自己小规模封闭式培养，即在太医院设教习厅，在御医中选拔学识渊博者二、三人在东药房教授御药房太监读医书。另再选御医二、三人教授保送来的医官之弟。这些医官子弟通常要经六品以上的同乡官员推荐。经初试，粗知医理，且通晓北京话，合格者方可入学。所学功课主要是《内经》、《伤寒》、《金匮》和《本草纲目》等经典著作及各科有关书籍。乾隆十四年（1749），将吴谦等编成的《医宗金鉴》作为医学教科书，学生学习三年期满时，经礼部考试合格者，录取为医士，未录取的继续学习等待下次再考。清代太医院分科变化频繁。顺治年间，医学分为大方脉、伤寒、妇人、小方脉、痘疹、眼科、口齿、咽喉、针灸、正骨科。其特点是痘疹专门成为一科。嘉庆二年（1797），将小方脉与痘疹、口齿与咽喉合并成为儿科。嘉庆六年（1801），将正骨科划归上驷院蒙古医生兼任，太医院中只剩八科。道光二年（1822），太医院中又取消针灸科。此时只剩七科。科目压缩对医学发展极为不利，因为压缩医学科目对医学教育由导向作用，科目减少，医学的一些方面就得不到发展。

清代继承明代开办地方医学的做法，但其开办水平远不及明代。清代地方医学，府设正科一人（从九品），州设典科，县设训科，三者都由医士担任。清代地方医官一般也由礼部查明咨送，并知会太医院，年终造册报吏部存案。清代也重视从民间选拔医官，但规模极小。雍正元年题准，命各省巡抚详加考试所属医生，对精通《内经注释》、《本朝纲目》、《伤寒论》者，题请作为医官教习，每省一人，准其使俸三年。此间如果工作勤奋慎重、品德正派，即上调太医院，授为御医。无论中央医学教育还是地方医学教育，尽管也有一些发展医学的行为，但总体看来，与宋、明等朝代相比大大萎缩，政府医学教育功能不如以前。

5. 流行病防治

清朝建国前，天花传染病横行，满人深受其害。清朝人主中原后，开始寻找和采取先进的防治办法。顺治二年，曾令："凡城中之民出痘者，即行驱逐。城外四十里东西南北各定一村，使其居住。"康熙二十年（1680），圣祖命内务府广储司郎中徐定弼求痘医，得朱纯嘏和陈添祥二人，为皇子皇孙种痘皆愈。此后，康熙在《庭训格言》中曰："国初，人多未出痘，至朕得种痘方，诸子女及尔等子女，皆以种痘行无羔，今边外四十九旗及喀尔诸藩，俱命种痘，凡所种皆得善愈。尝记初种时，年老人尚以为怪，朕坚意为之，遂令此千万人之生者，岂偶然耶？"受康熙的鼓励，朱纯嘏著《痘诊定论》，并在民间流传。乾隆时，人痘接种术进一步得到推广，他钦定医学教科书《医宗金鉴》收入《幼科种痘心法要旨》1卷。其中说："种痘一科，多口传心授，方书未载。恐后人视为虚证之辞，相传日久，无所考稽，使至理良法，竟置无用之地，岂不大可惜哉！今将种痘一法，细加研究，审度精详，编辑成书，永垂千古。"乾隆时期一方面推行人痘接种术，另一方面在上层统治者中，积极采取措施实行隔离避免感染。如乾隆七年（1742）正月，"定外藩蒙古生身人不必来京例。谕曰：……旧例未曾出痘蒙古人等，俱为准来京。但恐伊等内有似齐巴格扎人，误行来京染疾者，正复不少。朕心深为悯恻。嗣后如本身未能确知出痘之王公台吉等，俱不必来京……"（《清实录》卷一五九，高宗实录）清统治者也比较注意染痘军士的调治护理。乾隆二十年（1755）二月，传谕陈宏谋及沿途督抚等。"如兵丁中出痘者，俱留于各该处上紧调治。俟其痊愈时，资送来京，

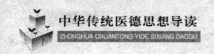
交与兵部送回。其现在业经护送前进者，亦即一体留养。毋令力疾行走。如有因疾身故者，亦如恩料理遗骸，令归故土，以副朕体恤士卒至意。"（《清实录》卷四八二，高宗实录）

除天花外，其他流行病在清代前期也十分猖獗。从满人入关到鸦片战争前近二百年中，有记载的流行病发生次数多达 79 次。顺治、康熙、乾隆等皇帝对流行病的防御和控制也采取了一些积极措施。嘉庆、道光两帝对流行病的防治较为放任。顺治十一年（1654）在景山东门外盖药房三件，瘟疫流行时，委太医院散发药物。康熙十三至十六年，"疫疬流行，广施药饵，全活无算"（《清史稿·催华传第二六三》）。康熙二十年又在五城设药厂十五处，为百姓免费治病。康熙三十一年冬又诏曰："秦省比岁凶荒，加以疾疫，多方赈济，未苏积困，所有明年地丁税粮，悉予蠲免。从前逋欠，一概豁除，用称朕子惠元元至意。"（《清史稿·圣祖二纪第七》）康熙四十七年（1708），皇帝"值岁饥，疫甚，周历村越，询民疾苦，请赈贷，全活甚众"（《清史稿·陈鹏年传第六十四》）。乾隆时期，对于流行病也曾采取了一些防治措施。如乾隆元年（1736）三月谕总理事务大臣曰："闻黔省地方，春夏之交，多有瘴气。今当用兵之时，朕心深为轸念。著将内制平安丸、太乙紫金锭药物，多多预备，……分给各路军营，以备一时之用，毋得稽迟。"（《清实录》卷一四，高宗实录）乾隆三十六年（1771），"值大疫，设局施药施瘰……"（《清史稿·沈善富传第一二三》）嘉庆、道光年均有多次大疫，但朝廷进行积极防治的记录留下不多。整个看来，清朝前期除天花外对其他流行病的防治成就不大。

6. 对外医药交流

清朝前期，尽管在文化上实行锁国政策，但对关系民众健康的医药国际交流还是保有一定余地。康熙三十一年，康熙身患疟疾，法国传教士洪若翰和刘应呈上从印度寄来的金鸡纳，收效。康熙因此信任传教士，对西药极为推崇，名"金鸡纳"为"圣药"，并于皇城西安门为传教士赐广厦一所，从事医药活动。康熙周围经常有多位西医传教士。他们有的在北京开办诊所，有的直接成为宫中御医。康熙二十九年，康熙命法国传教士白晋和巴多明进宫讲解人体解剖学，并将讲义及插图用满文整理，装订成册。清康熙六十一年，康熙亲自派遣多名太医去朝鲜诊治景宗王的病，同年还赠朝鲜译官《赤水玄珠》51 册。康熙二十八年，中俄尼布楚条约签订，同意俄国派留学生来华，时值俄国天花流行，俄学生即以专门学习痘科，人痘术由此流传俄国。朝鲜种痘法也由中国传去。乾隆五十五年，朝鲜使者朴齐家等来中国，回国时携带一本种痘书，呈上朝鲜正宗王，得以推广。雍正后，中国开始禁教，在华传教士行为受到抑制，他们便开始研究中医中药，并将此介绍到欧洲。据初步材料看，从 1700 年到 1840 年的 140 年中，西方出版的有传教士传入的中医药书籍达 60 余种。雍正、乾隆对有专业技术的传教士仍然表示友好。如巴新作为波斯王托马斯可汗首席御医，在华时为乾隆的第五个儿子治好过病，得到优待。嘉庆、道光时，广州地区的西医活动较为流行。嘉庆十年，东印度公司医生皮尔逊在广州商行开办诊所，推广牛痘。嘉庆二十五年，伦敦牧师马礼逊在澳门开办西医诊所。道光十三年，东印度公司医师郭雷枢在广州设眼科诊所。这些西方人的医药活动都得到当地政府的认同。

7. 医药抚恤

清朝前期，国力强盛，社会安定。社会医药抚恤工作得到重视。但乾隆朝后，随着社会矛盾激化，国力衰败，这些工作也日趋废弛。

康熙元年，京师广渠门内夕照寺西曾设育婴堂，收养弃儿。雍正二年，赐该堂"功深保赤"匾额和钱物，并敕各地照例行之。雍正十三年十二月，"谕总理事务五大臣，京城有普济堂二处，育婴堂一处，收养无依之穷民及抛弃之婴孩，由来已久。其经管之人，实心行善，有存孤恤老之风。从前皇考曾两赐帑金，并赐温轮以旌交举。今朕即位，文沛恩膏，而辇毂之下，东善良民，敦行不息，朕心嘉悦。三处各赐银五百两，以助其瞻养之费。著内务府即行给发，并将朕旨宣谕知之"（《清实录》卷九，高宗实录）。乾隆八年（1743）七月，军机大臣等议御史王兴吾奏请抚恤京师外来流民一摺，遂命"老病羸弱无依者，即收普济堂、养济院留养"（《清实录》卷一九七，高宗实录）。乾隆二十二年

145

（1757）九月，"河南巡抚故宝王泉奏：豫省被定州县，蒙格外蠲赈频施，灾民已有起色……臣等酌义……其老弱疾病者，九、十月天气尚和，仍照前分别办理。自十一月至正月，责令地方官收养，酌量煮赈其普济堂、养济院。尚有房即行楼止。不敷者，搭盖席棚。并择公正是老，任关粮煮赈等事"（《清实录》卷五四七，高宗实录）。

养济院在康熙、雍正、乾隆年得到兴办。雍正元年（1723）谕："各处养济院所有鳏寡孤独及残疾无靠之人，有司留心，以时养赡，毋致失所。"乾隆元年（1736）四月，"命归化城设立养济院，谕：各省郡州邑，皆有养济院，以养贫民。此即古帝王衰矜梵独之意。朕闻归化地方，接壤边关，人烟凑集，其中多用疲癃残疾之人……查彼地旧有把总官房三十余间，可以改为收养贫民之所。……"（《清实录》卷一六，高宗实录）乾隆二年（1737）三月诏："……军民年七十以上者，许一丁侍养，免其杂派差役……"（《清实录》卷三八，高宗实录）又谕总理事务王大臣："直省设立养济院，收养孤贫。月给银米，计口授食。俾官主其事，吏胥毋得中饱，法至周也。但闻州县，试思鳏寡孤独，疾病废之众，既无营生，又非乞丐，若年岁逢闰，一无粮，其何以存活。著该部通行直省督抚，嗣后孤贫口粮，皆计日给发。小建可扣，闰月粮应加，务使均沾实惠，以副朕勤求民隐之至意。"（《清实录》卷九二，高宗实录）乾隆四年（1739）五月丙午朔，再谕"各府、州、县设立养济院。原已收养鳏寡孤独疲癃残疾之穷民。近闻山西之恻然。朕思各处既有养济院，若有司实力奉行，何至小民之困苦无依者，饥寒难支，乞食于道。山陕一路如此，则他省与此相类者不少矣。著各省督抚，各饬所属州、县官，体国家设立养济院之意，与朕哀此凡独之心。实力奉行，毋得视为具文故事。该督抚亦当时时留心访察之"（《清实录》卷九二，高宗实录）。乾隆后，无论育婴堂、普济院还是养济院的兴办都走向衰败。如道光二年十一月，诏命"各省民有孤贫残疾，无人养赡者，该地方官加意抚恤。如无室处，该地方酌设楼流所以便楼处"（《清实录》卷四五，宣宗实录）。可见此时养济院等抚恤组织已不复存在。

军队是政权的支柱。清代军队医药抚恤受到特别重视。清代军队医生由太医院派遣。乾隆五年（1740）派兵擒剿楚粤不法牧民时，"兵役恐生疾病，于桂府选募良医一名随住，给予辛苦银……"（《清实录》卷一二四，高宗实录）为了保证镇守边关士卒健康，清廷规定：凡军士在镇守的地方患病，镇守官不备方请求医治的，苔四十；因而致死的，杖八十。若该管部门不差拨良医或不给对症医治的；同样治罪。清朝前期政府不仅注意军队士卒之医疗，而且也比较重视阵亡将士后遗工作。雍正十三年（1735）十一月，"都统王常奏：八旗病故官兵妻室，无论有无子嗣，情愿守节者，勿许亲族佐领勒肯，即行呈报，照例支给一年半俸米半饷，从之"（《清实录》卷六，高宗实录）。乾隆元年（1736）十二月，"赏川省赴黔协剿之阵亡病故士兵夭格等七十七名，银两如例"（《清实录》卷三二，高宗实录）。乾隆二年（1737）二月已酉又谕："……击贼阵亡者……若子弟内有可以养成材者，即令顶补，以资养瞻，倘子弟无人，眷口无所倚赖，著该管大臣，设法抚恤之，毋令失所。"（《清实录》卷三五，高宗实录）此外，乾隆时期还具体规定了抚恤的标准。乾隆五年（1704）闰六月，粤苗聚众滋事，户部议调度事宜规定："官兵有带伤阵亡及军前病故者，例应事竣赏恤……如兵丁阵亡，赏银五两。伤重者，一两。伤轻者，五钱。病故者，三两。……守备以上等官，如有带伤病故之事，分别资助。于把总伤亡病故者，资助银二十两时值酷暑，病症恐多，更应投医调治。病故者买棺书殓。大口，给银一两。中口，七钱。小口，四钱。其医生每月给银三两。……应请选募良医二名，日给李力盘费。但深入军营，与医治难民不同，应每名每日给银二钱。"（《清实录》卷一二零，高宗实录）除对战场死伤士卒的抚恤作了上述规定外，还允许病卒回原籍言调治，沿途地方政府要给予医药。乾隆十三年（1748）闰七月，"复查军前各省官兵，伤病者多，陆续遣回内地调养……"（《清实录》卷三二一，高宗实录）清嘉庆后，军队医药抚恤也走了下坡路。

8. 医书的编写与规范

清政府重视医籍的整理和编纂工作，先后推出几部在医学发展史上有影响的医书，对规范和普及医学有重大意义。

清朝政府比较重视医籍的整理及大型类书、丛书的编纂工作。康熙二十四年（1685）诏令："医官博采医林载籍，勒成一书。"（《清史稿·圣祖二基第七》）在康熙的重视和支持下，由陈梦雷、蒋廷锡编纂的大型类书《古今图书集成·医部全录》问世。乾隆年，乾隆重视医书整理，成立纂修医书馆，编纂医书。乾隆四年（1739）十二月甲申，"大学士鄂尔泰奏：纂修医书馆应开于太医院衙门。其总修、纂修、收掌各官，令该院拣派。在馆官役，月费、工食应否照八旗志书馆例支领。得旨，医书馆与修书各馆不同，该馆纂修等官公费，著照修书各馆例减半支给，余依议"《清实录》卷一零六，高宗实录）。乾隆八年（1743）四月，"纂修'医宗金鉴'书成。总修以下官议叙有差"（《清实录》卷一八九，高宗实录）。乾隆九年（1744）十一月辛巳，奖励编书有功人员，"谕：'医宗金鉴'一书告成，和亲王大学士鄂尔泰暨本馆经理、总修、提调、纂修、校阅、收掌、誊录等官并该院官员人等赏给一部。吴谦亦赏给一部。再各直省布政司，俱著发给一部，听其翻刻刷印颁行"（《清实录》卷二二八，高宗实录）。以后，乾隆批准设置四库全书馆，组织 500 余人，经 20 年编成《四库全书》，该书《子部》收入医书 97部，共 1545 卷。清廷规范发行医书的示范作用，使不少医家投入编著医书活动中，如著名医家陈修园编《医学识在易》、《医学三字经》，程国彭编《医学心语》等，对繁荣医学起到积极作用。

（三）清代前期医家医德理论与实践

清初到鸦片战争前，中国经过改朝换代的震撼后，社会重新走向稳定。医学在官方支持和社会需求下继续发展，医家在新的形势下对医德理论的探讨和实践达到新的高度。

1. 清代前期医家医德意识

受明末清初实学思想影响，清代医家重视对医学的实学分析，强调医学的社会价值，在医德关系的处理上顾及医生、病人、社会三者间复杂联系，提出诸多真知灼见。

（1）医学本质

清代医家喜欢著书立说，即便是一般医生也喜欢总结自己的医学实践，写出读本延及子孙。关于医学是什么，如何对待医学，少不了成为医家医书中的重要内容。

徐大椿（1693～1771）从医与药的关系出发解读医学之医。他认为，医者，意也，药者，瀹也，先通其意，而后用药以疏瀹之也。吴士英（乾隆时人）从辨证施治角度论医，"医者意也，通其意则灵，不通其意则滞，善用其意则巧，不善用其意则拙。医林漫说秘青囊，活人全凭用意良，读书泥古非师古，因证施方不执方。甚矣！医贵通其意，又必善用其意也"。吴瑭（1758～1836）从意、艺、易三方面论医："医者，意也。不通之，医岂可以意而为之者？凡有巧思者，艺也，非意也。按《周礼》，医为酱属，取其有蒸变而成之物，而又能蒸变人之脾胃也。名医取其自能蒸变成学术，自能蒸变人之疾病，有痛苦而平和，余益之以一言曰：医者，易也。有不易之定理，有交易之变通，有变易之化工"。俞廷举（嘉庆时人）从理、法、方角度论医："医者，理也，理在而法即在，故活病必有一定之规矩准绳……盖凡一病，有一病之阴阳、虚实，一病有一病之起止传变，一线到底，丝毫不错者也，以法治之，自无不疗……穷理格物，此医中之体也，临证看病用药立方，此医中之用也。"

清代医家从医学的社会伦理价值论医较为普遍。章楠（乾嘉时人）从医与儒是社会同样不可或缺的内容出发提出医虽小道，也是道也，"尝思天下无二道，自格致诚正，而致参天地赞化育，岂不为儒者之大道乎！但人禀天地气化而生，凡八风之来，六气之变，皆能致疾。虽其参赞之能，而猝婴非常之疾，气血溃乱，性命卒不能留，则所谓大道者，亦不可恃矣"。俞廷举说："医，生死关头最重事也，张长沙云居世之人，曾不留心医术，上疗君亲，下疗贫贱……由此观之则医之一道殆与六经并重，而非以艺术名也。"黄凯钧（乾嘉时人）全面记述医的价值，认为大丈夫应像良相一样侍天下匹夫匹妇，既然相不可得，弗能行救人利物之心者，莫若良医。他还以北齐李元忠因母病学医，唐王焘因

149

母病学医，指出医乃孝道的手段，为人子不可不知医。他强调医为方技之首："医则至天子于庶人，皆不可废其术，疗疾病，决生死，望问切脉之项，……危者复安，骨者复肉，能神而明之，实为方技中之最重要者也。"清代医家重视多维度把握医学，展示它的复杂性。吴瑭说："医非小道，非格致诚正者不能。上而天时，五运六气之错综，三元更递之变动；中而人事得失好恶之难齐，下而万物百谷、草木、金石之异宜。非真用格致制动者能知其性味之真邪？"王士雄（1808～1867）说："天下之难事，莫如医。同一证也，所因各异，传变悠殊，况体有虚实，病有浅深，脏性有阴阳，天时有寒燠，虽方与病合，尚须随证损益，以期无纤毫之格，庶可药到病除，而无遗人夭殃之误。"徐大椿从医学理论之结构、医学之本质论及医学的复杂性。"孰知医学之为道，乃古圣人所以泄天地之秘，夺造化之权，以救人之死。其理精妙入神、非聪明敏哲之人不可学也。黄帝、神农，越人、仲景之书，文词古奥，搜罗广远，非渊博通达之人不可学也。凡病之情，传变在于倾刻，真伪一时难辨，一或执滞。生死立判，非虚怀灵变之人不可学也。病名以千计，病症以万计，藏腑经络、内服外治方药之书，数年不能竟其说，非勤读善记之人不可学也。又内经以后，支分派别，人自以为师，不无偏驳。更有怪僻之论，鄙俚之说，纷陈错立，淆惑百端，一或误信，终身不返，非精鉴确诚之人不可学也。故为此道者，必具过人之资，通人之识，又能屏去俗事，专心数年，更得师之传授，方能与古圣人之心潜通默契。"清代医家对医学本质的认识也出现一些负面情况。如，陆以湉维持禁咒在医学中的地位，在《冷庐医话》中说："禁咒治病自古有之，往往文义不慎雅训，而获效甚奇，殆不可以理解。"道光皇帝在一些医家的支持下，因针灸使病人袒露肌肤不雅，下令取消了针灸科。

清代医家对医学本质的全方位探讨，为后世医家正确认识医学，端正医学态度，不辱医生使命，树立医学人道主义理想奠定了基础。

（2）医生职责

前清医家对医学本质的分析向人们呈现了医学的复杂、艰难和价值。由此，引起诸多医家对医生职业责任的探讨，提出较高的职业要求。

其一，博览群书，通达医理。医学理论是深奥的，医学实践是具体的。但具体的医学实践却是在深奥医理的指导下实现的。掌握医理是医生职业的第一步，而博览群书，勤于思考才能精通医理。徐大椿向医家推荐尤怡，倡导多读古人之书，才可不误于用意，不泥于用意，"尤君在泾，读书好古士也，而肆其力于医。于轩岐以下读书，靡昕夕寒暑，穿穴几遍，而以己意条贯之，其间凡有所得，笔之于书，日月既多，卷帙略定。辨五行之生克，察四气之温严，审人事之阴阳虚实，与夫药性之君臣佐使。凡成书之沿误者，立而正之；古人纷纭聚讼者，折而衷之。夫惟多读古人之书，斯能善用古人之书，不误于用意，亦不泥于用意，于长沙氏之旨，庶几得之，可谓通其意者矣"。稽璜（乾隆时人）在《临证指南医案》中说：医之为道微矣，七情六气之感，病非一端；温凉寒热之性，药非一类。非天资高妙者，不可以学医；非博极群书者，亦不足以语医也。沈金鳌（1717～1776）以自己读书所得说："予自弱冠时，读《左》、《国》、《史》、《汉》，一人一事必究其详，知扁鹊、仓公辈皆医之神者。其所以能神处，务切求而根据之。遂搜阅古人方书，如《灵枢》、《素问》等帙，古奥质实，直追汉魏，可与《史》、《汉》参论笔法，乃益爱读焉。嗣是而后积数十年稽古之功，往往兼习不废。"凌奂（嘉庆时人）在谈治学经历时说："从我郡吴古年夫子游，将历代名医著述书籍探求穷源，随时就正，读破万卷，讲论偏见错谬之处，或自昏黄达旦。"清代医家在读经典与后人书、临证与读书、通读与精读的关系上有诸多探讨。许豫和（道光时人）说："医家始度岐黄书，识其病之所生，不能通悟治法，以全书古奥，难于汇诵，多有弃之，而读后世浅近之书者，……虽为医门捷径，而日复一旦，渐失全经。"俞廷举在《金台医话》中写道：医者，理也，士不博极群书，无以明理，理之不明，何以认症，症之不明，何以立方？故症有真假，端贵乎读书穷理辩之也。吴瑭说："俗云：书读王叔和，不如临证多。或曰：古今元气不同，古方不可以治今病，此说误尽后学不少，……盖必先读书，而后胸有成见，临症始知用方之变化。"

其二，追求真知，一丝不苟。疾病的转变规律蕴藏在复杂多变的症状之中，不去认真探求就难以获得。程国彭（雍正时人）对医家医疗实践中常出误的方面进行整理，作医中百误歌，告诫医家百误出于不认真。"医家误，辨证难，三因（内因，外因，不内外因，此名三因）分证似三山。三山别出千条脉，病有根源仔细看。医家误，药不中，攻补寒温不对证，实实虚虚误非轻，举手须知严且慎。医家误，药过剂，疗寒未已热又至，疗热未已寒更生，劝君举笔须留意。"沈金鳌把至精至当作为疗病、治学的准则："甚哉！医之道大而深也。盖医系人之生死。凡治一证，构一方，用一药，在立法著书者，非要于至精至当，则贻误后世，被其害者必多；在读书用法者，非审乎至精至当，则冒昧从事，被其害者更多。"凌奂在《本草害利》中说："医关性命，不可苟且，一病有一经所发，若察脉辨证，尤宜加谨，恐失之毫厘，谬于千里也。先生袖出一帙曰：本草分队。取其用药如用兵之意，盖脏腑，即地理也，处方如布阵也，用药如用兵将也。"王清任读书中发现古人论及脏腑有多处矛盾，立志纠正，他四十年孜孜追求，"余尝有更正之心，而无脏腑可见……十年之久，念不少忘……因谈及膈膜一事，留心四十年，未能审验明确……余于脏腑一事，访验四十二年，方得的确"。

其三，救死扶伤，不图报酬。活人是医生的职业目标。为此目标，医生必须尊于职守，一心赴救，等心施治，不图报酬。徐大椿认为学医不应是谋生的手段，学医是为了救人。"人命关天，此事难知，救人心，做不得谋生计。"陈士铎认为医生不能唯利是图，病愈索报，"病瘥忘报，俗子负心；病瘥索报，亦医生惭德。盖治病有其功，已报而功小；治病忘其功，不报而功大。要当存一救人实意，不当惟利是图。勿以病家富，遂生觊觎心；勿以病家贫，因有懒散志"。王维德（1669～1749）继承先人遗志，研读治痈技术，其水平极高，但深知生人有限，便把一生所学留给后世，"特以祖传之秘，自己临症并药到病愈之方，精制药石之法，和盘托出，尽登是集，并序而梓之，以质诸世之留心救人者。依方修合，依法法制，依症用药，庶免枉死，使天下后世知痈疽果无死症耳"。鲍相璈（道光时人）以活人为务，一生收集单方、验方，并毫无保留地公诸于世："余幼时见人有良方，秘不传世，心窃鄙之。因立愿广求，不遗余力，或见于古今之载籍，或得之戚友之传闻，皆手录之。……区区救苦之心，校雠不倦，寝食与俱，盖二十年于兹矣。"史典（乾隆时人）一心想着救人，他倡导一种汇集验方的方法："余谓天下奇方颇多经验者，纵有济世之心，焉能逢人说项，吾意择一庙宇书其门曰：施药不如施方，凡有效验方，劝其抄写明白，贴于庙内，使有方者便以利济，有病者可免沉疴。"

其四，实事求是，不图虚名。清代医家多数重视实际，不图虚名，不求名利，不阿权贵。章楠（嘉庆时人）在《医门棒喝》中自题："或者问曰，子论古已多，又与时人辩驳不朽，将以沽名也？求胜也？答曰，皆非也。既不索求，岂不自寻劳苦乎？答曰，譬如春雨，山溪骤涨，行人趑趄。余适有竹数竿，急为作筏，虽不能济多人，亦尽吾心力而已。……然则自乐也可，急不求名，何必著姓名于卷乎？答曰：天下医书甚多，余既不能遍读，虽读亦不能尽记。偶述管见，则不自知其谬，必求教于天下，逸其名无从闻教矣。"黄凯钧（嘉庆时人）作"为医十弊论"说："设遇一二，理所难诵，沉思莫测，不妨直道相告，推贤任能。切不可不知为知，强立名目，乱投杂治。缘病知医者鲜，但我不可自欺也。孙思邈，唐季之真人。其治人疾病，必详问至数十语，必得其情而后已。何后人反智？以三部难形之脉，决人无穷之病，若非浅学无知，必尊古贤之训。"王清任在《医林改错》序中说他写书的意图：今余刻此图，并非独出己见，评论古人之短长，非欲后人知我，亦不避后人罪我。惟愿医林中人，一见此图，胸中雪亮，眼底光明，临症有所遵循，致南辕北辙。赵学敏（1719～1805）赞扬走方医走街串户为民却病，确有知识，批评那些高冠医生：俨然峨高冠，窃虚誉矣！今之游权门、食厚奉者，胥能决死生、达内外、定方剂、十全无失者乎？

其五，敢于怀疑，勇于创新。不论著作还是临证，清代医家都敢于怀疑和创新。清代医家考证、诠释经典多数坚持"无证不信"，"另立新见"。如对《内经》考证颇有新见的就不胜枚举。张志聪（1610～1674）历经五年著成《黄帝内经素问集注》，对唐王冰、明马莳的研究成果多有批判；清代医家在临证基础上怀疑前贤，创立新说者更是为数不少。

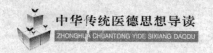

清代瘟病学的创立是叶天士等一大批革新医家敢于怀疑的结果。叶天士打破以伤寒理论解释瘟病的观念，首先把瘟病从伤寒中明确分离出来，指出它的病机与治疗原则，使中医学发展到一个新的阶段。赵学敏敬佩李时珍的科学精神，赞扬《本草纲目》的广博，但坚持实践标准，在亲身实践基础上发现它的不足，于是"纲目未载者则为增，纲目已载治法未备者则为补"著成《本草纲目拾遗》。陈修园（1766～1823）敢于违背当时流行的温补派医学传统，批判温补派用药多剂，实为私利贪天功而为己力。王清任打破中医不重视解剖的观念，冲破礼教束缚，多次亲临刑场观察解剖尸体。

其六，揭露时弊，关心医学发展。清代医家关心医学发展，对影响医学发展的诸多不良因素进行揭露、批判。徐大椿批判把医学当作谋生计："时医不读方书半卷，只记药味几枚。无论脏、膈、风、劳、伤寒、疟痢，一般的望、闻、问、切，说是谈非。要入世投机，只打听近日时医惯用的是何方何味，试一试，偶然得效，倒觉希奇；试得不灵，更弄得无主意。若还死了，只说道：药不错，病难医。"喻昌在《医门法律》中批判医界时弊："今世医人通弊，择用几十种无毒之药，求免过衍。病之二三日，且不能去。操养痈之术，坐误时日，迁延毙人者，比比，而欲已身常享，子孙长年，其可得乎？"周学霆揭露受人吹捧之大医，"其出门也，衣轻策肥，扬鞭周道，意气可谓都矣。其诊脉也，凝神闭目，兀坐终朝，经营可谓苦矣。其开方也，咀笔濡毫，沉吟半晌，心思可谓专矣。及阅其所撰之单，黄芪、白术、附子、干姜，讵巨知热得补而益烈，寒湿得补而益凝，辗转纠缠，酿成不用罗可胜悼叹"。史典在《愿体医话》中提出诸多近医流弊，并提出自己的建议。如他对每有时疫，虽骨肉亦有视如路人，十分愤恨，建议同行结伴挨村诊视；对疾病危难应邀会诊医生，顾及名声，不负责任，深感痛绝，劝告医家以生命为重，不要瞻前顾后。

（3）医德关系

医德关系是以医患关系为主体形成的各种医学主体关系的总称。它主要包括医患关系、医医关系、医与社会关系。由于清代社会民族融合，社会矛盾复杂多样，医家对医德关系的认识也有新的变化。

清代医家在医患关系的处理上，竭力强调医生对病人有同情心、侧隐之心的重要意义。医家喻昌指出："笃于情，则视人犹己，问其所苦，自无不到之处"，即使有病人固执己见，不遵医术，只要笃于情，"设诚致问，明告以如此泽善，如彼则败"，病人也会最终听从。即使是难病，医使不得其情，只要笃于情，"他事闲言，反呈真面"。夏鼎（康熙年代人）怀有对病儿的同情之心，对庸医行为提出"五恨"，并说"余生来，凡嫉我，欺我，欠我，饵我，以及无辜加我者，辄过而应，独对幼科庸医而恨之"（《幼科铁镜》）。黄凯钧强调对各类情况的病人都要有侧隐之心。"遇急病人，请致即行"，"遇贫病人，捐药施治"，"不乘人重病，勒取厚谢"，"不轻忽临危病人"，"不厌恶秽病人"。清代诸多医家专为穷苦病人和一般百姓治病。史典一生喜欢救治穷人，不求回报，而对富人病家则不甚关切，"见疾病之人，则周施图救，而富厚者，虽有沉疴，不甚关切，遇贫穷者，纵是微疾，俨如身受"。傅山（1607～1684）热情为穷人治病"从不见倦容"，但对待富家权势却是另一种态度，他经常借故拒绝为他们治病。他对出卖民族利益，为满人服务的人恨之入骨，坚持不为他们治病，"奴人可找奴医看"，"胡人可找胡医看"。

清代医家在医患关系上注意反思，提倡医患相互理解，彼此相互信任。黄凯钧认为有些病一时难疗，医家应与病家说清楚。他说，病家要有耐性，医家必须明说少服无效，但服二三十剂必有效验，使彼敬信方能有济，为医最忌当用勿用，当执勿执。俞廷举认为医生要知进退，凡医唯深信我者，方可任其责，否则，朝陈暮李，既信我不与，我即以隐退，恐他人败事，归罪于我。徐大椿深叹医患不能沟通，致使名医难为，提出医患谅解十分必要。"虽当定方时，未尝不明白言之，然人情总以成败为是非，既含我之药而死，其咎不容逭矣。又或大病瘥后，元气虚而余邪尚伏，善后之图宜深讲，病家不知失于调理，愈后复发，仍有归咎于医之未善者。此类甚多。故名医之治病，较之常医倍难也。知其难，则医者固宜慎之又慎，而病家及旁人亦宜曲谅也。"喻昌在《医门法律》中批评庸医讨好病人，致使病家无所适从，赞扬名医启发开导

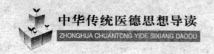
病人视如亲人。他说，今之为工者，问非所问，诿佞其间，病者欣然乐从。及病增更医，亦复如是，乃至彷徨用药。偶遇明者，仍复不投，此宜委曲开导，如对君父，未可飘然自外也。

清代医家对病家在医患关系中的责任有诸多议论。陆以湉（1802～1865）对病人提出四点要求：一曰择人必严；二曰说症必详；三曰察药必慎；四曰录方必谨心。陈士铎在劝医中提出：世人有病应先医治，不讳病忌医，因循等待；病之成，原非一日，则病之愈，岂在一时，不可求速效于目前；世有危机之时，悬金以许，病瘥而报不可甚薄。尤乘（康熙人）概括病家失治原因："骄恣率性不遵戒忌；穷命重财，治疗不早；听信巫祈，不信医药；讳疾试医，言不由衷；不善择医，信人毁誉；给予速效，旦暮更张，杂剂乱投；索即写方制炮失宜，私自加减；侍奉不得人煎丸失法，怠不精详；寝兴不适，饮食无度；过服汤药，荡涤肠胃。"程国彭对病者不与医家配合，提出批评：病家误，早失计，初时抱恙不介意，人曰虚兮病曰增，纵有良工也费气；病家误，不直说，讳疾试医工与拙，所伤所作只君知，纵有名家猜不出；病家误，性躁急，病有回机药须吃，药既相宜病自除，朝夕更医也不必。既效不可屡更；病家误，不相势。病势沉沉急变计，若再蹉跎时日深，恐怕回春无妙剂。关于影响医患关系的旁人因素，清代医家也有论述。如，章楠认为医家意见不定为旁人影响医患关系造成可乘之机，意见不定则"议论纷纷，异说杂进，病家惶惑无主，当服之药，凡不能服，不当服者乱投杂试。……及至败事，互相嫁罪"。程国彭对旁人影响也有议论：傍人误，代惊惶，不知理路乱忙忙，用药之时偏做主，平时可是学岐黄？傍人误，引邪路，妄把师巫当仙佛，有病之家易着魔，到底昏迷永不悟。

清代医家重视医医关系，强调同道相互尊重，不同学派相互学习，共同发展。陈修园平生尊经崇古，对背离仲景学说者多有批判，但他对事不对人，对同道以诚相待。"若言之过激，则怨而生谤，位置过高，则畏而思避，踽踽独行，济人有几？凡我同仁，务以推诚相与，诚能动物，俾此道日益昌明。则以言无隐，和气可亲。"俞廷举指出："医贵虚心，凡医家见症不真，则不可忘下药，凡医病不效，即自己告退，另延名医，切不可延人病体，或曰医一病又高我者，即就医之，亦谦受益之道也。即低我者，我药不能愈病，而彼能医愈者，即将彼方细思其理，即得治病之道也。如一人知识有限，原贵乎集思广益，切不可因人而废言也，更不能生猜忌心。"陈士铎认为医道之明是医家们共同议论之结果，他劝医家要虚怀，博采广咨，"医道讲而愈明，集众人议论，使可以佑一人识见，倘必人非我是，坚执不化，又何能受益于弘深乎。迩来医术纷纭，求同心之助，杳不可多得，然而天下之大，岂少奇人"。张景泰（道光年代人）认为医学各派各有长短，提倡各家应相互学习。他说："读仲景书而不读东垣书，知外感发热，而不知内伤之亦发热，则害人多也；读东垣书而不读丹溪书知阳虚发热，而不知阴虚发热，则杀人多也。各家有偏长处，亦有偏短处，故不能无弊，然诸说具在，良方甚多，取其长而去其短，救其弊而补其偏。"

清代医家关心社会，由医人升华到医治社会。清初，国破家亡，民族主义在医家中得到升华。一些医家散尽家产投入抗清复明斗争中。失败后，他们拒绝与清人为伍，不为清人服务。吕留良（1629～1683）17岁时明亡，他悲愤之余，散尽家产，结友成社，图谋复兴。50岁时，他拒绝官方征用，以必死自誓乃免。傅山在清军入关后，抱定"男儿无故乡，血丹中土碧，顾拜高秋霜"的决心参加反清斗争。后来，他多次拒绝官方征召，坚决不为胡人治病。王清任主正义，为民请愿，反对官绅欺压百姓，并与乡绅对簿公堂，站立辩论，义正词严。清代医家对清代中期大量鸦片流入中国，给中国人民带来经济和身体摧残进行了深刻揭露，并积极研制戒烟良方。何其伟（道光年代人）支持林则徐的禁烟运动，积极为林则徐撰写禁烟奏章出谋划策，并"缓据医经，审救治理，考诸药性，参之古法，编辑成方"著成《救迷良方》，使诸多吸毒者断绝了烟瘾。王士雄（1808～1867）分析鸦片之害"挟无形之鸩毒，灼五脏之膏血，开尾闾之大壑，荡四民之匡箧"，并积极研制戒烟药物。清代医家对医学自身的健康发展尤为关注，如刘大椿著《人参论》揭露社会喜补恶攻，滥用人参之危害。顾炎武提醒今之庸医之特点：不杀人，

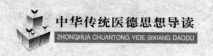
也不活人，而使病人于不死不活之中。

（4）医德修养

清代医家注重研究医家医德修养，就修养标准、修养境界以及修养渠道有诸多论述。

黄凯钧在"为医须明十弊"中从反面提出医生标准：一曰不辨；二曰辨不真；三曰过于小心；四曰粗心胆大；五曰假立名目；六曰固窒不通；七曰性急误事；八曰贪心损德；九曰妄自为能；十曰虚耗精神。张璐（1617~1699）在《张氏医通》卷首提出医门十戒也从反面对医生提出要求："薰莸习戒，恃才妄作戒，任性偏执戒，同流合污，因名务实戒，师事异端戒，贫富易心戒，乘危苟取戒，诋毁同道戒。"医家吴瑭从多方面考察医家标准。从德、术角度，他认为医家应以德统才，德才兼备。有德者必有不忍人之心，不忍人之心油然而生，必力学成才。从果、达、艺角度，他认为果、达、艺缺一不可少。"设使果者不达不艺，岂非一鲁莽之夫？设使达者不艺，虽知其事，而无以处其事。达者不果，徒达而已也，艺者不果已有大只不果也。"徐大椿认为，德对医家更为重要，但在追求德、术的同时实现的利益也是应该的。"医者，能正其心术，虽学不足，犹不至害人。况果能虚心笃学，则学日近，学日近则治必愈，而声名日起，自然求之者众，而利亦随之。若专于求利，则名利必两失，医者何舍此而蹈彼也。"

清代医家对医家修养达到之境界有多种描述。华岫云从古人三不朽论述医德修养之境界。他说："良医处世，不矜名，不计利，此其立德也；挽回造化，立起沉疴，此其立功也；阐发蕴奥，韦著方书，此其立言也。一艺而三善咸备，医道之有关于世，岂不重且大耶。"程国彭描述道："造诣于精微之域，则心如明镜，笔发春花。于以拯救苍生，而药无虚发，方必有功。仰体天地好生之心，修证菩提普救之念，俾闾阎昌炽，比户安和，永杜夭扎之伤，咸登仁寿之域。"周学霆描述为："儒释道心归一贯，天地人理通三才。名山考道，面壁九年，胜地栖身，足濯万里。其于是症，外有以烛照五运六气之淫邪，内有以洞鉴五脏六腑之亢害。"黄凯钧从医德对医术之影响描述医家修养境界："医者有恒真心济世，不逐于声利间，则虽祝由可以已病，以我正气，却彼邪气，德行所积，随施随验，固非常理可测。"王学权（1728～1810）考虑到诊病去疾之复杂，认为凝神定气、忍辱负重才可成为名医："凝神定气，唯心小胆大者能之；忍辱负重，唯智圆型方者能之，不如是，不足以为名医。如临一大证，学识苟足以当之，闻同道识见不一，各抒议论者有之，簧鼓惑听者有之，隐谋排挤者有之，加之亲友之好恶，戚党之疑信……故非凝神定期之心思，不足以变疑难险恶之大证，不有坚忍之才力，不足以负扶危持颠之重任也。"

清代医家重视研究达到理想医德境界的途径，并脚踏实地努力提高自己的医德境界。我们认为清代医家提高医德修养的基本途径有四个方面。其一，看书学习，能够博学多识。俞廷举认为医家若能神明变化，临证斟酌可耳，然非平日博极群书，多习、多闻，心领神会。他列举张长沙、刘河间、李东垣等人，诸公落落大方家，谁不读书与明理？上穷灵素下难经，博极群书兼众美。事实上，清代诸多造诣极深、修养极高的医家无一不是博学多识。傅山博学，不但精通医术而且经史、佛道、书法、绘画、诗歌、音韵训诂之学无所不能。薛雪（1661～1750）诗文、书画精妙，又擅长拳击，其医术更为精深，曾谓诗人袁牧："我之医如君之诗，能以神行，所谓人在屋中，我来天外是也。"徐大椿自幼习儒旁及百家，凡经、地志、九宫、音律，以至舞刀夺槊之法，靡不宣究，自称"五十年中批阅之书约千余卷，泛阅之书约万余卷"。赵学敏博览群书，凡家藏星历、医术、药学之书，无不潜心研究，每每所得即汇抄成帙，积稿数千卷。其二，勤于实践，慎独自律。清代医家在提倡读书学习同时，注重在临证实践中提高自己。赵学敏历经四十年，一方面请教"土人"、"世医贤达"，另一方面亲自种植、品尝药物，最终著成《本草纲目拾遗》。王清任经常出没于刑场、义冢，观察脏腑之结构，四十年不放松，终绘成脏腑全图。吴瑭深感瘟病之复杂，"进与病谋，退与心谋"十载，著成《温病条辨》，然后并不落笔，继续完善，六年方刊行。清代医家在临证实践中多以古圣贤为榜样，从小事做起，慎独、自律。许豫和（乾隆年代人）作《怡堂散记》自勉："不渐为道小，

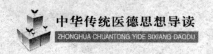
但恐济人迟，有验皆留简，无稽非我思，杜陵曾有句，得失寸心知……但求无鬼责，何暇记人非，洁己名能保，贪功罪有归。"喻昌提倡医家自律，他著《医门法律》为医生行为立法，然后由医生依法自律。医家史典不为名利，只为救人，每年自五月起至九月止，延请名医，分暇半日，诊病切脉，内外、大小，对证立方送药，数十年如一日。其三，反思、悔过、改进、提高。陈修园奉劝时医："究竟伪术相师，能愈一大病否？夜气犹存，举生平所治之证平心自问，当亦知所变计也。则以知过必改"。许豫和认为医生执成方，以应变，幸中之处又失手之处亦不少，劝告医家"能于失手之处，清夜自思，吾知其必有进也。"程国彭在四方求活者日繁，四方从游者日众情况下，深感压力大，责任重，凡书理有未贯彻者，则昼夜追思，恍然有悟，即援笔而记之。徐大椿主动思考社会、病人对名医的要求，著"名医不可为论"，要求：名医以病人为重，自加压力提高医术水平，同时格外小心谨慎。其四，著述立言，泽及后人。清代医家视著述立言为提高修养之手段，要么著通俗医书，引初学者入门，要么整理一生经验著述，启示后人……正是著述立言之动力有力推动了清代医学之发展。如：陈修园著书涉猎入门书、医案、经典诠释、医学政论，达 21 种之多；赵学敏除著有《串雅内篇》、《串雅外篇》、《本草纲目拾遗》、《医林集腋》等外，还著有禁咒书《祝由录验》、养生书《摄生闲览》、炼丹书《升降秘要》等 12 种之多；徐大椿著述多达 16 种，且多有创见。他著《医学源流论》、《医贯砭》、《兰台轨范》、《慎疾刍言》均能一扫成见。他诠释经典，著《难经经释》、《神农本草经百种录》、《伤寒类方》、《六经病解》虽是尊经诠释之作，其真知灼见亦不少。

　　清代医家在医德修养中极为重视天理、良心或冥冥世界的报应作用。章楠在《医门棒喝》中，反问庸医："任司命之重，如不尊古圣法度，反随俗尚，自语技高，而误人性命，宁无冥报之可畏乎耶？"喻昌倡导因果报应说，认为庸医行为会受到天理惩罚，"操养痈之术，作误时日，千延毙人者，比比，而欲己身常享，子孙长年，岂可的乎？"徐大椿认为，庸医行为王法不及，但天理难欺，若果有救世真心，还望读书明理，做不来宁可改业营生，免得阴诛冥击。

清代医家的医德意识较为系统。他们对医学的本质的多视角解剖，为医生全面认识与把握自己的职责打下坚实基础。他们在论述医生的职责时，把医学的科学性与社会伦理属性结合起来，以"医乃仁术"，"对病人笃于情"作为基本原理，从而使医生职责的探讨建立在传统道德基础上。医生职责的全面探讨与明确，使清代医家关于医德关系处理、医德修养境界及其实现渠道的探讨有了源泉，呈现出体系化。

2. 清代前期医家医德实践

清代医家重视在各类医学活动中体会、总结医德规范，同时又善于以这些规范指导自己的医学实践，所以在医学活动的各个领域为后世留下诸多医德资料。

（1）学术医德

清代医家重视学术，一方面诠释、考证和发挥先贤经典，另一方面勤于临证，创立新说。同时在学术研究中，他们倡导高尚的学术道德，深为后世医家敬慕。

赵学敏著书立说，坚持"必审其确验"。他在《本草纲目拾遗》后页提出：拙集虽主博收，选录尤慎，其中有的得之史书、方志者；有得之世医先达者；必审其确验方载入，并其名以传信，如少设疑义即弃勿登。在《本草纲目拾遗·凡例》中，他说："草药为类最广，诸家所传，亦不一其说，余终未敢深信。《百草镜》中收之最详，兹集间登义二者，以曾种园圃中试验故载之。否则，宁从其略，不敢欺世也。"王清任不迷信经典理论，更相信实践所见。他对《内经》、《难经》关于脏腑的记载深表怀疑，多次解剖、观察尸体后，进一步坚定了绘制真实脏腑图的信心。四十年出没刑场、义冢，访问亲见者，最后获得成功。刊行发表时，他道出自己的真实意图："并非独出己见，评论古人之长短，非欲后人知我，以不避后人罪我，惟愿医林中人，一见此图胸中雪亮，眼底光明，临证有所遵循，不致南辕北辙，出言含混，病或少失，是吾之望。"清代医家多坚持不秘方，把一生所学传给社会。王维德在《外科证治全生集》中写道："历症四十余年，临危者救治，初起者消之，疼痛痒极者止之，溃烂不堪者敛，百治百灵，万无一失。因思痈疽凭经并治，久遍天下；分别阴阳两治，惟余一家。且余之治，止于村境，若遍通邑，分身无术。偶闻枉死，无不痛惜。特以祖传之秘，自己临症并药到病愈之方，精制药石之法，和盘托出，尽登是集，并序而梓之，以质诸世之留心救人者。"鲍相璈（道光年代人）收集验方二十余载，最后全部献给社会："余幼时见人有良方，秘不传世，心窃鄙之。因立愿广求，不遗余力，或见于古今之载籍，或得之戚友之传闻，皆手录之。荟萃甚富，各门俱备，乃删其不甚经验及数方相同，与夫贵药不能力致者。今之所存，期于有是药，即有是方，即有是药，且有不费一钱而其效如神者，虽至穷乡僻壤之区，马足船唇之地，无不可以仓猝立办，顷刻奏功。区区救苦之心，校雠不倦，寝食与俱，盖二十年于兹矣。同人见之谓可传世，遂集兹以付手民而志其缘起，如此后有所得，当俟续刻云。"清代医家多数注意在著作自序中留以谦逊的语言，接受同行评介。如吴瑭在《温病条辨》自序中说："瑭愧不敏，未敢自信，恐以救人之心，获欺人之罪，转相仿效，至于无穷，罪何自赎哉！然是书不出，其得失终未可见；因不揣固陋，黾勉成章，就正海内名贤，指其疵谬，历为驳正，将万世赖之无穷期也。"

乾隆五十七年，我国出现了最早的医学期刊《吴医汇讲》。该期刊由医家唐大烈主办。它尽管只存在 10 年，但在中国医学史上意义重大。它不仅为后人留下多篇有较高医学价值的医学论著，而且其坚信的学术期刊道德使后人受益匪浅。该期刊坚信的期刊道德主要有以下几个方面。第一，提倡学术民主。唐大烈认为"各人之趋向不同，集众说以成书，不免或有互异"，为不至于存此取彼，定人耳目，他主张多说并采，文责自负，由读者自己取舍。第二，选稿一视同仁。唐大烈办刊没有拜名意识。不是因人抑扬高低，而是以质论稿，论质取舍。凡高论赐广，随都随镌，不分门类，不限卷数，不以年齿论先后。第三，选稿重内容，重创新。唐大烈主张广搜博采，共同探讨。他在《吴医汇讲》凡例中指出："凡属医门佳话，发前人之未发，可以益人学问者"，"奥义显词，统为求数，长编短章，并日无拘"。他重内容厌空谈，既是文笔粗俗，只要其中有意，且能达意也多采用。第四，重视沟通读者、作者。《吴医汇讲》刊出每篇文章，在标题前先简要介绍作者姓名、讳号、籍贯、生卒，学位、住址等。为方便投稿，他还同意作者把稿件直接邮寄自己家中。第五，重视医德教育。唐大烈认为向医生进行医德教育是祖国医学的重要内容。《吴医汇讲》卷首曾登载《祷告药王誓疏》一文："或遇濒危之症，悉心诊治，誓不惜名契置；或遇轻浅之病，既时安慰，誓不张皇显功；或病果疑难，学识未到，必详审待高明，誓不延误病人；或遇富贵人家，誓不幸灾撄利；或遇贫困之人，随力救援，誓不图报推延；或遇当道缙绅，随缘调治，誓不媚谀以沾祖先。"

（2）诊断医德

受实学思想影响，清代医家在疾病诊断方面不满足于脉诊"心中了了，指下难明"，力求创新，使诊断证据客观化。张登（康熙年代人）著《伤寒舌诊》一书，通过舌之苔、质、形、动等变化审察全身及内脏所处功能及病理变化状态，使诊断客观化迈出新的步伐。他绘舌图120个，分属于白苔、黄苔、黑苔、灰苔、霉酱色苔、红舌、紫舌八类之中，就舌苔与舌质区分立论，根据颜色的深浅、兼杂、润燥、偏全及形态等不同，逐一图形显示，叙其证、明其理、列其治、辨证详确，可使医者对照按图索治。叶天士研究皮肤斑疹、水疮之颜色、形态及其部位、变化与温病程度、病位、疗程、预后、用药的关系。他在《温热论》中说："斑色紫，小点者，心包热也；点大而紫，胃中热也。黑斑耳光亮者，热胜毒盛，虽属不治，若其人气血冲者，或依法治之，尚可救。"清代医家在追求诊断客观化的同时，对问诊要求更为具体。喻昌作《医门法律》"明问病之法"。首先强调医生对病人笃情是问诊的基本要求，"笃于情，则视人犹己，得其欢心，责问者不觉烦，病者不觉厌，庶可详求本末"。其次要问病周全，既要问过去，也要问现在，不可迁就病人，"受病情形百端难尽"，"出病口大渴，久病口中和"，"末病素脾约，才病忽便利，未病先有痼疾，已病重添新患"，如果医生不加深问世不能知道内情。最后，不要受人误导。"无知戚友探问，忘其愚陋。强逞明能，言虚道实，指火称痰，抑孰知其无责而易言也！坐令依傍迎

163

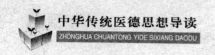

合，酿成末流，无所低止，良足悼矣！"蒋示吉（顺治人）言及问诊尤为周全："即至病家，问其病起于何日？曾食何物？思食否？曾有怒劳、房欲等事？及问初起何症？后变何症？今口渴思饮否？喜热喜冷否？口中痰苦否？思食否？胸中宽否？腹中有无痛处否？大小便如常否？足冷暖否？"清代医家对传统的四诊合参也多有强调，出版一些四诊合论的专著，如林之翰《四诊抉微》（1723）、何梦瑶《四诊韵语》（1751）、吴谦等《四诊心法要诀》（1739）等。徐大椿、陈修园、章楠等著名医家对此都有精彩论述。

(3) 医学教育、普及医德

清代医家坚信医学是仁学，在选择弟子和教育初学者方面十分重视德行修养。徐大椿在《医学源流论》中指出医非人人可学，"可执知医学之为道，乃古圣人所以泄天地之秘，夺造化之权，以救人之死。其理精妙入神，非聪明敏哲之人不可学也。黄帝、神农，越人、仲景之书，文词古奥，搜罗广远，非渊博通达之人不可学也。凡病之情，传变在于倾刻，真伪一时难辨，一或执滞。生死立判，非虚怀灵变之人不可学也。病名以千计，病症以万计，藏腑经络、内服外治方药之书，数年不能竟其说，非勤读善记之人不可学也。又内经以后，支分派别，人自以为师，不无偏驳。更有怪僻之论，鄙俚之说，纷陈错立，淆惑百端，一或误信，终身不返，非精鉴确诚之人不可学也。故为此道者，必具过人之资，通人之识，又能屏去俗事，专心数年，更得师之传授，方能与古圣人之心潜通默契"。夏鼎（雍正年代人）在《幼科铁镜》中对选人学医提出13条要求，认为有13种人不能学医："残忍之人必不恻怛，不可学。驰鹜之人必无静气，不可学。愚下之人必无慧思，不可学。卤莽之人必不思索，不可学。犹豫之人必无定见，不可学。固执之人必不融通，不可学。轻浮之人必多忽略，不可学。急遽之人必期速效，不可学。急缓之人必多逡巡，不可学。宿怨之人借此报复，不可学。自是之人必以非为是，不可学。悭吝之人必以此居奇，不可学。贪婪之人必以网利，不可学。"叶天士深感医生责任重大，临终前，特叮嘱子孙不可轻言学医："医可为而不可为，必天资敏悟，读万卷书，而后可以济世不然，鲜有不杀人者，是以药饵为刀刃也。吾死，子孙慎勿轻言医！"（《清史稿·艺术传》）程国彭为习医者编著教材《医学心悟》，在自序中坦然说出对弟子们的要求："盖以上，奉君亲，中及僚友，下逮卑幼，性命攸关。其操术不可不工，其处心不可不慈，其读书明理，不至于豁然大悟不止。爰作是书，以教吾徒，而名之曰《医学心悟》。盖警之也。然心悟者，上达之机；言传者，下学之要。二三子读是书，而更加博览群言，沉思力索，以造诣于精微之域，则心如明镜，笔发春花。"陈修园一生倾心医学教育，出版多部医学入门书，在这些书籍中常有对学医者进行医德教育的内容，如他在《长沙方歌括》中作劝读十则："一劝读仲师书；二劝知过必改；三劝明经方疗效；四劝知经方有利无害；五劝知经方道本中庸；六劝进去市中徇任恶习；七劝知经方之权奇造化；八劝温故而之心；九劝专一不杂；十劝有言无隐何其可亲。"显然他要求初学者一方面读《内经》、《伤寒论》等经典，另一方面要注意提高医德修养。

清代医家注意研究医学的推广和普及，在医学通俗读物的编著上煞费苦心。喻昌晚年一心扑在医学教育上，他开堂授徒，把一生所学传给后人，他说："吾执方以疗人，功在一时，吾著书以教人功在万里。"汪昂（1614~1701）为使初学者很快理解医方撰写《医方集解》，但想到医方难记时，又把医方编成《汤头歌诀》，精选医方306个著成200首七言歌，为初学者带来福音。陈修园是清代著名医学教育家，他著书通俗明晰，直接面对初学者。如《医学从众录》、《医学实在易》、《时方歌括》、《医学三字经》、《长沙方歌括》、《金匮方歌括》、《伤寒真方歌括》、《重定活人百问》等。他在《医学三字经》自序中说："童子入学，塾师先授以《三字经》，欲其便诵也，识途也；学医之始，未定先授何书，如大海茫茫，错认半字罗经，便入牛鬼蛇神之域，余所以有三字经之刻也。"据说在临死前，他还在口授其子修改霍乱、吐泻两文，力争通俗、简练，使初学者明晰。清代医家采用格言、问答形式著书十分普遍。这一形式有力地促进了清代医学的繁荣。

（4）专科医德实践

清代医家在专科实践中提出一些医德思想，并呈现出时代特色。

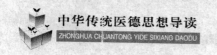
在内科理论方面，清初医家多信守一家之言，并把其推向极端。明代后期，温补学说取得一定成功，出现一些著名医家，如张介宾、李中梓、赵献可等。清初医家则大肆吹捧温补学说。沈朗仲（康熙年代人）著《病机汇论》举历代医家对内科疾病的脉、因、论、治，其中十分突出李中梓的温补观点。高鼓峰、吕留良等尊张介宾、赵献可为先师，发挥他们的治肾方药。作为清初三大名医之一的张璐声称其方药主治多本于《景岳全书》。乾嘉时期，这一趋势进一步加剧，致使医界形成了滥用补肾药的医风，出现诸多温补误人的情况。面对这一情况，徐大椿、陈修园、史典等医家一方面要求学习经典，以仲景为师，不偏一家之言；另一方面揭露盲信温补给医学、社会带来的祸害，有效地引导了内科学的进步。

清代医家十分重视妇幼科。《医学金鉴》中的《妇科心法要诀》主要论述妇科经、带、胎、产四大症。每病谈及病因、病机、症状、诊断和治疗，每项目先列歌诀，易诵易学，后加文字注释，便于理解。沈金鳌著《妇科玉尺》涉列求嗣、月经、胎前临产、小铲、产后、崩漏、带霞、妇人杂病等门类，对当时妇女诸疾病的原因思考深入，认为妇女性多躁怒忧思，心怀幽和隐曲，不能自达等精神作用和感情因素是妇科疾病的主要原因。傅山著《傅青主女科》，就妇科疗血崩、调经、治带、治不孕进行深入探讨。祁尔诚评价该书"谈症不落古人窠臼，治方不失古人准绳，用药纯和，无一峻品，辩证详名，一目了然"。亟斋居士（康熙人）著《达生篇》，总结唐宋以来产妇临产护理经验，提出生产"勿要惊慌"，临产时"睡忍痛，慢临盆"，对产妇保健颇有益处。张曜孙（道光人）著《产孕集》，提出孕妇"不可太逸，逸则气滞；不可太劳，劳则气衰"，"五月以前逸，五月以后劳"，"怀孕之后，首忌交合"等，直到今天仍有意义。

清代幼科著作较多，而且无论理论还是临床均有诸多创新。夏鼎著《幼科铁镜》对医生夸大小儿指纹诊断的影响提出批评："看手指盘纹，乃医家异教"，"指面盘纹生来已定"，"且大小肠所属，非五脏诸经并见之地"。陈复正著《幼幼集成》，指出世俗夸大指纹法不妥，但也不可否定它的作用："小儿每怯生人，若初见不无啼哭，呼吸先乱，神志仓忙而迟数大小已失本来之象，诊之何益？不若以指纹之可见者，与面色病候相印证，此亦医众望切两兼之意。"由于小儿用药困难，不能明确表达用药效果，所以儿科治疗较为困难。清代医家重视研究推拿术和外治法，使儿科治疗独辟新径。但是一些医生不知如何推拿，往往又使小儿难以支持。夏鼎对此作《推拿代药赋》，并绘有面、身、足、手掌等形体图，方便学者掌握。陈复正研究小儿外治法，认为"小儿脏腑未充，则药物不能多受"，他收集民间诸多治法治疗小儿疾病颇有奇效。夏鼎、沈金鳌等潜心外治法多有效，如夏鼎在《幼科铁镜》中创"灯火十三火焦"治疗脐风，沈金鳌用五通膏涂脐治疗脐风撮口。清代医家对儿科天花病投入较多注意，并不断改进。《张氏医通》记载种痘有痘浆法、痘痂法、痘衣法，其中痘痂法又有旱苗法、水苗法两种。《医学金鉴》对四法进行分析，"四者而较之，水苗为上，旱苗次之，痘衣多不应验，痘浆太涉残忍，痘衣、痘浆之法，断不可从"。医家对种痘法不断改进，最后选定水苗法，并进行提高，使种痘效果达到最高水平。如徐大椿在《兰台轨范》中所说："痘疗无人可免，自种痘之法起，而小儿方有避险之路……然往往以种痘仍有死者，疑而不敢种。不知乃苗之不善也。况即有死者，不过百中之一；较之天行恶痘仍有十死八九者，安危相去如何也！"

外科在清初太医院九科中占有二，显然外科受到官方重视。清代医家受舆论影响竭力发展外科，仅就1840年前之统计，清代外科著作有40余种，有代表性的几种曾多次翻印。清代外科较为保守，或者出于对病人仁爱原因，外科手术受到拒斥。陈士铎在《洞天奥旨》中认为"疮疡之尚刀针者，古人不得已而用之，今则不然"。王维德在外科化脓医疗理论和技术上，十分强调"以消为贵，以托为畏"，批评明代医家陈实功《外科正宗》"尽属剑徒"，并大声疾呼"病人何能堪此极刑"。对化脓性感染而未化脓者，主张保守治疗，宁可待其自溃，绝不可以手术切开引流。王维德的思想对当时医家影响极大，如《外科证治全书》（1831）、《外科真诠》（1838）等只字不提脓肿等外科疾病有外科手术的必要。

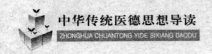

（5）养生保健医德

清代医家对卫生保健情有独钟，出版有不少著作，如尤乘《寿世青编》、汪昂《勿药元诠》、徐文弼《寿是传真》、曹庭栋《老老恒言》等，他们的养生思想值得后人借鉴。史典批评世人把焚香、品茶视为韵事，能养神。他说："但人只知酒能困人，耳不知茶亦能伤人，故戒茶之说从来未有，余特敢世告，愿尊生者知茶危害"，同时反对方士之说："金银可点化以济寿，少女可采补以延年，既快嗜欲，又得生长，何惮而不为也？"（《历代名医医话大观》）。在养生实践中，清代医家重视静养、神养的作用。尤乘在《寿世青编》却病十则中突出讲到："要静坐观空，万缘放下，当知四大原从假和，勿认此身为久安长住之所……要常将不如我者，巧自宽解，勿以适生嗔……要深信因果，或者夙业难逃，却欢喜领受，勿生嗟怨……"马齐在《陆地仙经》中指出："昔陈烈苦质钝，静坐百日，顿开记性，遂一览无遗……《坐忘编》曰：心者身之主，神之帅，静则生慧，动则生昏，信然？……人疾病必好静，好静必思修养，而澡心求进，即为脱苦成仙之基。"在重静养、神养的同时，清代医家注意食养的配合作用。程国彭在《医学心悟》中提出"保生四要"，一曰节饮食，二曰慎风寒，三曰惜精神，四曰节嗔怒，强调药补不如食补，食补不如精补，精补不如神补。曹庭栋（乾隆年代人）著《老老恒言》提出老年人养生要重视日常起居寝食，生活情志。他据老年人脾胃功能配制 100 种粥方，分上、中、下三贫既养生又除疾。

清代医家对烟草、鸦片对人体健康之危害进行揭露。张璐在《本草逢原》中对当时多数人持烟草有益于健康，提出怀疑。他说，岂知毒草之气熏灼脏腑，游行经络，能无壮火散气之虑乎？吴澄著《不居集》（1833）指出："今时之烟，为患更甚于酒。酒虽沉湎，不能携瓶随身，啜食不歇，而烟则终日熏灼，勿分昼夜，勿分富贵贫贱，男女老幼……如无病之人，亦频频熏灼，津涸液枯，暗损天年……"还说烟酒"二物并行，贪嗜无厌，脏腑不为之焦坏乎？养生者当思治"。清代医家对鸦片烟的揭露更为深刻。史典在《愿体医话》中说：自鸦片烟之毒流行，而于水火刀绳砒卤之外，更添一速死之途，且近今之烟，天地夭亡，其死于此者，反较水火砒绳为尤众也。张景焘（嘉庆年代人）指出，如果把鸦片当作却病之物，犹如进狼以驱虎，不可从之，"鸦片系罂粟苞浆，性本涩肠敛肺，夷人何以毒物，煎成烟膏，惟久泻久嗽滑脱之症，及肝病不犯上交者，吸之颇为全效，然病未除而瘾已成，犹进狼以驱虎。而服之无效者，反添吸烟之患，且治病果愈，全资烟力，久之气血亏损。嗽泻肝病，一旦复发，必然加重，烟亦无效，并非他药之所能至而必死之症也"。王孟英在《潜斋医话》中揭露鸦片之害："京师称曰大烟，所以别于寻常烟草也。温台人称曰烟酒，言其能如酒醉人也。俗称之押骗烟，不仅谐声也，该比外国法禁甚严，勿一人敢吸食此烟者，专押卖于中国而骗银易土，蛊惑愚人。缘此烟吸入，顷刻能遍一身，诸药无其迅速，气主宣升，精神岁以上涌，升提日久，根蒂日虚，烟瘾日深，银钱日少，必之倾家废业，绝嗣伤身而后也。人所共闻，可谓：挟无形之鸩毒灼九州支膏血，开尾闾之大壑荡四民之匮箧。"

清代社会矛盾重重，变化多多。此种社会为清代医家医德实践提供了广阔的空间。清代医家从多方面扩充了传统医德的内容和形式，形成了医德实践的多彩画面，基本上适合清代社会的需要。

3. 清代前期医家医德评价

清代医家具有较强的自我意识能力和社会责任感。他们在临证实践、著书立说中对自己、社会的医学道德意识、医学道德实践进行着不断的认识、总结，以诸多形式为后人留下丰富的医德评价史料。

（1）医德评价形式

清代医家医德评价内容丰富，采用形式也多种多样。清代医家在明代评价形式基础上有新的发展。下面我们考察一些形式。

医家传记。该形式是典型、全面的人物评价形式，它对获知当时社会医德价值取向颇有意义。作为医德评价形式，医家传记在清代已十分流行。既有存在于丛书、类书、期刊中的医家小传，也有专一对医家全方位研究的大传。1723 年出版的《古今图书集成·医部全书》中有"医术名流列传"，记载有清代前 1200 多名医家，对他们的医术、医德作出评介。《四库全书总目提要·子部·医家类》收录古今医家 1000 多名，对所录医家学术成就、医德修养作有客观评论，如记载叶天士"以医术鸣于时，然生平无所著述"。《古今名医汇粹》（1675）载著名医家100多位，对每位医家的医学思想得失作出评价。《医学源流论》（1757）探医学源流，对自秦越人以来名医进行评判，尤其对近世医家，如张介宾、薛己等批评较多。沈德潜（乾隆年代人）著《叶香岩传》，袁牧（乾隆年代人）著《徐灵胎先生转》等全面对某医家进行研究。

地方志。由于清代考据之风盛行，修撰地方志，记录当时名流成为地方政府、文人的一件大事。地方志录用的医家通常限于地方名医，而且对他们的记载肯定较多，批评较少。另外地方志对医家的记载内容较多，涉及医家的家族历史、社会关系及个人的职位、功名、医术水平、医德修养等。所以地方志对医家的录用成为一种荣誉，对民间医生提高医术和医德修养有积极意义。如，《靖安县志》载喻昌："治疗多奇中，户外之履场满焉。"《海宁县志》载王士雄：乾隆年间，曾祖父王学权举家从海宁盐官迁钱塘，曾祖、祖、父三代业医，王从小受医家熏陶，12岁已留心于医学。

医案。明代医案著作已有之，但数量较少。到清代，医案著作大增。医案以具体事实记载了医家医术、医德的真实情况，是医德评价的基本依据。医案著作有个人医案、诸多医家混合医案，前者通常有个人或弟子整理，后者为他人采集多家临床实践汇编而成。整理者多为医家，医案的整理特点可反映作者医家的医德境界。如《续名医类案》作者魏之琇，对每种病症收载数家医案进行比较与鉴别，"采撮既博，变证咸备，充足与江瓘之书互资参考"《四库全书提要》。医家个人医案著作的整理出版既是对该医家医术、医德的肯定，也为后人保存了知识遗产。如叶天士弟子整理叶天士医案《临证医案指南》，王士雄整理徐大椿医案《洄溪医案》，薛雪后人整理《薛生白医案》等。

医话。医话多为医家心得之语，包括阐发经典之蕴含，评价古今医著、派别之高下，述自家治案之成败等，既评价他人医德，又给出个人医德观念。由于医话作品形式多样，不拘一格，能表露心声，所以在清代十分流行。从沈洪瑞等人整理的《中国名医医话大观》看来，明清38

篇医话中，清代医话占有 31 篇。医话作品是清代医家医德评价的重要形式。清代最著名的医话有王学权的《重庆堂随笔》、吴瑭的《医医病书》、黄凯钧的《友渔斋医话》等。如《重庆堂随笔》对明清本草著作评价说："本草自李氏《纲目》及其大成，世界宗之。后有刘氏之《本草述》，倪氏之《本草汇言》……皆各抒心得，多所发明，学者所当互参也。赵恕轩《本草纲目拾遗》，搜罗挈富，辩证多条，尤为李氏功臣。"谈到《医林改错》时说："《医林改错》一书，勋臣先生穷数十年之心力而成者，余非不深佩耶，然而疑信参半，该先生所亲见，皆属有形无气、义冢之尸，气已散者也，加刑之囚，气初散者也。"

序。医书有自序、他序两种。自序中作者多对自己的医术、医德有所叙述，常有自我意识或自我解剖的味道，如徐大椿在《伤寒论类方》序中说："余纂集成帙之后，又复钻穷着七年，而五易其稿，乃无遗憾。"他序更多表现为他人对医家的评述。清代医著中他人作序比较普遍。他序内容多较为客观、可信。如清人记树馥为章楠《医门棒喝》作序："章子积数年细心阅书，博极群书，为之剖厥指，正厥归，缕析条分，发蒙振聩。意若不正之力，生命莫全，不持之严，宗依莫定，盖为医门中护法有如此者。此而不广其传，将偏执艺术，胶固不通者流，方沾沾自诩为有得，安望大发觉悟于当头棒喝下也？"

授官职、给称号。授官职多为官方对医家医德的一种肯定。历代政府都用这种形式笼络德高望重的医家。如徐大椿两度奉诏进京为乾隆看病，第一次因直言质朴受到嘉奖，给予官职，未授；第二次因年事已高，到京 3 日后去世，乾隆赠白金百两归葬。吴谦（乾隆年代人）接受太医院右院判官职，并受乾隆之托主编《医学金鉴》。给称号有两种情况：一是由官方给予术高德望医家的，如乾隆十五年为医家黄元御亲题"妙悟岐黄"匾额，并诏为御医；二是民间给予的荣誉称号，如傅山一心为穷人治病，医术高，被百姓誉为"医仙"，"医圣"；由于叶天士医术高，被民间传为"天医星下凡"。

（2）医德评价内容

清代重视医论，出现诸多著名的医论家。他们敢于对古今医家行为作出评论，扬善抑恶，规范医学发展。喻昌以 74 岁高龄，结合本人医生临证经验著《医门法律》，指出医生在临证时应具备的医德规范，强调对每一症候的处置都要如狱官审案一般，确立是非善恶标准，以"法"来约束医生正确诊治病人，以"律"来判断医生诊断失误之罪责，使医德评价操作化。如他在《明问病之法》中先谈"法"后谈"律"指出："凡治病不问病人所便，不得其情，草草诊过，用药无据，多所伤残，医之过也。"他呼吁用医门法律惩处庸医行为，"尝羡释门，犯戒之僧即不得与众僧共住，其不退心者，自执粪秽杂役三年，乃恳律僧二十众佛前保举，始得复为佛子。当今世而有自讼之医乎？昌望之以胜医任矣"！程国彭著《医中百误歌》对医家诊断、用药、医患关系等行为进行分析，作出正误判断，规范医家行为。如他说："医家误，脉不真，浮沉迟数不分清，却到分清浑又变，胸中了了指难明。医家误，药不中，攻补寒温不对证，实实虚虚误非轻，举手须知严且慎。"（《医中百误歌》载王治民《历代医德论述选择》）徐大椿著《医学源流论》针砭时弊，发前人之未发，言常人所不敢言。他批评养生家"天下人皆不可死"，谓"此言妄也"；作"司天运气论"指出时人所言道听途说，且为拘泥；作"治人必考其验否论"指责今之医者事事反此，惟记方数条，择时尚药数种，以塞责。

清代医家在医论过程中，对医家医德行为进行分析概括，区分出不同的医德评价范畴，为医德评价操作化提供了依据。

其一，名医。清代医家认为名医即知识渊博、技术高超、名声为多人所知的医生。周学霆（嘉庆人）认为，所谓名医，"黑籍除名，丹经注字，儒释道心归一贯，天地人理统三才……其于是症，外有以烛照五运六气之淫邪，内有以洞鉴五脏六腑之亢害。用风药为君，有用之数斤而愈者；用大黄泄热，有用至数斤而愈者；用附子温经，有用至数斤而愈者"。徐大椿在《名医不可为论》中认为：名医技术高，经验丰富，病人对其希望值高，来请者众，由此名医的责任也大。俞廷举认为由于名医难当，名医与时医的区别也应慎重。他认为名医技术高明，医德也好，不可以一病之愈区分名医与时医。因为往往病人被庸医误而入膏肓时才延名医，名医出于人情开方治疗，但已经晚矣，而不明理直人就把病人之死归于名医，庸医反而无责。史典在《愿体医话》中讲到名医："吾乡向有常年施诊之局，而延请名医，务宜崇实，务图修俸之廉，务尚虚名之辈，当求实有学识而敦品行者，庶不虚其利济之功。"这里的名医其含义乃是指有高超技术和一定修养之人。

其二，良医。清代医家认为良医即是医德高尚又有一定技术的医生。黄凯钧在《友渔斋医话》中说："且丈夫之于学也……能及小大生民者，固惟相为然。既相不可得矣，夫能行救人利物之心者，莫若良医，果能为良医也，上以疗君亲之疾……在下而能及下大生民者，舍夫良医，则未之有也。"这里讲的良医突出了他的活人一面。王清任在《医林改错》自序中对良医要求较高，他认为良医不但有一心救人的思想，而且能积极探索，追求真知。"治国良相世代皆有，著书良医无一全人，其所以无全人者，因前人创著医书，脏腑错误，后人遵行立论，病本先失，病本既失，纵有雕龙之笔，裁云补丹之能，病情与脏腑绝不相符。"华岫云在《临证指南医案》中指出：故良医处世，不矜名，不计利，此其立德也……如范文正公虽不业医，而其所言不为良相，即作良医者，斯纯以利济为心者也。周学霆所说草医也属良医之列："草医何以敢与明医抗衡哉！是症经验之方，有用之一世者，有用之二世者，有用之三世者……举凡玉女瞬菇，鸡头鸭脚，无非逐风燥湿去寒之品。妙手所得，适与是症相当，而与明医吻合。"草医一心在民间为民却病，不重名声，疗效好。

其三，时医。清代医家认为时医是那些追求名利、徒有虚名、不学无术之辈。吴瑭在《医医病书》中说：时医又骄又吝，妄抬身份，重索谢资，竟有三百金一日，请不至者。俞廷举在《金台医话》中作时医叹：一书不读任意为，其中更多白丁子。纵有儒者强观书，数卷便谓道在是。於戏！阴阳虚实了不知，草菅人命可悲矣！君莫齿，君不见招牌高挂长安市，牧猪奴亦为此。徐大椿认为时医就是赶时髦，迎合时风，不学无术之人，"若趋时之辈，竟以人参、附子、干姜、……等峻补辛热之品，不论伤寒、暑湿，惟此数种，轮流转换，以成一方，种种与病相反，每试必杀人，毫不自悔……今之所学汉人之方，何其害人如此之毒也。其端起于近日之时医，好为高论以欺人"。周学霆所说的大医属时医之列："世之所称大医者，我知之矣。非医大也，补大之也。补何以大，药大而医亦大耳。其出门也，衣轻策肥，扬鞭周道，意气可谓都矣。其诊脉也，凝神闭目，兀坐终朝，经营可谓苦矣……"赵学敏把"乘华轩、繁徒卫、峨高冠、游权门、徒虚名"的官医视为时医。傅山所讲的"胡医"、"奴医"应是时医，因为他们为了名利，甘愿以敌人为友。

其四，庸医。清代医家认为庸医即是不学无术，水平低下，对病人生命不负责任的医生。俞廷举在《金台医话》中把庸医视为福医，本身不学无术，但有时偶有治好病人全凭运气。"庸医医好人，而不知病之所以好，医死人，而不知病之所以死者。"顾炎武（1613～1682）认为庸医随着时代也在变化。古时的庸医由于技术差往往把人治死，而今天的庸医不把人治死，也不把人治好，"今之时庸医不杀人，亦不活人，使其人在不死不活之间，其病日深而卒至于死"。沈金鳌讲到庸医时说："医者以庸陋之资，胶执之见，贪鄙之心，相与从事，甚且读书而不通其义，虽浅近之语亦谬解讹传，吾见其治一病必杀一人。即或有时偶中，侥幸得生，在医者并不知其所以然；犹张目大言自据其功，以为非我莫治，不亦可愧之甚矣。"叶天士对庸医的定义是：茫无定识，假兼备幸中，结和平以藏拙，甚至朝用一方，晚易一剂，而无有成见。

清代医家针对个体医家医德评价内容丰富，不仅在学术医德方面而且在临证医德及日常操行方面也有诸多墨迹。

《四库全书提要》赞扬喻昌著《医门法律》规范临证者行为，给临证者责任和压力："昌此书乃专为庸医误人而作，其分别疑似，既深明毫厘千里之谬，使临证者不敢轻尝；其抉摘瑕疵，并使执不寒不热、不补、不泻之方，苟且依违，千延致变者，皆无所遁其情况，亦可谓思患预防，深得利人之术者也。"徐大椿向人推荐尤怡的治学经验："尤君在泾，读书好古士也，而肆其力于医。于轩岐以下读书，靡昕夕寒暑，穿穴几遍，而以己意条贯之，其间凡有所得，笔之于书，日月既多，卷帙略定。"陈懋宽（康熙人）在《伤寒大白》序中赞扬秦之桢不仅学术水平高，治疗技术好，而且不失人情："皇士秦先生，云间奇士，早负宿慧，学儒者之学，贯通百家，有心济世，不以医名而业日日以精，迎浮云，窥深涧，怡神消息，了然心手之间；辨乎阴阳，分乎内外，验气运之推遷，因时度宜，以不失人情。"田鼎祚（乾隆人）赞扬章楠的治学态度："章子笃嗜性命之学，参儒释之理。故于医也，溯流穷源，力究十余年，未得其绪，而志益锐。久之，豁然悟轩岐之旨，犹未尽仲景变化之用也。今又潜心十余年，始有左右逢源之乐。乃其虚怀不敢自是，南北足迹所涉，凡同业绩学者，莫不咨访就正。而经旨既明，灼见诸家之偏，伤流弊之害，冀有以补救。于是择其尤者而表明之。"诗人袁牧羡慕徐大椿的学识、人品，在《徐灵胎先生传》中写到："每视人疾，穿穴膏肓，能呼肺腑与之作语，其用药也，神施鬼设，斩关夺隘，如周亚夫之军从天而下。诸岐黄家目瞪心骇，贴贴折服，而卒莫测其所以然。"清代医家在对医家医德评价中，十分注重医家日常操行评价。叶天士好友沈德潜评价叶天士："居家敦伦纪，内行修备，交朋忠信，人以事就商，为剖析成败利钝，如决疾然，洞中窥会，以患难相告者，倾囊拯之，无所顾籍。君又不止以医擅名。"（《中国明代哲学》）田鼎祚描述章楠："章子性恬澹，不屑奔竞形势。向游于粤，当道多折节交之，章子遇之泊如。其待人宽恕，行事磊落，未尝稍有苟且。尤怡聪明好学，性格沉静，淡于名利，师从苏州名医马俶，马俶晚年得怡，喜谓妻曰：吾今日得一人，胜得千万人矣。"彭兰媛（道光年代人）为《归砚录》作序称赞王孟英之操行："王公孟英，博雅君子也，储八斗之才，富五车之学，而尤长于医，疗疾之神，人莫能测……侧隐常存，卓识敦行，诚人所能及也。"丁宝铨在《霜红龛集》序中评价傅山"奋激"，"慷慨"，"倔强"，"谲定"。

清代医家自爱自谦，常自我评价，自我总结。如吴瑭著《温病条辨》被后人视为温病学派支主皋，而他自己则自谦："诸贤如木工钻眼，已至九分，瑭特透此一分，作圆满会耳。非敢谓高过前贤也。"王维德对自己四十年临证实践评价："历证四十余年，临危者救之，初起者消

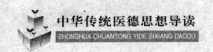
之，疼痛极者止之，溃烂不堪者敛之，百治百灵，万无一失。"王清任深感解剖未明脏腑，时时提醒自己，在北京开知一堂药铺，并自拟一联"也开小药铺，学着糊弄人"来自嘲。徐大春死前自拟墓前对联"满山芳草仙人药，一经清风处士坟"。

清代医家重视医论，强调进行医德评价的意义。医德评价形式不拘一格，尤其是医案、医话著作的大量涌现和医学期刊的产生为医德评价提供了宽阔的平台。清代医家医德评价追求可操作化，奖善罚恶、责任自负有向职业道德发展的趋向。清代医家对医德评价范畴的刻画较为具体，对医家自行画像，提高医德修养颇有意义。清代医家对他人或自己的医德评价是医德评价理论的具体应用。尽管涉及面较广，但多数评价还算客观。

（四）讨论

1. 清代政府医德之评价

清代前期政府医德观具有较强的民族倾向和政治倾向。在保证医学皇室至上基础上十分重视医学对皇权的意义。皇权高于一切，医学服从政治，决定了清代政府医德观水准。但在如此的医德原则下，清代政府医德观客观上也有进步的一面。

清代前期政府不断探索宫廷医政机构的改革。废除明代南北太医院制度，削减为太子、宫妃、地方王爷设立的医药组织，突出太医院对皇室的责任，增强太医院总管全国医政的功能。这些改革压缩了开支，协调了机制，增强了功能，对国家医药卫生进步有积极作用。清代前期政府积极发展痘科，在太医院医学 11 科中占有 1 科，在历史上绝无仅有。康熙、雍正、乾隆等地支持和奖励种痘。民间医生在官方舆论下研究和改进人痘技术，致使人痘技术在当时世界上处于领先地位。清代政府支持该技术外传俄罗斯、韩国等国，表明了政府的仁德。清政府重视民族药材资源保护，对民族医药基地长白山野生人参区进行立法保护，驻兵把守，这一做法历史少有，对今天制定地道药材保护政策有积极意义。

清代政府发展痘科，保护儿童健康的同时，对老人保健有较多关注。康熙、雍正、乾隆三帝曾先后多次举行"千叟宴"和敬老活动，对社会重视老人颐养保健，客观上有促进作用。清代政府把编著医学教科书、由政府主持校对、整理医籍作为政府的一件大事，他们投入较大财力、人力从事这项工作，这对保存经典医籍，促进医药事业发展有积极意义。清代前期几位皇帝重视医学，但对与医学相关的邪术持拒斥态度。他们不但对邪教、医卜、星相加以革除，而且对隋唐以来各朝设为官方医学的祝由、书禁也给予否定。由此可知清政府医学态度有一定进步性。

清代政府医德观在经济繁荣、东西文化急需交流情况下表现出诸多不适。首先社会抚恤、军队抚恤缺乏一贯政策，或成为祖训，随意性大，致使到乾隆后期、嘉庆、道光时，前期的抚恤组织已不复存在，饥民、灾民和受伤兵士得不到安抚。其次防治流行病不力。整个清朝前期由于经济繁荣、城市无限制扩大，卫生条件差，致使流行性疾病不断爆发。据史料记载在前期 200 年内，大的疫情有 79 次。除天花外，清官方的防治措施是不得力的。第三，政府干涉医学学术，以政治观点裁定医学著作，一定程度上制约了医学发展。清廷组织编辑医书有进步一面，但在医籍整理和医书编写中，对持有民族思想的医家著作不给收录，对持不同政见的医家进行无情打击，客观上使官方编辑的医书失去权威性。第四，清廷在吸收西方医学方面持一种矛盾态度，一方面在宫廷接受西方医学，另一方面竭力阻止西方医学向民间传播，致使在近代科技革命影响下的近代医学不能及时传入中国，促成中国医学革命。最后，清廷不重视医学教育。宫廷医学教育规模小，并有收缩趋势，到道光时原来的十一科只剩下七科。地方医学教育有名无实。把医学留给民间，以师徒传授形式进行，如果说明代还能适应社会需要的话，那么到了清代，由于经济繁荣、人口剧增，疾病种类增加，国外医学大量流入的情况下，已经阻碍了医学的发展。

总体上讲，清廷以皇权需要处理医药卫生事业。清廷立法护法长白山人参出于对祖宗根基的尊重。清廷推崇医书编辑，出于规范医学，限制医家视野，利于集权统治。清廷发展痘科直接原因是入关前，天花使满清人深受其害，据传顺治帝死于天花。清廷限制西医向民间流传是想树立中华文化的特殊地位和尊严，巩固皇权。道光帝废除针灸是因为针灸不雅，不符合封建道德……以上这些做法尽管客观上或许表现出有益于社会的一面，但实质上是不利于医学事业发展，不利于社会进步。

2. 清代医家医德之评价

清代前期社会的多种矛盾在医家医德倾向上也有表现。经济发展、市场繁荣，海外医学以不同形式传入国内要求医学创新、发展，在医德倾向上表现为医家要接受百家，打破门户之见，开拓创新，迎接新挑战。可是清代官方保守反动，以皇权统治国民，以封建意识愚弄国民，限制医学发展，在医德倾向上要求崇古尊古，维护旧道德。这种矛盾要求使清代医家医德表现出多色格调。

清代医家对医学实质的探讨较为深入。他们对医学之医从意、艺、易、理、法、方、药等多视角进行透视，给人们展示了医学包含的丰富内容。在对医学本体论分析的同时，清代医家注重分析医学复杂的认识和伦理本质。清代医家对医学本质的认识是全面地、进步的，为后人选择医学职业，进一步开拓医学有指导意义。清代医家对医生职业责任的论述有四条：其一救死扶伤，一心赴救，等心施治，不秘方，不图报；其二研究医理，追求生命运动规律，博极医源，获得真知；其三著书立说，普及医学，提高民众卫生能力；其四扬善抑恶，优化医学发展环境。与明代医家相比，清代医家把后两点也视为医生的责任，显然对医学发展有进步意义。清代医家对医德关系的研究不像明代医家那样广泛和教条。但清代医家注意从更深更高的角度把握这一关系。所谓深就是清代医家注意把握医德关系的本质。如喻昌把"笃于情"视医德关系的核心原理，认为医生要对病人笃情，或者竭力培养与建立感情，是建立和谐医德关系的基本要求。夏鼎也提出对病人有恻隐之心，医生才可能在行动上一心救治病人，并拒斥庸医。所谓高，就是一方面清代医家注重对贫苦病人治病，认识到医家医德水平高低可从对贫苦病人的态度来体现；另一方面清代医家重视医生与社会的关系，把医学发展，民族存亡联系起来，强调要关心医学发展环境，主持正义。清代医家在医医关系的认识上不仅仅强调在医患关系基础上尊重同道，不相诋毁，而且突出门派间的相互借鉴，取长补短，共同发展。清代医家对传统义务医德观念持怀疑态度，认为医患关系中，医者、患者各有责任、义务，并对患者义务进行探讨，强调各尽其责基础上增强理解、合作。另外，面对日益繁荣的资本主义经济，清代医家也注意到医患关系中利的意义。如徐大椿尽管说谋生计学医不可取，但他认可医家通过医术水平获取的利，"况果虚心笃学，则学日进，学日进，则治必愈，而声名日起，自然求之众，而利亦随之。若专于求利，则名利两失"。最有特色的是清代医家对传统的泛生论观点提出怀疑，强调医病要看对象，对贫苦人要尽心有加，对富人治疗而不卑躬，对胡人拒绝治疗。总体上看，清代医家对医患关系的认识跳出了明代紧紧围绕临床医患关系命题的框框，显得清代医家医德在宏观上的进步。清代医家在医德修养标准上重视德、术统一；在医德境界描绘上突出精神境界，当然这种描绘有点理想化。在医德修养渠道上，清代医家较有特色，他把读书、临证、慎独反思和著书视为有机联系的四个方面，显得系统而可行。但是他们同样没有摆脱良心、鬼神、上天等虚无实体因果观念的制约，这在一定意义上妨碍了医德的进步。

清代医家在医德实践方面有诸多值得后人学习的方面。其一，重实效。清代医家在学术研究上"无证不信"，"审求确验"，"非欲后人知我，亦不避后人罪我，情愿医林中人眼底光明"；在临床实践上，追求客观化诊断，突出有验，解决问题；在医学教育方面，讲求医书通俗化、易读化。其二，重创新。唐大烈办医学期刊，开世界医学之先；王清仁打破轻视解剖研究传统，开辟实验医学道路；清代多位医家改进人痘技术，使其达到当时世界最高水平；瘟病四大家突破伤寒论框框，开创中医理论新天地。其三，重社会。清代医家向社会公诸经方、验方、秘方；著书立说普及医学；重视妇幼、老人健康；揭露鸦片、烟草之危害，研制戒烟之法。其四，重规范。清代医家注意诊断中的四诊合参和医案记录及整理，在诊治中讲原则，有"法律"；在学术研究中不盲从，不阿权，既谦恭不躁，又持之有故；在卫生保健中，立规矩，定原则，

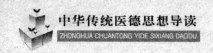

既注重养心、养神，又反对迷信和滥用补药。其五，重修养。清代医家不论著书、授徒，还是临证、养生保健都重视德行修养。清代医家著书不忘答谢，自谦；选徒不忘择善，教书不忘育人；诊病首先强调对病人笃情；养生重在修身怡性。其六，重科学。敢于怀疑，追求真知，讲求民主是科学之基本精神。清代医家尽管还不知道科学的真正含义，但科学精神已有具备。他们考证经典，敢于怀疑先贤，独创新见；他们著书立说以实践作为标准，不苟同无验之谈；他们治病临证不为传统局限，积极讨论舌诊、斑诊等新方法，但对传统的手纹诊保持谨慎；他们倡导学术争论，清代前期的医学发展一直在争论中度过，如《伤寒论》研究中的错简重订派与维护旧有编序派的争论；内科学理论中徐大椿、陈修园等与温补派的争论；伤寒论与温病学的争论；外科化脓性感染是否应手术的争论等。但是必须指出，清代医家医德实践中也存在不少落后的一面。在学术实践中，清代医家喜欢著述，但多为留名，尤其是一些人在考证经典时，喜欢标新立异，首先批判前人一通。另外清代医家多数保守、崇古，即便是敢于创新的医家也多在《内经》、《伤寒论》的框架下有所发挥，而事实上西医向中国的传播在明代已经开始。正是保守导致清代前期中医开花多结果少，呈泡沫状态。在诊断实践中，清代医家追求客观化诊断，不断探讨症的标志，是一个正确的方向，但是这个方向并没有建立在实验基础上而更多建立在经验猜测基础上，尤其是一些医家离开四诊合参，一味相信新的客观化标志，更是害人不浅。在医学教育实践中，清代医家如叶天士、徐大椿等对进入医门之人要求过高，使一些有志学医之人望而却步。事实上，教育是逐步培养的过程，即使一般人一旦学医，如果老师能负起责任，严格要求都可成才。在专科实践中，清代医家对清初以来盛行的温补医学传统批判太过，有失公正；清代医家重视妇幼科有目共睹，但一些医家，如黄凯钧提出"不用堕胎药"，尽管从重生角度看是正确的，但从生命质量观点来看未必全面；清代医家比明代在外科上更强调用药，反对手术，这对外科进步有负面影响。在卫生保健实践中，清代医家重静养、神养，反对动养和用补未必恰当。

清代对医家医德的评价所用形式多于明代。这对于清代医德进步有现实意义。清代医家多数并不看重官方的征用以及给予的头衔。有的甚至隐姓埋名拒绝征用，即便是应邀为皇帝治病也不愿为官。在诸多清代医德评价形式中，医话、地方志成为清代医家医德评价的主角。地方志以小传留世，简明可信；医话可发表医家自己的意见，纵横古今，对照百家，使评价深入。在医德评价内容上，清代医家对医德评价范畴的认识上高于明代。如他们分析名医、良医、时医、庸医的特征，把人们通常所讲的明医、草医、走访医、大医、官医、福医包于其中，使从医者对号入座，自我监督。另外，清代医家重视医德评价中的归罪原则，在建立一定的规范后，按规范接受罪责，使医德评价向操作化、职业化发展。

3. 政治、经济、思想文化对医德形成之影响

清代集权政治登峰造极，政府职能呈异化趋势。因为满清人对多于其数倍的汉人采取既使用又怀疑态度，所有政策的推出首先考虑其对皇权的意义。清廷调整宫廷医药机构，扩大太医院职能，增强太医院对全国的医药卫生事业的领导地位，是清代中央集权在医药卫生领域的体现；集权政治要求社会意识的高度统一，官方按政治需要，编写《四库全书》、《古今图书集成》等引导民间医生走向古文字堆，兴起对医学经典考据的热潮，以古为师，厚古薄今，影响了医学道德进步；出于政治专制，清代大兴文字狱，扼杀医家创造精神，致使清代医书多多，但创见了了，医学呈泡沫趋势；清廷加强政治专制，对主流汉文化外的宗教、学说、技巧持拒斥态度，视其为邪教、妖术。如清廷视祝由、禁咒等为邪说，并把其逐出医学；清廷出于政治需要，推行愚民政策，对西方医学采取用而不学政策，他们建立的地方医学机构有名无实，对宫廷医学也进行多次压减，由清初 11 科经过 3 次压缩，到道光二年只余 7 科；清廷以皇帝一人所爱处置医学，使医学发展出现无序状态。如，康熙本人深受天花之害，对种痘特殊关照，所以痘科被列入医学 11 科中；道光帝因感到针灸袒露肌肤，不雅，而把它逐出官方医学。但是，任何行为都可从两个方面去把握，清廷的一些行为客观上也带来一些益处。正如前面所讲，如康熙个人经历使他对种痘技术特别重视，导致了清代

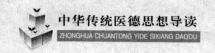
人痘术进步。还有清廷编著医书、打击邪术、保护长白山人参资源等都有利于医学卫生事业发展和医德进步的一面。

清代前期，由于推行休养生息，发展生产政策，经济很快得到恢复、发展。但是乾隆后期以来，面对商品经济繁荣，外国资本大量进入，清廷继续维持封建经济体系，经济开始衰退。但整体看来，鸦片战争前，清代经济政策基本适应国家发展的情况。这种经济状况对清代医学及医学道德的影响是深远的。第一，清康熙、雍正、乾隆三朝经济繁荣，清廷在强大的经济支助下，在疫情防治、军人医疗，社会抚恤和医书编写等方面给予较大关注，建立了较为完善的医药卫生体系。在乾隆后期以至道光，经济衰退，清廷医药卫生机构废弛，不但新的医药卫生政策不能制定，即便是原来的设施也被取缔。第二，生产发展，商业繁荣，大量人口流向城市，以发达城市为基地形成诸多地方医学中心，如江苏孟和医学中心、浙江绍兴医学中心、广东广州岭南医学中心等。这些地方医学是世医传统与地方经济相结合的产物。它的存在对传承传统医学，推动医德进步颇有意义。第三，农业、手工业、商业的发展，人口大增，而卫生条件没有得到相应改善。疫情不断爆发，在清廷无所作为的情况下，清代医家肩负起救民利世之使命，通过不断临床研究，创立了瘟病学说，使中医学推向新的发展阶段。第四，清廷不注意对外平衡贸易，致使乾隆以前，出口多，进口少。在进口得不到官方许可情况下，外国资本开始采用最赚钱的走私鸦片活动来平衡贸易。这不仅破坏了我国的经济秩序，而且摧残了百姓的身体。面对这一情况，多数医家揭露鸦片危害，积极投身到禁烟、戒烟、研制戒烟良方的活动中，呈现出爱国救人的良好风范。第五，手工业、商业的繁荣使一些人投资印刷出版业，使医书出版变得容易。在经济发达的江南、岭南地区，印刷作坊增加为医家出书带来方便，由此激起医家著书立说，流传后世之动力，这样的正循环是导致清代医学繁荣、医德进步的原因。第六，经济繁荣、富人增加，贪生、重生引起的养生补养之风日盛，滥用人参，吞石服金，时有发生。清代医家多数对此持反对态度，如徐大椿的人参论可谓对此的揭露一针见血。最后，商品经济发展，一方面等价交换、公平交易成为人们共识，这助长了医患关系中的买卖因素，对传统义务医德提出挑战；另一方面也助长了拜物重利思想，甚者唯利是从的时医、庸医行为。清代医家在这些问题的看法上，表现出进步的一面，他们批判时医、庸医，又不回避正当的利的获得，提出诸多适合社会发展的医德规范。

清代思想文化保守、僵化，学术研究受到抑制。首先，面对日益兴起的科学技术的传入，清廷采取用、抑并举态度，一方面用其实用的一面来维护皇权，另一方面为了突出中华之大，皇恩浩荡，竭力把其纳入汉文化之下，指出"中体西用"，"西学中源"之说。这种夜郎自大、不求甚解的态度，不仅存在于士大夫中，也影响着民间医生。西医从明末已流入中国，但到鸦片战争前，国内医生对其了知者却为数不多。其次，清廷以儒学立国，倡导孔孟，笃信程朱、陆王之学，科举取士以儒学为主，把诸多优秀人才引向习儒为官之道，但客观上也提高了医学人才的素养。儒生以"仁爱"为本，在仕途受挫，或"仁心"突现时，一些人转向习医。"仁爱"、"格物穷理"引导医生一方面不断提高医术水平，另一方面又以圣人为模努力修行。但是理学的"天理"、"人欲"，心学的"良知"、"静悟"又不同程度地禁锢着医家思维，影响医学及其道德的进步。第三，清代乾嘉时期考据学兴起，大量知识分子被引入古文字。这对医学经典的阐发和保存颇有意义。但是医家的创新精神被引向过去，就不同程度地影响对当时诸多医药卫生问题的解决，尤其是对引入中国的西医的研究。另外日益僵化的考据之风又使医家要么走向经院哲学的无休止辩论之中，要么走向以批判前人，追求新奇、引起同行轰动的俗习之中。整体看来考据之风对清代医学发展，医德进步害大于利。第四，明末脱胎于王学的实学，在清代思想文化界占有重要位置。一些实学家作为明代遗臣，在拒绝官方征召的同时，继续著书立说，宣传实学思想，实学对清代医家的影响是巨大的。清代医家重实践，讲实效，重解决问题，不图虚名就是实学思想的反应。清代医家不断改进人痘技术使之达到精湛；考据学者坚信"不以人蔽己，不以己自蔽"，王清仁重解剖研究，"著书不明脏腑，何异于盲子夜行"，均得益于实学之

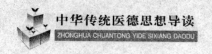
影响。最后，思想启蒙运动有力地激起了医家的社会意识，升华了清代医家医德境界。清初有明代遗臣引发的对明亡原因的思考，提出诸多启迪民智，追求民主、变革社会的进步思想。这些思想激进、开放，振奋人心。一些医家受其影响，关心社会改革，同情百姓疾苦，反对封建专制，如傅山、高鼓峰、吕留良等。这些思想不但影响着清初医家，对后来医家仍有影响，如徐大椿、章楠、何其芳等关心医学进步，批判社会风气，敢于主持正义。道光时面对日益衰退的社会，由龚自珍、魏源等人再次发起思想启蒙运动。这次运动为西医大举进入中国，使诸多医家接受西医，甚至提出中西医互通思想，打下理论基础。中医由此开始步入现代化进程，医德的进步也加快了脚步。

七、明清时期医德思想之传承

(一) 明清医德发展的基本线索

明清医德发展有两个线索。一个是政府医德观发展线索，一个是医家医德发展线索。这两个线索有一定相关性，但非完全一致。从政府线索看，明代前期太祖到宣宗，生产恢复，经济繁荣，中央推出一系列医药卫生政策，政府医德呈上升趋势。英宗以降，一直到正德年，宫廷斗争尖锐、特务专政，官方无暇顾及医药卫生事业，社会抚恤得不到保障，医官捐任成风，政府医德水平下降。正德年后期开始直到万历中期，随着政治、经济改革日见成效，政府对医药卫生事业的关注得到提高，地方医学快速发展，军队、社会医药抚恤政策完善，疫情防治措施得力，医官捐任制度被废除，政府医德呈上升趋势。万历中期到明亡，由于内忧外患，政府医药卫生政策得不到有效落实，政府医德徘徊不前或稍有下降。进入清朝直到乾隆中期，清政府对明代政府医药卫生政策进行吸收，推出适应新形势的医药卫生政策，但是由于政治集权登峰造极，使提高医德水平的努力难有成就。整体看来，其医德水平有所提升，高于前一阶段，但低于正德到万历中期阶段的水平。乾隆后期以降直到鸦片战争，政府对医药卫生关心较少，并推出更为保守的医药卫生政策，原来好的医药卫生政策和设施被废除，政府医德水平急剧下降。从医家医德线索看，从明太祖到正德年，由于政治集权，特务专政，理学发展到僵化地步，医学发展缓慢，医家传统保守，医德观念因循前朝，医德水平不高。正德年以降，随着心学、实学相继兴起，商品经济繁荣，社会开放，西方文化受到士大夫追捧，医学得到快速发展，涌现诸多医家、医著和医说，有关医德问题的探讨得到重视，医家医德水平得到提高。进入清代直到乾隆中期，尽管集权政治对医学发展有阻遏作用，但受明末实学思想和社会启蒙思想影响，医家对新形势下的诸多医德现象进行思考，提出许多对医学发展有促进作用的医德观念。整体上看，医家医德水平继续呈上升趋势。乾隆后期以来，随着社会矛盾的加剧，经济的衰退，医学发展变慢，医家关于医德的探讨也少了，医家医德水平处于徘徊状态。由上看来，除少数阶段外，医家医德与政府医德水平基本一致。但在一些时期，由于政治作用太过，常使二者出现偏差。

（二）明清医德的特征

1. 明清医德整体特征

明清医学道德是明清社会意识的组成部分，作为社会意识的内容，它具有社会意识的一般特性，即历史继承性、时代特色和民族个性。

（1）历史继承性。无论政府医德观还是医家医德都留有中国前期朝代医德诸多痕迹。由历史看来，中国传统医德体系形成于秦汉，成熟于唐宋，明清医德是唐宋医德在封建社会没落期的延续。尽管为了适应社会的蜕变，它对成熟的唐宋医德体系有所突破，但其根本的医德观念、医德形式没有发生改变。如，朝廷关注医药书籍整理一事。秦始皇焚书不烧医药文献，北魏皇帝指使御医编写《药方》110 卷，唐朝皇帝主持、颁布《广济方》、《新修本草》，宋朝皇帝攻城掠地不忘抢救医书，并下谕成立校正医书局出版多部医书，明清皇帝继承这些做法先后完成《永乐大典·医药篇》、《本草品回精要》、《古今图书集成·医部全书》、《四库全书·子部医家类》、《医宗金鉴》等医书；民间医家医德评价一事。成书于秦汉的《黄帝内经》中提出医有上工、中工、下工之分，唐代孙思邈《大医精诚》对庸医、良医行为作了具体描述，宋代《小儿卫生总

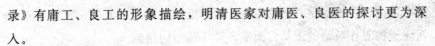

录》有庸工、良工的形象描绘，明清医家对庸医、良医的探讨更为深入。

（2）时代特色。医学道德是放映社会医药卫生现象的一个侧面，不同时代的医药卫生事业有着自己的特殊性。医学道德显然不可能回避这一特殊性。明清作为中国封建社会的后期阶段，内部矛盾十分尖锐。为维护没落的封建社会，中央集权政治达到历史顶峰，工矿业、商业发展迅速，资本主义经济成分萌发，人口流动，城市膨大，新型疾病不断爆发。在外部，外国资本主义实力日益强大，资本、文化不断渗入。所有这些不可能不影响医德意识和医德实践。如，明清诸多医家受集权政治影响，因循守旧的一面尤为突出，他们崇古尊经，大兴考古之风，攻击解剖研究，反对化脓性外科手术等。

（3）民族性。医学道德作为社会意识形态内容，其阶级性、民族性较为明显。因为医学本身的工具性一面和道德的民族性一面的结合使医学道德的民族性倾向更强。汉民族作为中华民族的主体自古有礼仪之邦之称。儒学"仁爱"思想是中华民族意识的基本因子，在我国儒医是医家主流，他们著书无一不在卷首呈上自己的医德信念，德在术先是他们的明箴。尽管明代医德吸收了蒙古人的意识，清代医德融会了满人的观念，但整体上医学道德仍以儒家思想为核心，并拒斥非民族观念的渗入，如西方实验医学从明末就向中国渗透，但直到鸦片战争前，多数医家不予接受，原因是其解剖观念、非接触诊断等背离儒家"仁爱"观念。

2. 政府医德观特征

明清时代是我国封建社会发展的后期阶段，两朝的社会大背景有诸多相似之处，这就决定了两朝官方医德相似性一面。

（1）医学政治与医学道德混为一谈。明清两朝皇帝都把医学当作政治统治的工具。他们制定医学政策首先考虑其对政权的意义。当经济情况好转时，就关注一下医学，当经济情况衰退时，就对医药卫生置之不理。官方编写医书，以政治需要裁定内容，规范医家言论。有时推出一些医学卫生政策完全是为了显示皇权力量。事实上，医药卫生是政府的

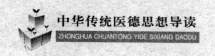
基本职能，发展医学、防治疾病、预防疫情是政府的天职，官方不能把医学道德看作政治的工具，而应该看作政治的目标。

（2）医德主体等级森严，皇族至上是明清政府医德的基本原则。明清统治者对医药卫生的享受者有着等级要求。皇族、宫廷为第一等级，为此不论明朝还是清朝都重视太医院的建设、医官的选拔和宫廷医学设置；官员、军队为第二等级，明清朝廷制定了严格的军队医药卫生抚恤政策，均把他们的用医置于太医院管理之下，即便在国家经济衰退时，仍保持着这些政策的执行；贫民、百姓为第三等级，官方在正常情况下是不管百姓医药卫生的，只有在疫情横行时才做一些医药抚恤活动。

（3）皇帝对医药的兴趣影响该时期的医德水平。明清都是封建社会中最具专制的时期，皇帝的癖好对国家的发展影响极大。明清两朝都有钟爱医药的皇帝。如明世宗酷爱医学，在疫情横行时，亲验方制作"济疫小饮子"，积极组织防治疫情，革除医官捐任制度等，使明代官方医德水平达到较高状态；清代康熙帝热爱医学，研究西方医学体系，邀请西医讲课，推崇中医四诊合参，积极推动人痘技术的改进，资助编写医书等使清代官方医德水平取得较大提高。

3. 医家医德特征

明清医家医德是中华传统医德的延续，同时也有自己关注的方面和对传统医德的突破。

（1）尊重人的生命，但不认同义务论医德。《内经》上说"天覆地载，万物悉备，莫贵于人"。受这一观念影响，历代医家把医生当作活人的职业，"人命至重，有贵千金"，"医道，古称仙道，实为活人"，遇到病人总是不计报酬，普通一等，千里赴救。明清医家坚信这一传统，提出诸多重生观念。如，陈实功提出《医家五戒》、缪希雍作《祝医五则》、张璐作《医门十戒》等。但是不少明清医家对狭隘的义务论医德观念提出疑问，认为医家不要把救人只限于救眼前的个体病人，而是要救更多的病人、未来的病人，著书立说，广传秘方，培养后人；对病人不是无差，而是有差，对贫苦病人要尽心救治，量力捐赠，对富人病人要不求别图，对欺压人民的人要拒绝救治；对病人不尊重医家，不听医家意见的，强调责任自负；提出尊重医家救治病人基础上的正当利益。

（2）强调医家主体的自我完善，但不回避因果观念的作用。传统医德对医生职业有较高评价。古今医家具有高度的职业荣誉感，"不为良相则为良医"，"古之圣人，不拘朝廷，必隐于医卜"。这种极高的地位是建立在仁爱救人基础上的。而真正做到仁爱救人是向医家提出很高的道德要求。所以传统医德中关于医生提高医德修养的论述较多。明清时代封建礼教不断受到挑战，而集权政治又极力推崇封建礼教，如何在新的情况下建立和完善医生修养体系，受到明清医家重视。明清医学大家以理学、心学、实学为理论基础，提出诸多主体自我修养的渠道。如李梴著《习医规格》、龚信著《明医箴》、孙志宏著《业医须知》、喻昌著《医门法律》、程国彭著《医误百歌》等向医家们提出主体修养要求。但是不可否认明清医家主体自我完善渠道受心学影响较大，良知、上天、阴德、后世、冥冥世界作为修养的平衡点的角色占据重要位置，不少医家笃信佛道，重视慎独、顿悟，使主体自我完善带有宗教色彩。

（3）重义轻利仍是价值取向，但义利并举受到关注。传统医德在义利之辨、德术关系问题上重义轻利，贵义贱利，先德后术是中国传统医德关于价值观的主要倾向，也是明清医家医德的主流。如，明代陈实功说："凡病家大小贫富人等，请观者便可往之，勿得迟延厌弃，欲往而不往，不为平易，药金毋论轻重有无，当尽力一例施与。"清代医家黄凯钧在《医家功德》中说："不因酬薄迟滞前往，不因祁寒暑雨惮于远赴，可以步行不必舟舆，费人财物，不待药资然后发药等。"但是随着商品经济的繁荣，等价交换意识得到人们的认同，一些医家认为回避利益可能使医患关系虚幻化，所以诸多明清医家倡导义利并举，倡导正当利益。如，明代医家缪希雍说："纵有功效，任其自酬，无责其厚报。"清代医家颜元提出"正其义以谋其利，明其道以计其功"。

（4）医德探讨趋向实用化、操作化。中医是一门科学，更是一门人学。它对人的研究是全面的、立体的。每个医家著书立说都字里行间留有医学本质、医生责任、医生修养、医生实践评价等内容。由于中医的这一特色，医德体系早在《内经》中就已初具。然而，受日益僵化的儒学影响，明代前的医德探讨，内容空洞，富有理想色彩，与社会脱节。如孙思邈把重生主义发展到极点把生命宝贵推向生命绝对；元代医家周贞把重义发展到极端成为"尚义去利"，"为人若嗜欲，至于视利，轻至如粪土"。若病家询其药金几多，他却发怒道"吾愈人病，未觊其利"，并将诊金退还病人。明清医家结合临证实践研究医德，提出的医德观念切实可行。尤其是清代医家对其研究使医德趋于职业化，如喻昌所著《医门法律》全书对各种疾病的每个环节，分门别类，先谈正确的诊断方法——法，再谈诊断中应避开的错误——律。

(5) 尊古崇经，以古为师。《黄帝内经》标志着中医理论体系的诞生；《伤寒杂病论》确立了辨证论治体系，使临证医学趋于完成。二者在理论、实践上的完善结合使中医过早地处于金字塔的顶端。中医学的过分早熟使后世医家不可能再建立新的体系，而只是对金字塔顶望尘莫及，这就为中医学留下两方面的工作：一是对以往的成功经验的重复，肯定其合理性；二是用旧理论解释新经验。秦汉以来，医家做这两个工作很成功。中医理论体系的历史成就，以及对后世医家在理论、实践中的指导作用使后世医学在对待今与古的态度上作出唯古是从，唯经必尊，以古为师的道德选择。明清作为封建社会后期，集权政治趋于维护旧秩序，更是倡导推古崇经。所以，明清医家比历史上任何朝代都更保守。他们对经典诠释、解读阐发投之极大兴趣。明清对《伤寒杂病论》的研究出现多家，只是整理方式的不同而已，维护其本意之核心从未动摇。关于《内经》、《难经》的研究，专著很多，观点林立，但对其本意都是大加赞赏。

(6) 重经验，讲实效，已迫实验医学之边。中医是经验医学。传统医家崇古尊经，事实上是敬重古人的间接经验。传统医学教育的师徒模式更多是弟子跟从老师临证学习。老师很少给其讲其中的理论，而是靠其在实践中领会。由于中医重经验之传统导致古代中医临床医学发达，基础医学理论薄弱。《中医图书联合目录》收书 7661 种，其中属中医基础理论的仅有 354 种，而临床著作仅方术、各种专著及瘟病三项占 3027 种。明清医家同样重视临床经验，明清医家规范病案格式、积极整理出版医案，医案著作创历史最高。但是受近代西方科学方法、实学思想影响，明清诸多医家已开始采用试验或实验方法研究医学。如，在本草学研究中，李时珍、赵学敏等自己栽培植物，进行对照实验或品尝鉴别试验；王学权、王清仁已开始进行解剖学研究。可是这种深层的研究方法始终未引起大多数医家的注意，甚至一些医家视其为下贱，实验医学时代终未到来。

（三）政治、经济、思想文化是明清医德形成、发展的重要原因

中医道德的发展有其内在根据。中医发展的客观规律、客观需要和医德实践经验的积累是明清医德形成发展的内在动力。而作为外因的政治、经济、思想文化对明清医德的形成和发展也发挥着重要作用。在一定程度上左右着明清医德的形式和内容。

1. 政治是明清医德形成和发展的关键

政治制度和设施作为有形的上层建筑内容，强制地约束着人们的行为，对一定时期的医学道德行为影响极大。明清作为封建社会的后期，其政治制度和设施约束人们行为的功能得到强化。有关医药卫生的政策、法令较历史上任何时期都为严格。这些政策、法令反映了政府医德倾向，限制着医家医德发展的深广度。如，明代政治集权基础上推出的医户制度是封建政治制度在医学上的反映。一方面表达了官方医德的保守、狭隘，另一方面是医家医德重继承，轻创新，难以适应新的医学发展需要。政治思想作为无形的上层建筑，从思想上企图使之纳入政治上层建筑的轨道，对医学道德的影响尽管是潜在的，但是关键的。如，清初中央追求集权，政治思想提倡以儒治国，思想高度统一。在这种思想下，康熙帝尽管他个人对西医学有浓厚兴趣，但他并不把它通过宫廷医学、地方医学进行推广，致使西医只是宫廷里的奢侈品，给医学发展，医德进步蒙上阴影。

2. 经济是明清医德形成和发展的基础

经济对官方医德的影响十分明显。生产发展、经济繁荣，政府就有

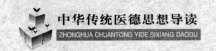

财力支持医药卫生。或者通过医药卫生制度和设施的建造显示国力强盛和皇帝威望。生产停滞、经济衰退，政府无力顾及医药卫生，或者心有余力不足，造成社会抚恤，疫情防治等基本的国家医药职能不能实现。前面关于明清政府医德发展线索的叙述深刻说明了这一问题。经济对医家医德的影响也是基础性的。如明清时代，商品经济孕育，资本主义生产方式出现，人们对等价交换的认同率提高，由此买卖医患关系在一些医家心目中占有一定地位。明清医家一方面重新审视"重义轻利"的价值观，提出"义利并举"认同行医所得正当利益；另一方面对庸医、时医取利忘义行为进行揭露。

3. 思想文化是明清医德形成和发展的根本。

医学道德是思想文化的组成部分。当然它要受其他部分或思想文化核心内容的影响。医学道德作为科学道德的内容，一方面受到包括医学在内的科学技术发展影响，另一方面受到包括伦理学在内的人文社会科学的影响。这两个方面对医学道德的影响重点反映在医学道德的内容上。明清时代，思想文化与历史其他时期有较大不同。在明清时代，中国传统科学在自己的框架下发展到无可再开发的地步，而进入整理、总结阶段。西方科学技术经过多种渠道设法进入中国，在一些士大夫那里已引起波澜，发挥出影响作用。中医学作为中国传统科学尽管已十分成熟，但在新的社会背景下，也在不断发挥，甚至出现异化趋势。统治中国近两千年的儒学，在明清继续嬗变，但鱼目混珠，僵化到极点，已失去对社会发展的主导支持作用。明清交替之际的社会大变动、资本主义经济成分的萌发引发了中国的思想启蒙运动，提出诸多跨越时代的思想。这些新旧、中外思想文化的撞击影响着明清医德的发展取向，是明清医德呈现出新特征的根本原因。如，清代医家傅山、吕留良、王清任等在医学道德的某些方面之所以能超越时代，提出一些令人振奋的医德观念应与这时的思想文化特点密不可分。

（四）评价明清医学道德的原则是是否有利于医学进步

一个历史时期选择何种道德规范尽管有一定的客观必然性。但是选择道德规范的主体是人。人生活在多种因素制约的社会中，在具体的道德规范选择中可能会遇到多个答案，因此这种选择又有或然性。人们如何发挥能动性，做出正确的选择呢？我们认为医学道德规范的选择原则是有利于医学进步的。评价一个时期的医学道德是否善，就是看其是否有利于推动医学进步。医学进步是一个系统概念，它包括医药学术、医药临床、医药舆论、医药组织设施、医药制度、医药政策、公民医药卫生认知等等的增强。医学进步是评价医学道德的基本原则。医德行为的出现是否善，就是看它对医学进步是否有益。如，明代在宣宗、孝宗、武宗时期，推行医官捐任制度对医学进步是有害的，表明了该阶段政府医德落后的一面。清代道光年取缔针灸在医学中的合法地位对医学进步是有害的，表明该时期政府医德水平不高。明代医家面对商品经济下买卖医患关系的发生，起而探讨和谐医患关系的形式，提出诸多箴言、戒律、劝告，对医德进步是有益的，表明了医家医德的进步性。清代医家重视医论，徐大椿、章楠、黄凯钧、陈修园、喻昌等医家不仅关注微观的医患关系，而且开阔视野对有关医学进步的诸多问题展开争论，有力地繁荣了清代医学，呈现出医家医德在宏观上的进步。当然有些医德行为对医学发展的作用是复杂的。局部看，它有益于医学进步，整体看又有害于医学进步。我们认为对此医德评价既要一分为二，又要把握整体和长远效果。如，明代医户制度，局部看对医学发展有益，因为它对传承民间医学传统，深化医学研究，培养更多的医生满足社会需要有益，但是从整体看医户制度封闭、保守，一方面秘方拒绝对外交流，另一方面排斥有志于从事医学研究的优秀人才的加盟，对医学发展又有害。还有清代医家崇古尊经，喜考据经典，从局部看对整理、阐发、保存医籍，活跃医学研究有益，但整体看来，如果医家的创造力被引入古文字学势必给现实诸多重要医药卫生问题的解决带来困难，影响医学主体部分的发展。

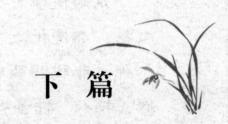

下 篇

中华医史人物及其医德思想

孰知医学之为道，乃古圣人所以泄天地之秘，夺造化之权，以救人之死。其理精妙入神，非聪明敏哲之人不可学也。黄帝、神农、越人、仲景之书，文词古奥，搜罗广远，非渊博通达之人不可学也。凡病之情，传变在于顷刻，真伪一时难辨，一或执滞。生死立判，非虚怀灵变之人不可学也。病名以千计，病证以万计，藏腑经络、内服外治方药之书，数年不能竟其说，非勤读善记之人不可学也。又内经以后，支分派别，人自以为师，不无偏驳。更有怪僻之论，鄙俚之说，纷陈错立，淆惑百端，一或误信，终身不返，非精鉴确诚之人不可学也。

——［清］徐大椿

一、先秦时期的医史人物及其医德思想

（一）神农氏

【生平简介】

神农氏（？～？）与燧人氏、伏羲氏并称为"三皇"，传说中他是农业的发明者，医药之始祖。他发明制作了木耒、木耜，教会了人们进行农业生产。他遍尝百草，发现药材，教会人们医治疾病。

【杏林佳话】

● 神农尝百草

《淮南子·修务训》记载："神农尝百草之滋味，水泉之甘苦，令民知所避就。当此之时，一日而遇七十毒。"神农品尝各种草木，以了解其平毒寒温之药性；品尝水源是甜水还是苦水，使人们知道哪些是应该可以食用的，哪些是不可以食用的。他曾在一日之内遇到过七十多种毒物。

【人物评析】

神农氏"尝百草，日遇七十毒"的传说，反映了古代劳动人民在与自然和疾病作斗争的过程中发现药物、积累经验的艰苦过程，也是中药起源于生产劳动的真实写照。神农在尝百草的过程中，悟出了草木味苦的凉，辣的热，甜的补，酸的开胃。他教民食用不同的草药治不同的病，为"宣药疗疾"还刻了"味尝草木作方书"，这便是中药学发端。

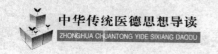
随着岁月的推移，积累的药物知识越来越丰富，并不断得到后人的验证，逐步形成了中国最早的中草药学的经典之作——《神农本草经》。后世本草著作莫不以此为宗。《神农本草经》将药物按三品（上品、中品、下品）分类，系统阐述了药物的性质、药物在方剂配伍中的地位和作用、药物的采造、煎煮法、药物与病症的关系等，至今仍是临床用药的法规准则。它所记载的 365 味中药，每味都按药名、异名、性味、主治病症、生长环境等分别阐述，大多数为临床常用药物，朴实有验。至于神农是否真的曾经"日遇七十毒"，作为神话传说难免有夸大成分，其时间和中毒次数也仅具有象征意义，但它反映了我们的先祖为大众疾苦甘愿奉献的精神。

（二）黄帝

【生平简介】

黄帝（公元前 2697～前 2599），少典之子，本姓公孙，长居姬水，因改姓姬，居轩辕之丘（在今河南新郑西北），故号轩辕氏，出生、创业和建都于有熊（今河南新郑），故亦称有熊氏，因有土德之瑞，故号黄帝。他首先统一华夏族的伟绩而载入史册。他播百谷草木，大力发展生产，创造文字，始制衣冠，建造舟车，发明指南车，定算数，制音律，创医学等，是承前启后中华文明的先祖，为五帝之首。

【杏林佳话】

● 尝药征方

黄帝对新采草药，总要亲口品尝。一次，他刚把一剂草药喝下，没过多久，便上吐下泻，口冒白沫，浑身打颤，昏了过去。岐伯闻讯赶到，忙把解毒之药熬成汤剂，灌进他嘴里。没过多久，黄帝就苏醒过来，觉得神智清醒许多。岐伯说："黄帝大人，你身为一国之主，不能贸然品药，若有差错，就难向百姓交代，以后，由我们来定药性就是了。"黄帝笑笑说："品尝药物的确危险，若不品尝不知性味，你尝我尝都是一样的。"岐伯说："你既封我为掌管医药之大臣，以后不经我许可，不准再随意品尝。"黄帝只好应允。他接着说道："请你下道通令，使天下百姓都来献药献方，对献来药物、方剂者，根据情况一律奖赏。"同时，召集俞跗、少跗、雷公、伯高等懂得医道的人，汇集精粹，编撰成册。

● 践行医道

黄帝自学医道以来，向岐伯、俞跗、少跗等人索问医术，每日整理记录，细心揣摩至半夜，慢慢地，诊断之法、切脉之术都已学会。一日，黄帝刚出村子，见一壮年男子推一独轮小车正在上坡，两颊通红，脸色不正，他急忙呼喊起来："推车大汉，你得了急病，需要马上诊治。"那推车的看他一眼，心想我这样壮实，毫无不适感觉，怎么会有病呢？过往行人也看那汉子五大三粗，根本不像有病之人，料黄帝之言，是无稽之谈。谁知，那推车人刚走几步，果然摇摇晃晃，丢下车子，倒在地上，过往行人大吃一惊。黄帝按那人手腕切了一阵脉，便急忙熬了剂汤药，给那汉子灌下肚去。停了一阵，那汉子醒了过来。当他知道黄帝救他一命时，跪拜不止。过往行人，无不颂扬，说黄帝诊病用药如神能起死回生。黄帝觉得，这只是一种尝试。若真正精通医道，自己相差甚远。每日攻读不止，积累经验。

【观点采摘】

● 疏五过论

黄帝曰：呜呼远哉！闵闵乎，若视深渊，若迎浮云，视深渊尚可测，迎浮云莫知其际。圣人之术，为万民式，论裁志意，必有法则，循经守数，按循医事，为万民副，故事有五过四德，汝知之乎？雷公避席再拜曰：臣年幼小，蒙愚以惑，不闻五过与四德，比类形名，虚引其经，心无所对。

帝曰：凡未诊病者，必问尝贵后贱，虽不中邪，病从内生，生曰脱营；尝富后贫，名曰失精；五气留连，病有所并。医工诊之，不在脏腑，不变躯形，诊之而疑，不知病名，身体日减，气虚无精，病深无气，洒洒然时惊，病深者，以其外耗于卫，内夺于荣。良工所失，不知病情，此亦治之一过也。

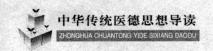

凡欲诊病者，必问饮食居处，暴乐暴苦，始乐后苦，皆伤精气，精气竭绝，形体毁沮。暴怒伤阴，暴喜伤阳，厥气上行，满脉去形。愚医治之，不知补泻，不知病情，精华日脱，邪气乃并，此治之二过也。

善为脉者，必以比类奇恒从容知之，为工而不知道，此诊之不足贵，此治之三过也。

诊有三常，必问贵贱，封君败伤，及欲侯王。故贵脱势，虽不中邪，精神内伤，身必败亡。始富后贫，虽不伤邪，皮焦筋屈，痿躄为挛。医不能严，不能动神，外为柔弱，乱治失常，病不能移，则医事不行，此治之四过也。

凡诊者，必知终始，有知余绪。切脉问名，当合男女。离绝菀结，忧恐喜怒，五脏空虚，血气离守，工不能知，何术之语。尝富大伤，斩筋绝脉，身体复行，令泽不息，故伤败结，留薄归阳，脓积寒炅，粗工治之，亟刺阴阳，身体解散，四肢转筋，死日有期，医不能明，不问所发，唯言死日，亦为粗工，此治之五过也。

凡此五者，皆受术不通，人事不明也。故曰：圣人之治病也，必知天地阴阳，四时经纪。五脏六腑，雌雄表里。刺灸砭石，毒药所主。从容人事，以明经道。贵贱贫富，各异品理。问年少长，勇怯之理。审于分部，知病本始，八正九候，诊必副矣。

——《黄帝内经》

译文：

黄帝说："啊，学问之道，深远玄奥，没有穷尽！既像探视深渊，又像面迎浮云。渊深尚可测量，但浮云就很难穷其边际了。圣人的医术，是为万民治病而建立的法式。论述创建医学思想观点，必有一定的原理法则，遵循客观规律，依照经常的法理，为万民治病谋福。医生行医，常有五种过失与四项功德，你知道吗？"雷公离开席位再拜说："臣年幼小，蒙昧无知，不曾听说过五过和四德，虽然也能从病的症状和名目上来比类，但只是空洞地引用经义，心里还不明白，不能回答。"

黄帝说："在未诊病前，必须询问病人生活情况，如果曾经地位高贵尊荣，后又卑贱屈辱，即使没有外邪侵袭，也会病从内生，这种病叫

"脱营"（血气亏损）；如果是先前富裕后来又贫穷了，这种病叫做"失精"（精神不振）。由于五脏之气留连不运，积并而为病。医生诊察这种病，病的初期，由于病不在脏腑，形体也无改变，医生常诊而疑之，不知是什么病。但病人日渐消瘦，气血虚弱，精神不振，病邪深入，正气不足，时常觉冷，心中惊悸。这是因为在外耗损了卫气，在内劫夺了营血。这种病即便是技术高明的医生，若不问明病人的情况，不知其致病原因，也会造成失误，这是诊治疾病容易出现的第一种过失。

凡诊治疾病时，一定要询问病人的饮食、居住等情况。突然过度欢乐，突然过度忧苦，或开始欢乐后来苦恼，都能损伤精神血气。如果精神血气严重亏损，身体必遭损害。大怒伤肝的阴精，狂欢耗心中阳神，阴阳俱伤，则使人逆气上冲，充满于经脉，正气散逸，形体衰弱。技术低劣的医生诊治这种疾病，既不知道补正祛邪的原则，又不了解病情，致使气血更加衰弱，病情更加重，这是诊治疾病的第二种过失。

善于诊脉的医生，必须要用比类方法区别脉象的正常或异常，从容分析，才能做出正确的判断。如果医生不懂得这个道理，他的诊治技术就没有什么可贵之处，这是诊治疾病的第三种过失。

诊病有望色、切脉、问证三种常法。必须询问病人社会地位的贵贱。是诸侯痛伤失败，封侯称王未如愿，还是显贵丧权失势。虽外邪未侵，但精神已受内伤，身体衰败，亦可致死亡。原先富贵，后来贫穷，虽不是六淫七情病因所伤，也会导致毛憔枯，筋脉拘急，关节不能屈伸，行走艰难等痹症。对这类病人，医生如果不能严谨认真的对其开导，不深入了解发病的原因，不能转变其情志，就起不到医生的治病作用，这是诊治疾病的第四种过失。

凡诊治疾病，必须了解疾病的发生、变化和预后，全部过程及与疾病有关的因素。诊脉时要问姓名，应结合男女生理上的特点。因生离死别而忧愁郁闷，积结成疾。过度忧愁、恐惧、喜乐、恼怒，都可使五藏精气受损空虚，气血异常、神不守舍。医生如不知道这些道理，还有什么诊治技术可言。如病人曾受重伤，筋断脉绝，经治疗身体可行动，但血气津液亏损，面色苍白。旧伤、败血稽留，正邪相争，化为毒热，肉腐生伖，出现寒热。医术水平低的医生治疗时，急于刺其穴俞，必伤正气，使病人身体懈惰，血气散解，手足痉挛，则死期不远了。为医不知其中原因，反告知死期不远了。这是诊治疾病的第五种过失。

上述的五种过失，都是由于医生的学术不精，不了解社会环境和精神因素对病情的影响而造成的。所以说：圣明医家治病，必知自然环境规律，四季节气交替变化；五脏六腑血气精神的功能，阴阳内外表里的相互关系；针刺、火灸、砭石、药物适应的疾症；仔细了解病人心理和社会因素，从而明了治疗疾病的法则；区分贵贱贫富不同情况、年龄、精神状态；察看身体某部体征，能知病从何而生；通晓八风虚邪之侵袭，三部九候的诊脉法，这样才能使诊断治疗不会出现错误。

释评：

这反映古人对行医之人多方面的素质要求，认为医者不仅应当了解病家的五脏六腑，还应关注病家的生活环境、情感变化、处世方式等。这与近代的生物医学模式形成了鲜明的对比。

● 征四失论

黄帝在明堂，雷公侍坐。黄帝曰：夫，子所通书受事众多矣，试言得失之意，所以得之，所以失之。雷公对曰：循经受业，皆言十全，其时有过失者，请闻其事解也。帝曰：子年少智未及邪，将言以杂合耶？夫经脉十二，络脉三百六十五，此皆人之所明知，工之所循用也。所以不十全者，精神不专，志意不理，外内相失，故时疑殆。诊不知阴阳逆从之理，此治之一失矣。受师不卒，妄作杂术，谬言为道，更名自功，妄用砭石，后遗身咎，此治之二失也。不适贫富贵贱之居，坐之薄厚，形之寒温，不适饮食之宜，不别人之勇怯，不知比类，足以自乱，不足以自明，此之三失也。诊病不问，其始忧患，饮食之失节，起居之过度，或伤于毒，不先言此，卒持寸口，何病能中，妄言作名，为粗所穷，此治之四失也。是以世人之语者，驰千里之外，不明尺寸之论，诊无人事。治数之道，从容之葆，坐持寸口，诊不中五脉，百病所起，始以自怨，遗师其咎。是故，治不能循理，弃术于市，妄治时愈，愚心自得。呜呼！窈窈冥冥，孰知其道？道之大者，拟于天地，配于四海，汝不知道之谕受，以明为晦。

——《黄帝内经》

译文：

黄帝坐在明堂，雷公侍坐于旁，黄帝说："先生所通晓的医书治疗的疾病很多，说说你的收获和失误的体会，为什么有收获，为什么有失误。"雷公说："按照医学经典和老师的教导，可以治愈各种疾病，但在医疗实践过程中有时还是有过失的，请问这应该怎样解释呢？"

黄帝说："这是由于你年轻才识不够呢，还是怕说起来杂乱不得要领呢？人体经脉有十二条，络脉有三百六十五处，这是医生所知道的，也是医生所遵循应用的。治病所以不能收到十全的疗效，是由于精神不能专一，思考不细致，不能将外在的脉证与内在的病情综合一起分析，所以时常发生认证不清、治疗错误的情况。"

诊病不通晓阴阳对立统一的道理，这是治病失败的第一个原因。随师学习中途辍学，学术不成，治病胡乱使用一些不正当的方法，把荒谬的论述说成是成理大法，把别人的成就算作自己的功绩，或者乱用针灸砭石，给病人造成后遗症，这是治病失败的第二个原因。不了解病人贫富贵贱，社会地位，居住环境的好坏、体质形态的寒热，病人饮食的偏嗜，生活习惯，不辨别病人精神状态是勇敢还是怯懦，不知道区分比较病人的类型，这就使自己在诊断过程中发生混乱，不能做到心中有数，正确治疗，这是治病失败的第三个原因。诊病时不问病人发病的原因，是否曾有过忧愁思虑，或饮食失节，生活起居不时，或者曾伤于毒，就急忙去诊脉，只能是乱说一通，乱立病名，往往被有医学常识的人问得哑口无言，这是治病失败的第四个原因。

所以外行人说的话，同医学道理相隔千里之遥。诊治疾病的原则大法，以沉静周详才能深入详明。虽诊病人寸口脉却分不清五脏脉象，以致疾病发展到不可救治的地步。也有人治疗疾病不按照医理大法，用一些不正当的方法在社会上骗人。有时碰巧治好了病，就愚昧的认为自己了不起！啊！医道之精微深奥，谁能轻而易举的掌握它？医学的规律和法则，高深无限，能与天地相比。而你没有得到医学知识的传授，所以

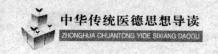
分不清真伪,才将不正确当成了正确。"

释评:

这段对话道出了诊治失败的常见原因,警示后人要以此为戒。诊病时要悉知阴阳逆从,精益求精,辨证论治,详解病情。可见在先秦我国就倡导医学应具备的职业道德。

【人物评析】

黄帝是中华民族的人文始祖。他所处的时代是人类由蒙昧、野蛮走向文明的时代。以黄帝为代表的先祖们为了民族的发展,为了摆脱穷困和落后,含辛茹苦、自强不息、孜孜以求、不断创新,不仅在物质方面有许多重大的发明和创造,同时也为我们留下了宝贵的精神财富,其中在医药方面黄帝与岐伯讨论病理,后人整理而作《黄帝内经》。《黄帝内经》不仅是中国传统医学四大经典著作之一,也是一本重要的医德文献,其中包含了丰富的医德思想。

《素问》:"善言人者,必有厌于己","验于己而发蒙解惑"。这集中体现了为医之信条。它规定为医必须具备"四德",即一要了解自然界的变化规律及其与人的关系;二要掌握脏腑生理病理,正确使用针刺、方药等治疗手段;三要全面了解病人的社会、生活、精神、体质状况;四要审察色脉的变化。为医首先要谦虚谨慎,礼义待人。名高位极的黄帝能屈尊下问曰:"不知其所谓也?"(《六节脏象论》)不知为不知,求知之态度真切。

《黄帝内经》讲求学风端正,"善言古者,必有合于今"(《举痛论》)。要做到师古而不泥古,创新而不离宗。《素问》提出了多种行之有效的学习方法。认为要"循法守度"(《示从容论》),严格遵守各种基本法则,"援物比类,化之冥冥"(同上),经过自己的思考以触类旁通,灵活运用。"得病之情,知治之大体"(《异法方宜论》),还要了解病人的具体情况,掌握治疗的一般规律;再"杂合以治,各得其所宜,故治所以异而病皆愈"(同上),运用多种治疗方法,因地、因时、因人而用之,达到消除疾病的目的。它在这里所谈的,表面看起来似乎是个单纯的学风和学习方法问题,实质上它揭示了医者的世界观,即医德问题。

了解患者，不分贵贱，这也是医德思想的一部分。患者是医者的服务对象，医生对患者要"观其志意，与其病"（《五藏别论》），"必正其神"（《针解》），首先要了解患者的思想状态和精神意识，然后才能真正掌握病情，进行治疗。"形乐志苦，病生于脉，治之以灸刺。形乐志乐，病生于肉，治之以针石。形苦志乐，病生于筋，治之以熨引。形苦志苦，病生于咽嗌，治之以百药。形数惊恐，经络不通，病生于不仁，治之以按摩醪药。"（《血气形态》）人不同，病不同，治亦不同，患者的具体情况是立法的基础。其中对患者社会和经济地位的了解，也是诊察疾病中十分要紧的内容。因为"贵贱贫富，各异品理"（《疏五过论》），他们的生活条件、思想品行和个性是不同的，发生疾病的情况也就不一样。"膏粱之变，足生大丁"（《生气通天论》），比如以美食厚味为主的富贵人就容易患疮疡疔疖之疾；而"人以水谷为本，故人绝水谷则死"（《平人气象论》），连饭都吃不上的穷人则容易患严重和难治的疾病。了解这些情况的目的，是为了施以"仁术"，在"一视同仁"的前提下，救人于水火之中。如果"不适贫富贵贱之居，坐之厚薄，形之寒温，不适饮食之宜……足以自乱，不足以自明"（《徵四失论》），对病人地位的高低、生活的贫富、周围环境的好坏、形体的寒热、饮食的习惯不了解，就无法有的放矢地因人施治，也达不到不分贵贱，"预救生灵"的目的。

　　《素问》还反映了我国古代医家不追名逐利，不贪图钱财的道德观。他们"乐恬惔之能，从欲快志于虚无之守"（《阴阳应象大论》），安于清心寡欲的生活，不作脱离实际的追求；"高下不相慕"，"嗜欲不能劳其目，淫邪不能惑其心"（《上古天真论》），没有因地位高低所引起的羡慕，没有因嗜欲和淫乱邪说而引起视听混乱、心志动摇。并且公开批判那些"谬言为道，更名自功"（《徵四失论》）的人巧立名目、好自为功，而损害病人利益的"后遗身咎"（同上）的恶劣行径，称他们是语"驰千里之外"而"诊无人事"（同上）的夸夸其谈、不懂医患关系的无为之医。医生应立足于"不治已病治未病"的出发点（《四气调神大论》），"作汤液醪醴论，为而不用……以为备耳"（《汤液醪醴论》）。医学是以

205

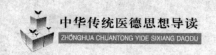
救人为目的的慈善事业，"防患于未然"是完成这一事业的积极措施之一，万不可为了单纯赚钱而待"病已成而后药之"（《四气调神大论》），乘病人危难之机才"渴而穿井，斗而铸锥"（同上），去大发横财。它所宣扬的这些医德学思想虽然难免杂有"无为"的消极思想和"恩赐"的道德意识，但其中的不少内容在现在看来仍然是有积极意义的。

《素问》强调"道无鬼神，独来独往"（《宝命全形论》），宣扬医学有其自身的特点发展和进步，根本不存在鬼神迷信之说。"拘于鬼神者，不可与言至德"（《五脏别论》），迷信鬼神的人根本没有资格谈论医学。"病不许治者，病必不治"（同上），病人如果没有诚意接受医治，病是没有办法治好的。它表现出的这种进步的医德学思想和鲜明的科学观点，对我国医学实践的进步和医学理论的形成无疑是起到积极的推动作用和催化作用的。

（三）岐伯

【生平简介】

岐伯（？～？）是我国上古时代最著名的医生，后人又称岐伯天师。由于是传说，关于他的籍贯有不同的说法。一般认为，岐伯家居岐山（今陕西省岐山）一带。岐伯从小善于思考，有远大的志向，喜欢观察日月星辰、风土寒暑、山川草木等自然界的事物和现象。还懂音乐，会做乐器，测量日影，多才多艺，才智过人。后见许多百姓死于疾病，便立志学医，四处寻访良师益友，精于医术脉理，遂成为名震一时的医生。《汉书音义》说："岐伯，黄帝太医，属使主方药。"黄帝为疗救民疾，尊他为老师，一起研讨医学问题。《黄帝内经》多数内容即以他与黄帝答问的体裁写成。所以，记载"岐伯"的最早的文献是《黄帝内经》。后人为了纪念他们所作的贡献，专门修建了岐伯庙。

【杏林佳话】

● 药翁传医

中南子云游古雍州，发现岐伯生而神灵，长而博识，便有心传医于他。有一天，岐伯上山采集野果和草药，猛抬头见一老者从山崖上掉了下来，岐伯连忙跑过去搭救。只见老者昏迷不醒，仅有一息尚存，右腿已摔坏了。他便把老人背回家，烧了一些姜汤灌下，老人渐渐苏醒过来，一面呻吟一面喊疼。岐伯又给他敷药、按摩，一连折腾了几昼夜，才慢慢平静下来。岐伯问："老人哪里人氏，因何到此？"老人答："终南山药翁，采药到此。"老人在岐伯家一住就是几个月，可是岐伯一家无半句不恭的话，只是对他无微不至地关心照顾，直到身体完全康复。老人临走时连句谢话都没说，竟扬长而去。岐伯赶出去给他送了许多盘缠，并陪他走过了几道几梁，才站住看着老人一步步远去。忽然，老人返了回来，对岐伯说："我是中南子，有意传医于你。今见你厚道谦恭、灵府超人，因此愿将我生平所学授予你，望你以继我志，悬壶济世，望你好自为之。"说罢，便从袖中取出医书三卷付于岐伯，化道五彩云而去。岐伯这时方悟老者为仙人，纳头便拜。从此，岐伯白天识药尝药性，晚间学习天地阴阳、四时运气之理和医术、养生疗疾之法。数月之后，岐伯医学理论精通，治病无不奇验。后来黄帝在崆峒山问道于广成子时，中南子参加了法会，他向黄帝推举了岐伯。黄帝亲自考察、论医问政，后拜岐伯为天师。

● 止血顿悟

自幼聪明的岐伯，对每件事情，就要摸清它的来龙去脉。他年轻时，在山野里观察蜜蜂活动规律时，没留意脚被树刺穿破，血如泉涌般的流了出来。忙乱中，伤脚又踩到了叶子上长满白尖刺的小草，顿时流血止住，疼的感觉减轻。于是他忙用手拔了几棵嫩枝，捂在了伤口之上。霎时清凉透心而过。这个偶然的发现，激发了他的灵感。随后他把这种草带了回去，晒干碾成细末，经过反复试治止血，效果极佳。岐伯给这种草起名为"刺芥草"。在炎帝和黄帝的战争中，岐伯自制的止血药为许多将士治好伤口，将士激动地说他是一位具有奇才神术的神医。

● 治病悟道

一天，岐伯发现一群围猎的奴隶、苦工，脚、手如树皮，风霜的岁月给他们衣不遮体的四肢，刻划了道道血痕。于是他立即动手，用火烧熟了土豆（洋芋），用石块反复砸成糨糊状，贴在奴隶、苦工们流血的手、脚裂口上。几天后，全都治好他们手脚和腿，奴隶和苦工们非常感激他。岐伯在治病中得出，人食的百样物质可治百病。他说，这些物质互利害而抗衡，相依赖而生存。他在《内经》中指出：人体是由阴阳物质构成的，相依赖而生存于一体之中，相反则相成。因此，治病的时候，必须身病心治，心病身治；心身平衡则病消，心身失衡则病生。在人的情绪上也应当力戒过激，物极必反，乐极生悲，阳极生明。他说，万物皆为师，万物皆有灵，采大自然中的天象、地象，吸收大自然的灵气，认识地理万物，则万物可得。

【观点采摘】

● 岐伯答曰：夫色脉与尺之相应也，如桴鼓、影响之相应也，不得相失也，此亦本末根叶之出候也，故根死则叶枯矣。色脉形肉，不得相失也；故知一则为工，知二则为神，知三则神且明矣。

——《黄帝内经》

译文：

岐伯回答说：人的气色、脉象，都和人体血气、形体，互相呼应着，就像鼓槌和鼓，物和影，声和音响密切相随，不能分离一样；就像泉源与流水，树根和枝叶的关系，树根坏死树叶就枯萎了。人体也是如此，气色、脉象、形体筋肉是互相对应着的。因此对望色、切脉、问证三种诊法，通达一种的，为一般医生；通达两种的，为神妙；三者都精通的，那就神妙而且圣明了。

释评：

这说明作为医者要深知望、切、问之道，不知其三，不足以成名医。

● 黄帝曰：顺之奈何？岐伯曰：入国问俗，入家问讳，上堂问礼，临病人问所便。

——《黄帝内经》

译文：

黄帝问：怎样顺从病人的愿望呢？岐伯回答说：到一个国家先要了

解当地的风俗习惯，到一户人家先要问问有什么忌讳，进入人家的客堂更要问礼节，对于病人，要全面了解其病情，以便采用适宜于病人和为病人所乐意接受的治疗方法，获得良好的疗效。

释评：

这里强调了医者应当尊重病人，包括其文化传统、个人信仰等。应当弄清疾病的本质以及适宜的治疗方法等。只有这样，才能建立和谐的医患关系。

【人物评析】

中国传统的医药学和医术，又称为"岐黄之术"，岐黄为岐伯与黄帝二人的合称，相传为医家之祖。中医学奠基之作《黄帝内经》的主要内容以黄帝、岐伯问答的体裁写成，基本上乃黄帝问，岐伯答，以阐述医学理论，显示了岐伯氏高深的医学修养。岐伯承《易》之哲学思想，吸收消化炎帝、神农以来的医学知识，加上自己的医学实践，又与同时代医家如雷公等探讨切磋，整合创新，形成了《内经》的基本理论框架。而后世即以"岐黄"代称《内经》，并由此引申而专指正统中医、中医学，更多的则是作为中医、中医学的代称。由于已成体系，故岐伯的学说能代代相传，其传承脉络清晰可辨。在传承过程中，又经历代医家丰富完善，遂在战国秦汉间正式成书。岐伯很可能为《内经》的实际首创者，后人感念岐伯的首创之功，将其置于黄帝之前，称中医之术为"岐黄之术"，以彰其功，以示不忘。

（四）俞跗

【生平简介】

俞跗（？～？），上古医家，传说俞跗是黄帝时期的三大名医之一（另两位即雷公、岐伯）。相传擅长外科手术，医疗疾病时不仅仅限于"对症下药"，已经懂得使用"割皮解肌，洗涤五脏"的外科疗法。西汉时期三位文史学家韩婴、司马迁、刘向都记述了秦越人所论之上古医生俞跗的事迹。

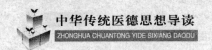

【杏林佳话】

● 吊尸医治

俞跗在过河时发现一个因落水淹死的女人被打捞上来准备埋葬，他立即上前询问死者掉进水里时间的长短。抬尸体的人说，刚掉进水里，捞上来就断气了。俞跗让他们把尸体放在地上，先是摸了摸死者的脉搏，又看了看死者的眼睛，然后又让人找来一条草绳，把死者双脚捆绑好，然后倒吊在树上。开始大家都不理解俞跗为什么要这样做。死者刚一被吊起，就大口大口往外吐水，直到不吐时，俞跗才让将死者解下仰面朝天平放地上，双手在其胸脯上一压一松。最后，他拔掉自己几根头发，放在死者鼻孔上仔细观察，发现发丝缓缓游动，才放心地对死者家里人说："她活过来了，抬回家好好调养吧！"

● 悬崖救人

俞跗在山谷赶路，看见一个年轻猎人不慎失足，从悬崖上跌落到半山腰的老藤上，被拴住脖子，上不去下不来，还喊不出声。俞跗正在着急时，迎面来了一个跛足老汉，他请老头设法把吊在半空的年轻人救下来。老人一看二话没说，顺手取下腰间的弓箭，"嗖"的一声射断藤条，猎人掉落在地，眼看摔的没气了。俞跗蹲下为死者切了脉，从地上采了一把野草塞进猎人鼻孔，又用手紧紧捂住他的鼻孔。不一会儿，猎人就将塞进鼻孔的草药喷了出来。跛足老汉眼看年轻猎人得救了，竖起拇指连声称赞："活神仙！活神仙！"

● 剖腹治病

俞跗外出看病回来，听说邻居家的孩子暴病死亡，就急忙赶去询问死因。听罢死者家人对病况的陈述，他来到尚未埋葬的孩子跟前，用小刀轻轻划开肚皮检查，发现孩子吃了太多半生不熟的肉，致使肠道堵塞。俞跗挤出肉食疏通肠道，然后理好肠胃缝合伤口，再给其鼻子塞进一点草药。结果只过了半天时间，这个孩子就慢慢地复活了。

【观点采摘】

● 上古之时，医有俞跗，治病不以汤液醴酒，石挢引，案扤毒熨，一拨见病之应，因五藏之输，乃割皮解肌，诀脉，结筋，搦髓脑，揲荒爪幕，湔浣肠胃，漱涤五脏，练精易形。

——司马迁：《史记·扁鹊仓公列传》

译文：

上古时，有名医俞跗，他不用药液酒剂治病，而用石针、导引、按摩、热敷来治疗。治疗开始，马上就能诊察到生病的症状和原因，顺着五脏经穴的部位，能用刀切开皮肤，剖开肌肉，通导血脉的阻塞，连结断绝的筋络。还可用各种按摩手法，达于脑髓、膏肓及体内深处内膜，似乎有洗涤肠胃、五脏的功效，这样使人们修养精气，变换形体。

释评：

这反映了俞跗割皮解肌、洗涤五脏的医技，体现了当时的医疗水平。

【人物评析】

俞跗是中国上古时期的一位医家，其时代比扁鹊要早些。汉志有《泰始黄帝扁鹊俞跗方》，将他和扁鹊共列一起。根据史记中庶子所说，俞跗与扁鹊不同，俞跗医法是一种外科的手术治疗，在周礼分类上属于殇医。因此俞跗医法应当是中国古代医家中最早的一种外科。从《史记·扁鹊仓公列传》里，中庶子提到俞跗医疗的时候，扁鹊在答话里表现出一种强烈的专业意味。这可看出内外科的专门化，在春秋时候已经有了一定的发展，就科学分类的本身来说，它具体象征着医学的进步。

（五）和缓

【生平简介】

和缓是指医和（? ～?）与医缓（? ～?）二人。系春秋时秦国名医。两人均精通医术，在医学上很有成就。后人以"和缓"并称，并作为称誉良医的代名词。

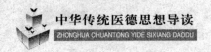
【杏林佳话】

● 病入膏肓

据《左传·成公十年》记载，公元前581年，晋景公病重，打算去聘请医术高明的人来给自己治病。医生还没到来之前，晋景公做了一个梦，梦见有两个人在自己的肚子里谈话。一个说："晋景公这回请的人，医术十分高明。那个医生来了，用药会伤害我们。这回怎么逃哇？"另一个说："不用怕！我们藏在肓之上，膏之下，那是药力达不到的地方，医生也拿我们没办法。"第二天，医生到了。详细地望闻问切之后，叹道："这个病，我的医术无能为力。因为病根在肓之上，膏之下，我的药力攻之不可，达之不及，药不至焉，不可为也。"医生说罢，面带惭愧之色。晋景公听后说："这是良医呀，所诊之病情，与我昨夜所梦，完全吻合。虽不能治，我也要赠之厚礼而送归。"成语"病入膏肓"即源于此，形容病得很重，难以救治。

【观点采摘】

● 晋侯有疾，求医于秦。秦伯使医和视之，曰：疾不可为也，是谓近女室。疾如蛊，非鬼非食，惑以丧志，良臣将死，天命不佑。公曰：女人可近乎？对曰：节之。先王之乐，所以节百事也。故有五节，迟速本末以相及，中声以降，五降之后，不容弹矣。于是有烦手淫声，慆堙心耳，乃忘平和，君子弗听也。物亦如之。至于烦，乃舍也已，无以生疾。君子之近琴瑟以仪节也，非以慆心也。天有六气，降生五味，发为五色，徵为五声，淫生六疾。六气曰阴阳风雨晦明也。分为四时，序为五节，过则为菑。阴淫寒疾，阳淫热疾，风淫末疾，雨淫腹疾，晦淫惑疾，明淫心疾。女阳物而晦时，淫则生内热惑蛊之疾。今君不节不时，能无及此乎？出告赵孟，赵孟曰：谁当良臣？对曰：主是谓矣。主相晋国，于今八年，晋国无乱，诸侯无阙，可谓良矣。和闻之，国之大臣，荣其宠禄，任其大节，有菑祸兴而无改焉，必受其咎。今君至于淫以生疾，将不能图恤社稷，祸孰大焉？主不能御，是吾以云也。赵孟曰：何谓蛊？对曰：淫溺惑乱之所生也。于文，皿虫为蛊。谷之飞亦为蛊。在

《周易》，女惑男风落山谓之蛊。皆同物也。赵孟曰，良医也！厚其礼而归之。

——左丘明：《左传·昭公元年》

译文：

晋平公向秦国求医，秦伯派医和去诊治疾病。医和说："病不能治了，这叫做亲近女色，患的病有如蛊惑。不是鬼神也不是饮食造成的，是因惑乱而丧失心志。良臣将要死亡，天命不能保佑。"晋侯说："女子不能亲近吗？"回答说："要节制它。先王的音乐，是用来节制各种事情的，所以有五声的节奏。或快或慢从本到末以递相连及，音声和谐就降息不奏。五声都降过（乐曲终了）以后，不可再弹奏。如在这时再继续弹奏，会有繁杂的手法和不正之音，使心神动荡耳朵堵塞，就失去和谐平止，君子是不听的。万物的道理都是这样。一到过度，就当休止，不要因此造成疾患。君子接近女色，是要用礼仪节制的，不是用以使心神惑乱的。天有六种气象，降生为五味，表现为五色，应验为五声。一旦超过限度就会滋生六种疾患。六气叫做阴、阳、风、雨、晦、明。它又区分为四时，依次有五行之节律，过度了就会造成灾祸：阴过度生寒疾，阳过度生热疾，风过度成四肢之疾，雨湿过度成腹疾，夜晚活动过度成惑乱之疾，白昼操劳过度则成为心疾。女子依附于男人，夜晚近女色过度就会生成内热蛊惑的疾病。如今您不加节制不按时间，能不达到这种地步吗？"医和告辞出来，告诉赵孟。赵孟说："谁相当于良臣？"医和回答说："说的就是您啊。您辅相晋国，至今已有八年，晋国没有动乱，诸侯间相处没有失礼，可说是良臣了。我曾听说：国家的大臣，荣幸地得到国家的信任和爵位俸禄，承担国家重任。一旦国有灾祸发生，却不能去改变制止，必定受到灾祸。如今国君已到了因对女色没有节制而患病的地步，势将不能图谋考虑国事，还有什么比这更大的灾祸？您不能阻止国君的过错，我因此这样说呵。"赵孟说："什么叫做蛊？"医和回答说："这是沉迷惑乱所造成的。就文字来分析，器皿中有毒蛊就成为蛊字。积谷中的飞虫也是蛊。在《周易》，女的迷惑男的，大风刮落树叶叫做蛊卦，这些都是同类之物。"赵孟说："真是高明的医

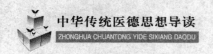
生啊。"给他置办丰厚的礼物让他回去了。

释评：

此文说明任何事情都应有"度"，适可而止，不可太过，否则就会引起疾病或不适。

【人物评析】

医缓、医和是春秋时代医学家的代表人物，他们的故事反映了春秋时期秦国的医疗水平；而且，当时的治疗方法有"攻"（灸法攻治）、"达"（针刺通达）和"药"（药物治疗）等多种形式。其中，医和是一位在当时颇有影响、医理精深、医术高明的医学家，他提出的"六气致病说"的思想不仅涉及了深刻的阴阳学说，而且将人与自然界相互感应的关系阐述得相当精辟。他为晋平公诊病，在历史上留下了"论病以及国，原诊以知政"（指象医和这样高明的医生，诊察分析国君的病情，可以推论到国情政事，见《汉书·艺文志·方技略》）的美谈和"上医医国"的赞誉。

（六）扁鹊

【生平简介】

扁鹊（公元前 407～前 310），原姓秦，名越人，又号卢医，中国春秋战国时期名医。渤海郡郑（今河北任丘）人，一说为齐国卢邑（今山东长清）人。由于他的医术高超，被认为是神医，所以当时的人们借用了上古神话的黄帝时神医"扁鹊"的名号来称呼他。扁鹊奠定了中医学的切脉诊断方法，开启了中医学的先河。相传有名的中医典籍《难经》为扁鹊所著。

【杏林佳话】

● 虚怀若谷

魏文王曾求教于名医扁鹊："你们家兄弟三人，都精于医术，谁是医术最好的呢？"扁鹊："大哥最好，二哥差些，我是三人中最差的一个。"魏王不解地说:"请你介绍的详细些。"扁鹊解释说:"大哥治病,是在病情发作之前,那时候病人自己还不觉得有病,但大哥就下药铲除了病根,使他的医术难以被人认可,所以没有名气,只是在我们家中被推崇备至。我的二哥治病,是在病初起之时,症状尚不十分明显,病人也没有觉得痛苦,二哥就能药到病除,使乡里人都认为二哥只是治小病很灵。我治病,都是在病情十分严重之时,病人痛苦万分,病人家属心急如焚。此时,他们看到我在经脉上穿刺,用针放血,或在患处敷以毒药以毒攻毒,或动大手术直指病灶,使重病人病情得到缓解或很快治愈,所以我名闻天下。"魏王大悟。由此可见扁鹊是一个很谦虚的人,而且他最早提出了疾病重在预防的思想。

● 起死回生

扁鹊路过虢国,见到那里的百姓都在进行祈福消灾的仪式,就问是谁病了,宫中术士说,太子死了已有半日了。扁鹊问明了详细情况,认为太子患的只是一种突然昏倒不省人事的"尸厥"症,鼻息微弱,像死去一样,便亲自去察看诊治。他让弟子磨研针石,刺百会穴,又做了药力能入体五分的熨药,用八减方的药混合使用之后,太子竟然坐了起来,和常人无异。继续调补阴阳,两天以后,太子完全恢复了健康。从此,天下人传言扁鹊能"起死回生",但扁鹊却否认说,他并不能救活死人,只不过能把应当活的人的病治愈罢了。他在给虢国太子诊断时运用了脉诊的手法,并提出了脉诊的理论。扁鹊不仅医疗技术高超,他的医学思想也是很先进的,而且医疗道德高尚,值得称颂。

● 四见桓公

一次,扁鹊来到了蔡国,桓公知道他声望很大,便宴请扁鹊,他见到桓公以后说:"君王有病,就在肌肤之间,不治会加重的。"桓公不相信,还很不高兴。10天后,扁鹊再去见他,说道:"大王的病已到了血脉,不治会加深的。"桓公仍不信,而且更加不悦了。又过了10天,扁鹊又见到桓公时说,"病已到肠胃,不治会更重",桓公十分生气,他并不喜欢别人说他有病。10天又过去了,这次,扁鹊一见到桓公,就赶快避开了,桓公十分纳闷,就派人去问,扁鹊说:"病在肌肤之间时,可用熨药治愈；在血脉，可用针刺、砭石的方法达到治疗效果；在肠胃里时，借助酒的力量也能达到；可病到了骨髓，就无法治疗了，现在大王的病已在骨髓，我无能为力了。"果然，5天后，桓公身患重病，忙派人去找扁鹊，而他已经走了。不久，桓公就这样死了。这是非常有名的"扁鹊见蔡桓公"的故事，从这个故事中我们可以看到扁鹊的望诊技术已出神人化。

【观点采摘】

● 经言：上工治未病，中工治已病者，何谓也？然：所谓"治未病"者，见肝之病，则知肝当传之于脾，故先实其脾气，无令得受肝之邪，故曰治未病焉。中工者治已病者，见肝之病，不晓相传，但一心治肝，故曰治已病也。

——秦越人：《难经·七十七难》

译文：

《医经》上说：高明的医生在病人还未发病时进行治疗，一般的医生在病人发病才治疗。这怎么解释呢？是的，所谓治未病，如诊察到肝有病，就预知肝病将传给脾，因此先补益脾的机能使脾气实，不受肝的邪气，这就叫做治疗尚未发生的疾病。一般的医生，见到肝有病，不知晓互相传承的道理，只是一心去治肝，所以说这是治疗已经发生的疾病。

释评：

这体现了古人的预防医学思想，强调了防病的重要性。

● 人之所病，病疾多，而医之所病，病道少。故病有六不治：骄恣不论于理，一不治也；轻身重财，二不治也；衣食不能适，三不治也；阴阳并，藏气不定，四不治也；形羸不能服药，五不治也；信巫不信医，六不治也。有此一者，则重难治也。

——司马迁：《史记·扁鹊仓公列传》

译文：

人们所忧虑的是疾病太多；医生所忧虑的是医法太少。有六种病人不能治愈：一是狂妄、骄横、不讲道理的人；二是舍命不舍财的人；三是衣食起居不能与医疗相配合的人；四是血气过度偏胜、五藏功能失调的人；五是身体极度虚弱、不能服药或不能承受药力的人；六是只相信鬼神、不信任医学的人。凡有以上六种之一的，病必加重，很难治愈。

释评：

中医是站在整体的高度、运用辩证的眼光看待疾病的。人之所以生病，首先是人与自然、人与社会、人体自身发生不协调，然后才使各种致病因素有了可乘之机，最终导致一系列生理、心理障碍。因此，人体任何部位出现问题，都是"阴阳失调"，内、外环境不协调的结果。疾病的发生发展和转归，不过是正、邪斗争的具体表现。致病因素是必要条件，患者个人的先、后天因素是决定条件。因此，患病以后，中医提倡清心寡欲，主动调整生活节奏、积极配合医生治疗。而扁鹊"六不治"所描述的几种情况却恰恰相反：狂妄骄横、重财轻身、衣食不适、迷信鬼神等，就是典型的不协调、不适应，对疾病的康复是极为不利的。在这些情况下，不可能依靠医生单方面医术来解决问题，需要医生、患者、家属、甚包括整个社会的共同努力。如果病人对医生缺乏起码的信任，不愿意与医生沟通，甚至根本拒绝治疗，则必然使医生的诊疗技能无的放矢，或诊疗效果大打折扣。此外，疾病治疗的成败，一方面与医生的技术水平和责任心有关，另一方面与患者对疾病的认识和对医生的态度有关。也可能正是基于以上原因，扁鹊才提出了"六不治"的思想。

● 医扁鹊见秦武王，武王示之病，扁鹊请除之。左右曰：君之病，在耳之前，目之下，除之未必已也，将使耳不聪，目不明。君以告扁鹊。扁鹊怒而投其石，曰："君与知之者谋之，而与不知者败之。使此知秦国之政也，则君一举而亡国矣。"

——刘向：《战国策》

译文：

医生扁鹊去见秦武王，武王把自己的病情告诉了扁鹊，扁鹊建议及早医治，可是国君的近臣说："君王的病在耳朵的前面，眼睛的下面，

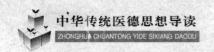

未必能治好，弄不好反而会使耳朵听不清，眼睛看不明。"武王把这话告诉了扁鹊，扁鹊很生气，扔掉他手中的石针，说："君王同懂医术的人商量治病，又同无知的人一道讨论；凭这一点就可以了解到秦国的内政，如此下去，君王随时都有亡国的危险。"

释评：

这反映了扁鹊为人耿直，敢于直言，不畏权贵，为病人着想的精神。

【人物评析】

扁鹊所处的战国时代是我国传统医学体系的形成期。扁鹊一方面学习总结前人的医学知识，反对巫医、迷信，推进医学的科学化；另一方面积极面对各种病人，下至黎民百姓，上至大臣、国王，积累了丰富的临床实践经验，对基于医患关系的医德关系理论打下了坚实的基础。其医德思想主要反映在以下几个方面：①救死扶伤的精神。在他的朴素医德思想里，医生不仅应有求必治，而且应具备"见死必救"的精神，积极主动。如他路过虢国，问及虢太子"死"的原因后，他不是"多一事不如少一事"，而是从中庶子口中得知虢太子可能是假死，而主动要求救治。充分体现扁鹊救死扶伤的精神。同时还表现扁鹊一丝不苟的医疗作风。②主动热情为病人。扁鹊路过齐国，齐桓侯把扁鹊当作客人接待，扁鹊通过望诊得知齐侯有病，并告之若不及时治疗，疾病将加重。而齐桓侯不知自己有病潜伏，而对扁鹊的话不予理睬，扁鹊不但不责怪齐桓侯，五天后又去见他，齐桓侯仍不予理睬。扁鹊无可奈何，只好放弃治疗。③实事求是，谦虚谨慎，如虢君对扁鹊说：太子的病"有先生则治，无先生则弃捐填沟壑，长终而不得反。"扁鹊听后解释说："象太子病，所谓'尸厥'者也，太子未死也。越人非能生死人也，此自当生者，越人能使之起耳。"表现了扁鹊谦虚谨慎的美德。④治学严谨。扁鹊已能掌握当时各科医学知识，且能根据病人的需要，努力为病人解除痛苦。但是，扁鹊仍深感自己医疗技术不足，曾感慨地说："人之所病，病疾多；而医之所病，病道少。"说明医疗技术的发展，总是不能适应疾病发展变化的需要，这不难看出，扁鹊治学严谨的态度。⑤坚信医学，反对巫医。在扁鹊生活的年代，由于医学科学不发达，巫医掌握着相当的权力，有很多奴隶主贵族仍相信巫术迷信。因此，扁鹊一方面要用医术与疾病作斗争，同时还要与巫术作斗争。他在"六不治"思想中还揭示了信巫不信医的危害。

（七）文挚

【生平简介】

文挚（？～？），战国时期宋国人，通晓医道，并会异术，精于望诊，善于运用心理疗法。

【杏林佳话】

● 心药医心病

有一位忧国忧民的龙叔，听说文挚医术精微，特请他来治病。文挚请龙叔先谈症状，龙叔说："全乡人赞誉我，我不以为光荣，全国人毁谤我，我不以为耻辱；得到了并不喜欢，丧失了并不忧愁；看活着像是死亡，看富贵像是贫穷；看人像是猪，看自己像是别人。住在自己家中，像是住在旅馆；看自己的家乡，像是西戎南蛮之国。所有这些病，爵位赏赐不能劝慰，严刑惩罚不能威胁，盛衰利害不能改变，悲哀快乐不能动摇，我这样做自然不能辅佐国君，交结亲友，管教妻子儿女，控制奴仆臣隶，这是什么病呢？什么药方能治好它呢？"龙叔之病，系忧国忧民，思虑过度，心事太重所致，既得不到理解，又难以摆脱，故思想处于麻木，心态难于平衡，显为心病。文挚令龙叔背明而立，从后望之，说："我看见你的心了！是心空虚啊！接近圣人之心了。旧说人心有七孔流通，一孔不通达，让圣智者变成有病的人，或由此乎？不是我浅陋的医术能治愈的。"正是文挚这高超的医术，用"心药"，治愈龙叔的"心病"。

● 舍身成仁

齐王生了恶疮，行动坐卧都很不方便，而且疼痛难忍，寝食不安，人也消瘦了。请了几位名医，用了很多名贵的药，病却不见好转。齐王左右官员都很着急，齐王也愈益焦虑。后来齐王听说宋国的文挚医道高超，专治疑难病症，就赶紧派人去聘请。文挚来到宫廷，仔细查看了齐王的病情，什么话也没有讲，就恭敬地退出了。太子急切地请文挚治疗，文挚沉吟半晌，为难地说："大王的病我有办法治好，可是大王的病治好了，就一定会杀了我。"太子不解地问："这是为什么？"文挚说："这种病的疗法很特别，一定要想方设法激怒大王，大王的病当时即可痊愈。可是激怒大王，那就会因触犯大王而得罪，就必死无疑。"太子跪在文挚面前叩了几个响头，又泪流满面地恳求道："只要先生能治好父王的病，我和母亲会以死来向父王力保您。大王可怜我和母亲，就会赦免您的死罪。希望先生不要担忧。"文挚为太子的孝心所感动，说："好吧！我愿意以死来救治大王。"文挚和太子约好日期去为齐王治疗。到了约定日期，齐王和太子早就作好了准备，可是时间到了，文挚却没有露面。太子多次派侍从到宫门外探视，却始终不见文挚的踪影。直到太阳隐没在地平线下，夜幕降临时，文挚才派人和太子重新约定了日期。可是第二次、第三次相约，文挚都没有守约，齐王已是怒气填膺，忍无可忍了。有一天，齐王终于盼来了文挚，太子急匆匆地把文挚带到齐王的寝宫。文挚见了齐王不但不行礼，还穿着一双脏鞋蹬上齐王的寝床，踩住齐王华贵的衣裳，直通通地向齐王询问病情。齐王看到文挚这副模样，皱紧眉头，转过脸不加理睬。文挚又讲了一些粗野无理的话，故意激怒齐王。齐王突然大喝一声，奋身而起，齐王的恶疮一下子涌出许多黑血，难耐的疼痛顿时消失，疮口渐渐平复。齐王的病真的奇迹般的治愈了，可是齐王对文挚的深恶涌绝却没有减轻，他要用鼎去活煮文挚，太子和王后千方百计劝谏都无济于事。最后齐王果然命人把文挚投到大鼎之中，煮了三天三夜，文挚的容貌不变。文挚说："真想让我死，为什么不盖上盖子，以断绝阴阳之气？"齐王怒冲冲地命人把鼎盖上，文挚终于惨死在鼎中。文挚为了成全太子的孝义，自己却作了牺牲品。

【观点采摘】

● 威王曰："善。寡人恒善暮饮而连于夜，苟无苛乎？"文挚答曰："无妨也。譬如鸟兽，早卧早起，暮卧暮起，天者受明，地者受晦，道者究其事而止。夫食气潜入而默移，夜半而气，致之六极。六极坚精，是以内实外平，痤瘘弗处，痈噎不生，此道之至也。"威王曰："善。"

——《马王堆汉墓医书·文挚与齐威王论食卧补养之道》

译文：

威王说："很好。我总喜欢晚上饮酒直至深夜，那样大概不会生病吧？"文挚回答说："不碍事。譬如飞鸟走兽，早睡的早起，晚睡的晚起，像天受日月光照之明，而大地在日月西落之后承受晦暗。懂得养生之道的人，就效法天地自然，做到作息有节，劳逸适度。食物消化后变成营养物质，无声无息地运送到全身，夜半产生的精气便输入到六腑。六腑藏精坚厚，人体内脏结实而外表平和，连痤疖、痔瘘、喉痈之类的疾病也都不会产生，这就是养生保健的最高境界。"威王说："很好。"

释评：

此处反映了文挚的养生之道，即要顺乎自然，遵从规律。

【人物评析】

文挚是战国时代宋之良医，他曾担任过宋国的大臣，洞明医道，兼能异术，传说他掌握了能从背部看到人体内脏的神奇医术，而且还善于应用精神、心理疗法去治疗疾病。他根据中医学"怒胜思"的原理，采用激怒病人的治疗手段，治愈了齐王的忧郁症，在中国医学史上留下了一个心理疗法的典型范例，可以说是医学心理学的鼻祖。文挚治病的特点与高超的分析判断力，不论是对龙叔，还是对齐王，他既不用针砭，也不处汤药，而是针对特殊的病情，采用特殊的方法，进行特殊的情志治疗。前两则事例从一个侧面，真实而生动地反映了春秋时代中医治疗的水平和医学流派。

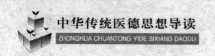

二、秦汉三国时期的医史人物及其医德思想

（一）华佗

【生平简介】

华佗（约145～208），名旉，字元化，沛国谯（今安徽省亳州）人，东汉杰出医学家。少时曾在外游学，钻研医术而不求仕途。他医术全面，尤其擅长外科，精于手术，被后人称为"外科圣手"、"外科鼻祖"。精通内、妇、儿、针灸各科，外科尤为擅长。他曾用"麻沸散"使病人麻醉后施行剖腹手术，是世界医学史上应用全身麻醉进行手术治疗的最早记载。后因不服曹操征召被杀，所著医书《青囊书》、《枕中灸刺经》等多部著作，可惜失传已佚。

【杏林佳话】

● 坦诚相告

华佗重视预防保健，"治人于未病"，观察自然生态，教人调息生命和谐。但对于病入膏肓的患者，则不加针药，坦然相告。一士大夫患病，请华佗前去医治。华佗诊后，告其病不在外表，而在腹腔中，需要手术，且说：你的寿命只有十年，我给你做了手术，十年后你也会死去。而你得的病，并不会让你死亡，所以我劝你不要做手术。但该士大夫不听，觉得自己得了这个病很难受，一定要做手术，华佗只好给他做了手术。手术做完后，一切都很正常，十年后该病人死亡。

● 辨证论治

华佗非常善于区分不同病情和脏腑病位，对症施治。一日，有军吏二人，俱身热头痛，症状相同，但华佗的处方，却大不一样，一用发汗药，一用泻下药，二人颇感奇怪，但服药后均告痊愈。原来华佗诊视后，已知一为表证，用发汗法可解；一为里热证，非泻下难于为治。

● 诊病送药

军官李成，吐血严重、昼夜咳嗽，于是找华佗给他看病。华佗诊后，说"君病肠痈，咳之所吐，非从肺来也"，并给了李成两钱散剂，同时告知"十八岁当一小发，服此散，亦行复差。若不得此药，故当死"，又给了李成两钱散剂，以其备用。由此案例可见，华佗不仅利用中医肺和大肠相表里的原理准确诊断病因，治愈患者，更根据自己的诊疗经验及疾病特征推断出疾病复发的时间，提前告知病人注意预防，并将十八年后的救命药一并提前给予患者，如此对病人负责的医德值得当今所有医者学习。

【观点采摘】

● 佗之绝技，凡此类也。然本作士人，以医见业，意常自悔。后太祖亲理，得病笃重，使佗专视。佗曰："此近难济，恒事攻治，可延岁月。"佗久远家思归，因曰："当得家书，方欲暂还耳。"到家，辞以妻病，数乞期不反。太祖累书呼，又敕郡县发遣。佗恃能厌食事，犹不上道。太祖大怒，使人往检：若妻信病，赐小豆四十斛，宽假限日；若其虚诈，便收送之。于是传付许狱，考验首服。荀彧请曰："佗术实工，人命所县，宜含宥之。"太祖曰："不忧，天下当无此鼠辈耶？"遂考竟佗。佗临死，出一卷书与狱吏，曰："此可以活人。"吏畏法不受，佗亦不彊，索火烧之。

——陈寿：《三国志·华佗传》

译文：

华佗的卓绝医技，大都像上文所述各病例。然而他本是读书人，以医术养活自己，心里常感懊悔。后来曹操亲自处理国事，病得很重，让华佗专为他个人治病。华佗说："这病几乎难以治好，只有不断地进行治疗，以延长一些寿命。"华佗长期远离家乡，想回去看看，因此说：
"刚才收到家中来信，便想短期回家一趟。"到家后，推托妻子有病，多
次请求延长假期不回来。曹操多次用书信召唤，又下诏令郡县征发遣
送。华佗自恃有才能，厌恶吃侍候人的饭，还是不上路。曹操很生气，
派人前往查看：如果他妻子确实生病，就赐赠四十斛小豆，放宽假期；
如果他虚假欺骗，就逮捕押送他回来。因此用传车把华佗递解交付许昌
监狱，拷问服罪。荀彧向曹操求情说："华佗的医术确实高明，关系着
人的生命，应该包涵宽容他。"曹操说："不用担忧，天下会没有这种无
能鼠辈吗？"终于拷问华佗致死。华佗临死前，拿出一卷医书给狱官，
说："这书可以用来救活人。"狱吏害怕触犯法律不敢接受，华佗也不勉
强，讨取火来把书烧掉了。

释评：

此处反映了华佗为天下百姓行医，不为权贵折腰，将医书无私奉献
于后人的高尚品质。但遗憾的是狱官怯懦而焚之。

● 人体欲得劳动，但不当使极尔。动摇则谷气得消，血脉流通，病
不得生，譬犹户枢不朽是也。是以古之仙者为导引之事，熊颈鸱顾，引
挽腰体，动诸关节，以求难老。吾有一术，名五禽之戏：一曰虎，二曰
鹿，三曰熊，四曰沐，五曰鸟。亦以除疾，并利蹄足，以当导引。体中
不快，起作一禽之戏，沾濡汗出，因上著粉，身体轻便，腹中欲食。

——陈寿：《三国志·华佗传》

译文：

人的身体应该得到运动，只是不应当疲惫罢了。运动则养分才能消
化，血脉环流通畅，病就不会发生，如同门户的转轴部分因转动而不会
腐朽一样。因此古时的仙人常做"气功"之类的锻炼，摹仿熊悬挂树枝
和鸱鹰转头顾盼，伸展腰部躯体，使各个关节活动，用来求得不易衰
老。我有一种锻炼方法，叫做"五禽戏"，一叫虎戏，二叫鹿戏，三叫
熊戏，四叫猿戏，五叫鸟戏，也可以用来防治疾病，都使腿脚轻便利
索，可以当作导引之术。身体不舒服，起来做其中一种禽戏，浸湿衣服
热汗发出，接着在上面涂上爽身粉，身体便觉得轻松便捷，腹中想吃东

西了。

释评：

此处反映了华佗不泥于古，敢于创新的精神。

【人物评析】

华佗，生活在一个医生受人歧视的时代，虽然有过后悔做医生，但是要将苍生解救于水深火热的疾苦中的历史责任感使他义无反顾的继续行医救人。他不恃权贵，更耻于做官。高超的医术使他深受百姓追捧，甚至被誉为"神医"。虽然身在久远的三国时期，但早已有了从病人出发，替病人着想，尊重病人知情同意权的高尚医德思想。为了减轻病人痛苦，更勇于创新，发明了"麻沸散"。为提高人们未病防病意识，强身健体，更发明了"五禽戏"，带领人们走向体育锻炼的养身之道。此外，华佗在临死之前还不忘将自己的毕生诊病经验流传后世造福后人，这种精神值得每一个医者学习。

（二）张仲景

【生平简介】

张仲景（约 150～219），东汉末年著名医学家，被称为医圣。相传曾举孝廉，做过长沙太守。张仲景广泛收集医方，写出了传世巨著《伤寒杂病论》、《金匮要略》。《伤寒杂病论》确立的辨证论治原则，是中医临床的基本原则，它在方剂学方面也做出了巨大贡献，创造了很多剂型，记载了大量有效的方剂。张仲景所确立的六经辨证的治疗原则，受到历代医学家的推崇。这是中国第一部从理论到实践、确立辨证论治法则的医学专著，是后学者研习中医必备的经典著作。

【杏林佳话】

● **虚心求学**

张仲景年轻的时候，在医学上就有了名望。但他仍勤奋好学，四处查访名医，登门求教。一天清早，襄阳同济药堂的大门前，站着一位身背行李、手拿雨伞的年轻后生，他向管家的央求说："我从河南来，生活没有着落，请贵店收留我当伙计吧！"堂主王神仙闻声从药店走出来。他见后生年轻利落，就说："好吧！我这里缺人，就收你当个炮制药材的伙计吧！"这个后生，就是张仲景。从此，张仲景就在同济药堂住下来。张仲景聪明好学，药理纯熟，不但熟悉各种中草药的性能，而且炮制药材，干得又快又好，很快就被王神仙替换至药铺当司药。他管司药，又管看病，店里的人有个头疼发热，也来找他诊治。王神仙看他确有两手，就让他做自己的帮手。王神仙抚脉看病，他抄药单；王神仙遇着疑难病症，抚了脉再叫他摸摸，好叫他明了病在哪里，怎样医治。张仲景把这些医理深深地记在心上，写在本子上。后来，在对一位老者的医治中，王神仙发现这位年轻人医技不凡，追问道："你到底是什么人？"张仲景说："我姓张名机字仲景，到这里拜师学医来啦！"王神仙说："哎哟哟，可不敢当！"立刻摆宴款待。后来张仲景回到南阳，两人还相互交往，成了医学上的好朋友。

● 笑医心病

从前，一些郎中们只把医术传给自己的子孙，一般都不外传。那时南阳有个名医叫沈槐，已经七十多岁了，还没有子女。他整天惆怅后继无人，饭吃不下，觉睡不着，慢慢忧虑成病了。老先生的病谁也看不好。越来越重了。张仲景知道后，就奔沈槐家来。张仲景察看了病情，确诊是忧虑成疾，马上开了一个药方，用五谷杂粮面各一斤，卯成蛋蛋，外边涂上朱砂，叫病人一顿食用。沈槐知道了，心里不觉好笑！他命家人把那五谷杂粮面做成的药丸，挂在屋檐下，逢人就指着这药丸把张仲景奚落一番。亲戚来看他时，他笑着说："看！这是张仲景给我开的药方。谁见过五谷杂粮能医病？笑话！"朋友来看他时，他笑着说："看！这是张仲景给我开的药方，谁一顿能吃五斤面，滑稽！"同行的郎中来看他时，他笑着说："看！这是张仲景给我开的药方。我看几十年病，听就没听说过。"他一心只想这件事可笑，忧心多虑的事全抛脑后了，不知不觉地病就好了。这时，张仲景来拜访他，说："恭喜先生的病好了！学生斗胆班门弄斧了。"沈槐一听恍然大悟，又佩服、又惭愧。

张仲景接着又说："先生，我们做郎中的，就是为了给百姓造福，祛病延年，先生无子女，我们这些年轻人不都是你的子女吗？何愁后继无人？"沈槐听了，觉得很有道理，内心十分感动。从此，就把自己的医述全部传授给了张仲景和其他年轻的郎中。

● 坐堂医生

尽管张仲景从小就厌恶官场，轻视仕途。但由于他父亲曾在朝廷做过官，对参加科举考试，以谋得一官半职很是看重，就要张仲景参加考试。古时的人以不忠不孝为最大耻辱，尽管张仲景很不情愿，但也不愿违背父命，落一个不孝之子的名声。因此在灵帝时（168～188），举孝廉，进入官场。在建安年间（196～219），被朝廷派到长沙做太守。但他仍用自己的医术，为百姓解除病痛。在封建时代，做官的不能随便进入民宅，接近百姓。可是不接触百姓，就不能为他们治疗，自己的医术也就不能长进。于是张仲景想了一个办法，择定每月初一和十五两天，大开衙门，不问政事，让有病的百姓进来，他端端正正地坐在大堂上，挨个地仔细为群众诊治。他让衙役贴出安民告示，告诉老百姓这一消息。他的举动在当地产生了强烈的震动，老百姓无不拍手称快，对张仲景更加拥戴。时间久了便形成了惯例。每逢农历初一和十五的日子，他的衙门前便聚集了来自各方求医看病的群众，甚至有些人带着行李远道而来。后来人们就把坐在药铺里给人看病的医生，通称为"坐堂医生"，用来纪念张仲景。

【观点采摘】

● 余每览越人入虢之诊，望齐侯之色，未尝不慨然，叹其才秀也。怪当今居世之士，曾不留神医药，精究方术，上以疗君亲之疾，下以救贫贱之厄，中以保身长全，以养其生。但竞逐荣势，企踵权豪，孜孜汲汲，惟名利是务，崇饰其末，忽弃其本，华其外而悴其内。皮之不存，毛将安附焉？

——张仲景：《伤寒论·自序》

译文：

每当我看到扁鹊路经虢国给太子诊病，使太子起死回生和为齐桓公诊病的记载，不能不赞叹他优秀的才能。痛恨当今在社会上读书明理的人，竟然不注意医药，不精心研究医疗技术，以便上以治疗国君或父母的疾病，下以拯救贫苦大众的痛苦，中以保护自身的健康，作为养生之道。而只去竞相追逐荣华富贵，仰慕权势，不知疲倦地把追名逐利当成人生的目的。他们重视名利这些末节小事，却忽略了保护身体健康的根本大事。只求外表华丽，不顾内里憔悴。皮都不存在，毛往哪里依附呢？（道德和生命都没有了，那些荣华富贵和名利权势又有什么用呢？）

释评：

此处反映了张仲景医儒同道的思想，在他看来，一个人如果不学医术、片面追求名利，就不能尽忠尽孝，甚至不能保全自己。医术是生存之本。

● 观今之医，不念思求经旨，以演其所知。各承家技，终始顺旧。省疾问病，务在口给，相对斯须，便处汤药。按寸不及尺，握手不及足。人迎跌阳，三部不参。动数发息，不满五十。短期未知，决诊，九候。曾无仿佛，明堂阙庭，尽不见察。所谓窥管而已。夫欲视死别生，实为难矣！

——张仲景：《伤寒论·自序》

译文：

试观当今的医生，不深思医经道理以延伸和充实自己的学识和技能，而是继承家传，按照老方法诊治疾病。给病人看病，询问病情，只是口头应付。对着病人诊视片刻，便开方给药；只诊寸口脉不循尺肤；诊手脉不诊足脉；人迎、跌阳脉少阴三部不能合参；脉之来去至止与呼吸定息，不满五十次；这样草率的诊病，短期病情的变化都难知晓，怎能决断人的生死呢？在望诊上，连一点模糊的影像都未曾见，明堂和阙庭，也未完全观察，好像从管视物，所见太有限了。啊？想做一个能诊断生死的医生，其实是很难的！

释评：

此处批判了因循守旧，对病人不负责，应付了事的行医之人。

【人物评析】

张仲景为人谦虚谨慎，提倡终身坚持学习。其医学理论对中国古代医学的发展和人民的健康做出了巨大的贡献，而且对东南亚各国的影响也很大。后人研究他的医理，敬仰他的医术和医德，称他为"医圣"。在河南省南阳还为他修建了"医圣祠"。解放后，翻修了"医圣祠"，并修建了"张仲景纪念馆"，以纪念这位奠定中国中医治疗学基础的医学家。其医德思想主要表现在以下 7 个方面：①继承发扬了扁鹊等古代名医的传统医德；②悉心钻研医学，敬业乐业，从不追逐功名利禄；③反对保守观点，不断更新医学知识；④治病认真负责，一丝不苟；⑤要求遵纪守法；⑥反对巫神迷信；⑦谦虚谨慎，终身学习。如：他在序文中说："孔子曰：生而知之者上，学则亚之，多闻博识，知之次也。余宿尚方术，请事斯语。"张仲景引用孔子语录，在于说明自己不是天才，只能靠刻苦努力学习来获得知识。他为后人树立了淳朴无华、勤恳踏实的学风。《伤寒杂病论》著述风格朴实简练，毫无浮辞空论。他"考校以求验"，绝不放过，一定要弄清楚是怎么回事。同时，张仲景坚持朴素唯物主义思想和无神论思想。他敢于挺身而出，反对为当时统治者所鼓励和提倡的封建迷信，反对巫祝。他继承了王充的"人死血脉竭，竭而精气灭，灭而形体朽，朽而成灰土"的无神论观点，提出了"厥身已毙，神明消灭，变为异物，幽潜重泉"的无神论思想。他反对用鬼神迷信来解释疾病。他从朴素唯物主义的观点出发，提出致病的原因。

（三）淳于意

【生平简介】

淳于意（约公元前 205～前 140），西汉初齐临淄（今山东淄博东北人），姓淳于，名意。淳于意曾任齐太仓令，精医道，辨证审脉，治病多验。《史记》记载了他的二十五例医案，称为"诊籍"，是中国现存最早的病史记录。其中多处记述针灸、经络及腧穴，并有灸愈疝气、龋齿的临证实录。

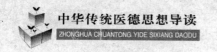

【杏林佳话】

● 遍访名医

淳于意谦虚好学，活学善用。他家境贫寒，少时就喜读医书，可为人治病，却没有疗效。于是拜淄川的名医公孙光为师，公孙光非常喜欢淳于意的谦虚好学，很器重他，就把自己的精方、妙方全部传授给他。不久，公孙光发现他已没什么可教淳于意的了，并预言淳于意将来一定是国医。为了能让他继续深造，又推荐他去拜自己的胞兄公孙阳庆为师。70余岁的公孙阳庆也非常欣赏淳于意的质朴上进，便将自己所藏的所有秘籍、古方一一讲解他。出师后的第二年，淳于意开始挂牌行医，三年后，成为著名的医生。

● 辨证论治

淳于意苦读经典医书，可以随意背诵，但诊病时，则视病人的实际情况，不盲目地死搬硬套，断章取义。齐王身边一名叫遂的保健医生，得病后服用自炼的五石散，病情加重了，于是请来淳于意。淳于意仔细审察他的脉象，说："你得的是内热，药石是药中刚猛之品，服后会导致小便不通而加重病情，千万不要再服。"遂不以为然，并举例反驳说："扁鹊曾言，'阴石以治阳病，阳石以治阴病。'"淳于意莞尔一笑："你说的话，不无道理，扁鹊虽这样说过，但治病必须详细诊察病情，医理医法，参考患者的体质、嗜好、病情用药，才能药到病除。"并预言，照此下去，不久就会发痈。果然，百余天后，遂乳上发痈，不治而死。这充分体现了淳于意坚持医者读书要活读，临证要变通的作风。

● 缇萦救父

齐文王（公元前178～前167年在位）患肥胖病，气喘、头痛、目不明、懒于行动。淳于意听说后，认为文王形气俱实，应当调节饮食，运动筋骨肌肉，开阔情怀，疏通血脉，以泻有余。可是有一庸医施以灸法，使文王病情加重致死。于是王公贵族诬滔仓公"不为人治病，病家多怨之者"。加之同时赵王、胶西王、济南王请仓公为其治病而未至。官府听信诬告，把淳于意传到长安受刑。淳于意生有五女，当皇帝诏书进京问罪时，他感伤无男随行。于是小女儿缇萦坚持随父进京、并上书朝廷，申述父亲无罪，并愿意为奴以换取父亲的自由。经汉文帝诏问，遂使淳于意被赦免而回故里。班固有诗赞曰："百男何愦愦，不如一缇萦。"

● 广纳弟子

淳于意不但是一个著名的医学家，而且是一位热心传播医学的教育家。淳于意像秦越人一样，并没有把医学经验的传授限定在神秘而狭小的范围内，而是广收弟子，精心传授。据《史记·扁鹊仓公列传》记载，就有宋邑、冯信、唐安、高期、王禹、杜信等6人，是秦汉时期文献记载中带徒最多的一位医家。

【观点采摘】

● 问臣意："所诊治病，病名多同而诊异，或死或不死，何也？"对曰："病名多相类，不可知，故古圣人为之脉法，以起度量，立规矩，县权衡，案绳墨，调阴阳，别人之脉各名之，与天地相应，参合于人，故乃别百病以异之，有数者能异之，无数者同之。然脉法不可胜验，诊疾人以度异之，乃可别同名，命病主在所居。今臣意所诊者，皆有诊籍。所以别之者，臣意所受师方适成，师死，以故表籍所诊，期决死生，观所失所得者合脉法，以故至今知之。"

——司马迁：《史记·扁鹊仓公传》

译文：

皇上问我："你所诊治的病，许多病名相同，却诊断结果不同，有的人死了，有的人还活着，这是为什么？"我回答说："从前病名大多是类似的，不能确切辨知，所以古代的圣人创立脉法，使人能用这些确立的标准，订立的规矩，斟酌权衡，依照规则，测量人的阴阳情形，区别人的脉象后各自命名，注意与自然变化的相应，参照人体情况，才能区别各种疾病使它们病名各异。医术高明的人能指出病名不同，医术不高看到的病则是相同的。然而脉法不能全部应验，诊治病人要用分度脉的方法区别，才能区别相同名称的疾病，说出病因在什么地方。现在我诊治的病人，都有诊治记录。我所以这样区别疾病，是因我从师学医刚刚完成，老师就死去了，因此记明诊治的情形，预期决断生死的时间，来

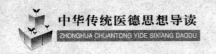

验证自己失误、正确的结果和脉象的对应关系，因此到现在能够辨知各种的疾病。"

释评：

此处强调了切脉、辨证论治的作用，同时体现了淳于意高度的敬业精神。他诊断疾病，注意详细记录病案，并将典型病例进行整理，写出了中国医学史上第一部医案《诊籍》。

● 问臣意："诊病决死生，能全无失乎？"臣意对曰："意治病人，必先切其脉，乃治之。败逆者不可治，其顺者乃治之。心不精脉，所期死生视可治，时时失之，臣意不能全也。"

——司马迁：《史记·扁鹊仓公传》

译文：

皇上问："你给人诊治病症断定人的死生，能完全没有失误吗？"我回答说："我医治病人时，一定先为他切脉后，才去医治。脉象衰败与病情违背的不给他医治，脉象和病情相顺应的才给他医治。如果不能精心切脉，所断定的死生时间及能否治愈，也往往会出现差错，我不能完全没有失误。"

释评：

此处反映了淳于意工作认真、诚实严谨、不掩饰己过的为医之道。

【人物评析】

淳于意谦虚好学，不仅掌握精湛的医术，更能将医学知识活学活用，针对不同的病人采用不同的疗法，因病施救。他长期行医民间，不肯趋承封建王侯。对于每次的诊治经历都详细记录在案，记载了患者的籍贯、姓名、职业、病名、病因、病性、诊断、治疗和预后。《史记·扁鹊仓公传》记载了 25 例病例，其中治愈 15 例，10 例医治无效而死亡，反映了中国古代医家实事求是的优良传统，为我们留下了研究汉代医学的宝贵史料。此外，淳于意还像秦越人一样，并没有把医学经验的传授限定在神秘而狭小的范围内，而是广泛传授医术，是秦汉时期文献记载中带徒最多的一位医家。

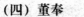

（四）董奉

【生平简介】

董奉（220～280），又名董平，字君异（一说字君平），号拔墘，侯官（今福建长乐）人。少年学医，信奉道教。年青时，曾任侯官县小吏，不久归隐，在其家村后山中，一面练功，一面行医。后退隐庐山，为人治病。与张仲景、华佗齐名，并称"建安三神医"。

【杏林佳话】

● 杏林春暖

董奉为民众治病，无论贫富，一视同仁，且为贫困患者医治不取分文，只要求患者痊愈后就地植树。重病治好后种杏树 5 棵，轻病治好后种杏树 1 棵。几年后，董奉的房前屋后杏树成林，郁郁葱葱。董奉自居杏林之中，淡泊宁静，将此视为人间佳境。后来董奉在杏林中建了一间简易的仓房，在仓房中放置了一件容器，并在院子门口张榜明示，如有想买杏的人，用等量谷子换取等量杏，自行索取，不必通报。这样，董奉每年用杏换得大量的粮食，除自给之外，全部用于救济那些无依无靠的老弱病残及贫苦百姓，或者那些过路没有路费的人。于是，以后人们便称赞这片树林为"董仙杏林"，甚至把医坛统称为"杏林"，称赞医德高尚、医术精湛的医生为"誉满杏林"。

【观点采摘】

● 君异居山间，为人治病，不取钱物，使人重病愈者，栽杏五株，轻者一株。如此数年，计得十万余株，郁然成林。

——葛洪：《神仙传》

译文：

董奉隐居山中，为百姓治病分文不收。如果病重的人治好了就种五株杏树，病轻者种一株。多年以后，董奉家外就种下了十万多株杏树，丛生茂盛，成为一片杏林。

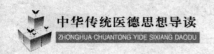
释评:

此处体现了董奉为人治病分文不取，接济贫困之人的高尚医德。

【人物评析】

董奉行善积德，为人处事保持乐观态度，不计较名利得失，不追求物质享受，一生不做官，隐居庐山修道，养生有术，是后世修身养性的典范。同时，董奉医术的高明和不求名利、乐善好施的高尚医德被人们传为佳话。人们把他同当时谯郡的华佗、南阳的张仲景并称为"建安三神医"。董奉远不如张仲景、华佗有名。因为张仲景曾任长沙太守，进入了官场；华佗虽未当官，但曾为曹操、关羽等权臣、名将治病。而董奉隐居庐山，主要为百姓治病，具有平民医生特色，历史上记载不多。后世以"杏林春暖"，"誉满杏林"称誉医术高尚的医家，唤中医为"杏林"。据载今江西九江董氏原行医处仍有杏林。董奉死后，人们在庐山上建有董奉馆；在长乐有一座山被称为董奉山；在福州的茶亭街河上村有一座明代的救生堂，均为纪念董奉。

（五）郭玉

【生平简介】

郭玉（公元1～2世纪），字通直，东汉广汉郡（今四川广汉）人。曾师从程高学习医术，和帝时做了太医丞，医道高明，医德高尚。不论贵贱，一律一视同仁。他是继扁鹊之后又一个对医疗社会与心理有研究的医家。

【杏林佳话】

● 切脉识异

东汉和帝时，郭玉担任太医丞，切脉诊病，诊断都非常准确；给病人针灸诊病，疗效也非常高。汉和帝深感其医技高超如神，便决定亲自考核他一下。于是挑选了与宫女手腕差不多的一名侍臣和一名宫女，杂坐于一个帷帐中，各伸出一只左手和右手，假装成一个人，让郭玉诊脉，并询问患的是什么病。郭玉诊脉与望形色相兼初步诊断以后十分诧异，觉得并不是一个人的脉象，便直言相告："左阴右阳，脉有男女，状若异人，臣疑其故。"和帝听后赞叹不已，认为郭玉的医术的确是名不虚传。这则案例不仅反映了郭玉高超的医术，而且反映了他直言不讳、实事求是的精神。

● 贵人难医

郭玉医术高明，对病人仁爱有加，不骄傲自大，"虽贫贱厮养，必尽其心力"。但在为贵人治病时，往往疗效不很满意。皇帝派一个贵族患者，换上贫寒人的衣服，并变换居处，请郭玉诊疗，郭玉一针而愈。和帝便问郭玉，为什么同样是治病，给贫苦人施治效果很好，而给富贵人治疗效果却相差很远呢？郭玉认为，那些达官贵人养尊处优，不时的盛气凌人，他们颐指气使已成了习惯。而医生用针有深浅，经常有超过深度和深度不够的情形，外加恐惧害怕的心理，还有审慎小心的想法，这样医生势必怀着惶恐惧悚的心理给他们看病，治疗起来就会顾虑重重，哪还有心思治病！

【观点采摘】

● 医之为言意也，腠理至微，随气用巧，针石之间，毫芒即乖，神存乎心手之际，可得解而不可得言也。

——范晔：《后汉书·方术列传》

译文：

"医"就是"意"的意思。人的皮肤肌肉之间的功能是极其微妙的，针刺时要随着经气而运行，用针治疗的时候，如果有丝毫的误差，就不会收到满意的效果。病人气血的情况，掌握在医生的心和手中，医生可以用心领悟，但却无法用语言说明。

释评：

此处反映了郭玉在诊病时全神贯注，为病人高度负责的精神。

● 夫贵者处尊高以临臣，臣怀怖慑以承之，其为疗也，有四难焉：自用意而不任臣，一难也；将身不谨，二难也；骨节不强，不能使药，三难也；好逸恶劳，四难也。

——范晔：《后汉书·方术列传》

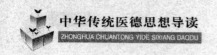

译文：

那些达官贵人养尊处优，盛气凌人，他们颐指气使已成了习惯，医生怀着惶恐惧悚的心理给他们看病，治疗起来顾虑重重。给这些病人治病，有四个难处：自以为是而不听从我，一难；养身不检点，二难；筋骨不强健，不能用药，三难；好逸恶劳，四难。

释评：

郭玉的"四难"，正确估计了存在于东汉王公贵族的生活和思想行为对疾病诊治的不良影响。同时，也科学地揭示了医生诊治不同社会地位的患者所存在的心理障碍，他认为神奇的医术在于从心理上揣摩患者的思想，克服心理障碍，对症下药。这段话还告诉我们：医生给人治病必须有充分发挥聪明才智的条件，才能做到诊断正确，治疗适当。

【人物评析】

郭玉不仅医术高明，能够细微之处见差异，通过切脉辨男女。而且医德高尚，对待患者普同一等，一视同仁，"虽贫贱厮养，必尽其心力"。同时，他敢于直言，不隐瞒自己的观点，明确指出贵人的傲慢、偏见与不足。这种品质实在难能可贵，值得当代的医者效仿。

（六）苏耽

【生平简介】

苏耽（？～？），西汉道家，或称苏仙公。桂阳郡（今湖南郴州）人。传说他曾在牛脾山修道并成仙，故此山后改名为苏仙岭。

【杏林佳话】

● 橘井泉香

汉文帝三年（公元前 177）五月十五日，是苏耽成仙升天的日子。在他升天成仙前告诉他母亲，"明年天下疾疫，庭中井水橘树能疗。患疫者，与井水一升，橘叶一枚，饮之立愈。"苏耽升仙的第二年，郴州果然暴发瘟疫，来势迅猛，八方蔓延，不分男女老少，均受染发病，病死无数。一时间，天昏地暗，日月无光。乡亲们在此劫难中，自然想到苏耽，可苏耽已经成仙升天而去了，于是转而来求苏母。苏母便按照儿子的嘱咐，凡来求医者，每人赐给院内井水一升，橘叶一片。病人服后，无不迅速痊愈。消息传开，前来向苏母求医讨橘叶、井水的很多，可橘树上的叶子和井中泉水并不见少。原来，苏耽成仙，仙气飘溢，橘树招收了仙风，有了灵性，人每摘一叶，树就会自长一叶。泉水吸收了仙气，也有了灵性，人们每舀一升，井水就自涌一升。由于有足够的橘叶井水，郴郡的瘟疫终于得以平息。自此，"橘井泉香"这一典故就流传下来。

【人物评析】

苏耽作为一个传说人物，自小便有着为天下人荡邪恶、扶正气的壮志。学习医术时可以做到不受干扰，自学成材。对母亲百般孝顺，对百姓更爱戴有加。临登仙时，还不忘百姓安危，叮嘱母亲治病救人的方法，普度众生，传下了"橘井泉香"的佳话。其传说尽管离奇，但反映了百姓对行善、孝道的尊崇和敬仰。

（七）壶翁

【生平简介】

壶翁（？～？），又称壶公，姓名不祥，东汉时期的卖药人。传说他常悬着一个壶在集市上为百姓出诊，集市一散便跳入壶中，一般人不能见到他。据《神仙传》记载，《召军符》、《召鬼神治病王府符》共20余卷，皆出于壶公，现已佚。

【杏林佳话】

● 悬壶济世

据宋代编著的《太平广记》记载，壶翁"卖药口不二价，治病皆愈。语买人曰：服此药必吐某物，某日当愈。皆如其言。得钱日收数万，而随施与市中贫乏饥冻者，唯留三五十。常悬一空壶于屋上，日入

237

之后，公辄转足跳入壶中"。也就是说，（壶翁）卖药不许还价，他的药服后不管什么病都能治好。壶翁把药卖出之后，总要嘱咐买药的人，说服了药之后会吐出某些东西，那一天病就好了，他说的话每一次都很应验。他每天卖药都能挣好几万钱，然后就把钱施舍给街上那些饥寒贫穷的人，只留下三五十个钱。壶翁经常把一个空壶挂在屋顶上，太阳落山之后，他就跳进壶里。可见壶翁是一位身怀医技、乐善好施的隐士医家。因他常悬一壶于市上卖药，故后世称行医为"悬壶"。历代医学家行医开业，几乎无不以"悬壶之喜"等为贺，或于诊室悬葫芦为医之标志，至今仍有不少药店、制药厂等沿以为用，有时也用"悬壶济世"称颂医生。

● 长房拜师

壶翁在集市上卖药，并在店铺门前悬挂着一个大空壶，等到集市散去，总是跳入壶中，众人都不知道。一天，费长房在楼上观看到，断定这位老翁绝非等闲之辈。于是前去拜望老翁，并送给他美好的酒肉食物。老翁知道费长房认为他是一位神人，便对费长房说："您明天可以再来。"第二天，费长房又去拜望老翁，老翁便邀他同入壶中。费长房只见宫廷华丽庄严，美酒佳肴满桌，二人畅饮尽兴而出。后来，费长房愿向老翁学习医道，便跟老翁隐居山中。老翁欣慰地对费长房说："你求学心诚，我愿意把医道方术传授给你。"于是，费长房被壶公带到虎群中，看见张着大口的猛虎，长房毫无惧色。次日来到一个石室内，顶上有一方巨石，宽约数丈，用茅草绳系着。一条巨蛇不停地咬那根绳，弄得巨石摇摇欲坠，而长房安之泰然。后来，费长房终于把老翁的医术继承下来，在民间为广大群众治病。

【人物评析】

在医界，"悬壶济世"与杏林之说同样有名，人们即使不知道他们代表的是什么，出处在哪里，也肯定知道指的是医生。壶翁的事例如此有名，不仅归功于他神奇的医术，更在于他永不二价的诚信以及乐善好施的仁心，这是作为医生除医术之外最应具备的品质。同时，他收徒十分严格，在对费长房进行了全面的考察之后，看到他即使身处绝境、困难重重，面临千钧一发之际，仍能从容稳定、毫不畏惧，处之泰然，具备一个医者从容坚定、不惧死神的气节时，才不吝赐教，传授其医技。这充分反映了古人对一个从医之人的较高要求。

（八）韩康

【生平简介】

韩康（? ～?），东汉民间医生，字伯休，京兆霸陵（今西安市东）人。常采药名山，销售于长安市，口不二价，三十余年，因而有"韩康卖药，言不二价"之说，以此表明信誉为重，所售药是货真价实的。

【杏林佳话】

● 韩康卖药

韩康出身豪门而不愿入仕当官，经常游名山采药到长安市场上去卖，三十年如一日坚持言不二价。有一次，一个女子向韩康买药，讨价还价，女子说她早就知道韩康言不二价，韩康叹息自己隐名避世还是被人认出，就隐遁于霸陵山中。

● 征召不应

汉恒帝为了找到韩康曾一连几次派人进山寻访，征召韩康出来做官，韩康死活不肯。后来，汉恒帝亲自准备了一份厚礼，派专员驾着驷马高车，去聘请他。当使者捧着圣旨来到山中草庐时，韩康身不由己，只好答应出山。但是他坚辞不乘官车，自己驾着一辆破牛车，天不亮就先于使者启程。到了一个驿亭，正逢亭长因奉命为朝廷命官韩征君修路架桥，向民间征召壮丁牲口。亭长见韩康布衣方巾，驾牛车而来，不认识他，以为是乡村野老，便命手下抢他的牛。韩康也不动声色，卸车缴牛。一会儿，使者大车接踵而至，才知道老头就是韩康，亭长吓得面如土色。使者请示韩康，要斩杀亭长。韩康淡然道："牛是我自己交给他的，亭长有什么罪过呢？"阻止了使者。不过，在进京途中，韩康还是设计金蝉脱壳，终于逃入深山老林，以高寿无疾而终。

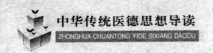

【人物评析】

韩康采药名山，卖药于长安城中，口不二价三十年如一日，深得当地群众信任的故事告诉了我们，无论做什么，都必须讲诚信。诚信则能取得人心，事业顺利发达。同时，他不慕荣利，不愿为封建统治者效劳的高尚品德反应了他率真的本性，不愧为值得后世传诵的清廉之士。

三、两晋南北朝时期的医史人物
及其医德思想

（一）王叔和

【生平简介】

王叔和（201～280），名熙，西晋山阳高平（今山东省邹城市）人。西晋初期著名的医学家、医书编纂家。他学识渊博，为人诚实，他整理了《伤寒论》，并著有《脉经》。

【杏林佳话】

● 毋虑凶吉

魏末晋初，北方战争频发，瘟疫流行，老百姓的生活苦不堪言。穷苦百姓得了病，到了病入膏肓熬不过了，才不得不求医。王叔和不管患者病情如何从不推诿患者，总是尽心诊治。但由于病人病情过重，死者渐多，从而使其本来十分红火的医药铺子一时变得门庭冷落。一天，有两个年轻伙计，一个叫大二，一个叫小三，两个人正在铺子里站柜，忽然看见王叔和从铺门前走过，大二说："这王先生可是越来越不行了，先前是个济世活人的菩萨，如今变成了要命的阎王。"小三道："这话不对，那些病人原是他自个病的没救了，如何怨得王先生的医术！"大二道："你也好笑，没病谁个求医，求医原为活命，难道为了找死？"小三道："照你这么说，便是好人经王先生搭手也要亡命了，我今天偏要请王先生诊脉，看看我死了死不了！"伙计怄了满肚子气，就吃饭去了，刚放下碗，就看见王叔和又从铺前走过，小三心里一急，喊一声"王先生"！一个猛子从里屋跳到当街上，接着，身不由己地躺倒在地上，大喊肚痛！王叔和见地下躺着的愣小子，热汗满面，就地打滚，忙蹲下抓住他的手腕切了脉，叹口气道："此人无救了。"那大二一听此话忍不住笑道："真真是大白天碰上勾命鬼！我师弟半点病症也无，原不过怄气，打赌考考你，你就真当他要死了，这样的庸才还吹什么？"话没说完，只见小三一动也不动了。上前伸手一探，已没了气，心下大惊，连叫怪！王先生真真把个活愣愣的小伙子给看死了！那小三本因吃饭过饱，又猛力一蹦，使胃肠崩裂，但那些街头看热闹的不去细究其因，亦不听王叔和的解释，只附和大二的说法，立刻一传十，十传百，加枝添叶，把王叔和描绘成了灾星魔头瘟祖宗，别说谁来找王叔和治病，就连他原先的街坊邻居，也唯恐避他不及。这样一来，王叔和在家乡一时难以立足，感慨一番，便云游去了。

● 起死回生

一天，济州城里有一家出殡，看那将将就就的殡仪，就猜得出是个贫寒之家。那口薄板棺材从济生堂抬过时，沥下几点鲜血。正在药铺柜台前坐堂的先生，瞥见血迹，陡然一惊，再定睛细看就大叫："那出殡的，如何将活人往外抬？"出殡队里无人理会。坐堂先生一连声地嚷道："棺里是活人，棺里人没死！"出殡的队伍乱了套，几个后生以为他有意糊弄，扯住他就要打。一位老者看坐堂先生不像作恶的，止住年轻人，唤过一位中年汉子叫他裁夺。中年汉子姓午，名逢生，棺里殓的正是他的妻子贾氏，年仅二十八岁，因产中血崩脱阳暴亡。当地风俗，年轻女人死于流血等症，统称"血光之灾"，为不连累家人街坊，须及早入殓安葬。当日贾氏刚刚昏死，族中长者便硬张罗出殡。这午逢生中年丧妻，无限悲伤，听坐堂先生一说竟也异想天开，甘愿开棺验尸。此言一出，几个后生一拥上前，"嘎吱"一声把棺盖撬开。坐堂先生抓起死者的人中、吴元等穴，顷刻之间，那贾氏时而换气，继而呻吟，再而略睁双目，半欠身子意欲起动。这一件医案，顷刻轰动了济州城。一打听坐堂先生的姓名，才知道是太行山上的王叔和，于是稍知其情者，又绘声绘色地讲起王先生上年在家乡行医，医运不济将活不愣腾的店铺伙计"诊"死的事。一时间，一传十，十传百，把王叔和传成了当今扁鹊、再世华佗。种种奇异传闻，传到了都城许昌，王公大臣们便三聘五请，硬把王叔和弄到京都里当了太医令。

【观点采摘】

● 夫医药为用，性命所系，和鹊至妙，犹或加思；仲景明审，亦候形证，一毫有疑，则考校以求验，故伤寒有承气之戒，呕哕发下焦之间，而遗文远旨，代寡能用。旧经秘述，奥而不售，遂令未学，昧于原本，互兹偏见，各逞己能，致微疴成膏肓之变，滞固绝振起之望，良有以也。

——王熙：《脉经》序

译文：

医生据诊断结论开方用药为病者治疗，关乎病人生死。医和与扁鹊治病如神，切脉时都要多加思辨；仲景诊断详明，也要参以望、问之诊，稍有疑惑，则深查细究，认真校验，故所撰《伤寒杂病论》中在用承气汤时小心翼翼不敢大意；区别呕、哕也是要仔细分析三焦的受气关系。而医学典籍论述深远，后代鲜有能够使用者。过去的学问又多是口述心受，秘而不宣，不肯轻易外传，这使后学医者昏昧于原本所述，各自以己书为据各执偏见，自以为是。于是，在医疗实践中，导致小病酿成大病，结积之疾再也无望恢复，这种现象持续至今。

释评：

此处对王叔和撰写《脉经》的目的进行了说明，强调医生用药与病人的生死攸关，应当慎之又慎。而当时可供为据的医方又不多，致使各持己见，误诊误治时有发生。王叔和的《脉经》为世人提供了可供参考的依据。

【人物评析】

王叔和生活于魏末晋初，此时北方战争频发，瘟疫流行，老百姓的生活苦不堪言。由于战乱，张仲景的《伤寒杂病论》在刚问世不久便在兵火中散落佚失。王叔和十分推崇仲景的学术思想，深知该书的价值，便不遗余力，四处收集，加以整理，重新进行编排，将之分为《伤寒论》和《金匮要略》。使《伤寒杂病论》得以保存并流传。他遵古而不泥古，通过搜集扁鹊、仓公、张仲景、华佗等古代医家有关脉学的论述，并加上自己的临床体会和见解，写出了我国现存最早的著名脉学专著——《脉经》。该书在我国医学发展史上，有着十分重要的位置，在国内外影响极大。如唐代太医署就把它作为必修课程，日本古代医学教育仿唐制，当然也不例外。该书对藏医学的相关学科也起着重大的影响。通过西藏，中国脉学又传入印度，并辗转传入阿拉伯国家，对西欧脉学的发展也有所影响。如古波斯（伊朗）由拉·阿·阿尔哈姆丹（1247～1318）编写的一部波斯文的医学百科全书《伊儿汗的中国科学宝藏》（13～14世纪初）一书中，就有王叔和的名学，其中脉学方面的内容也与《脉经》相似。中世纪阿拉伯医圣阿维森纳（980～1037）的《医典》中有关脉学的内容，也多大同小异，可见《脉经》在国内外医学发展史上影响之深远。此外，此书中王叔和在引用文献时，或以标题形式列出，或以文后加注的形式注明文献出处，便于读者根据所引文献的出处，找出原始文献，充分反映了他治学严谨，认真负责的态度。而且，王叔和不染空谈，崇尚实践。由于他所处的时代，正是玄学兴起，清淡服石之风盛行，正值宗教势力发展，唯心主义思潮泛滥之时，但他官任太医令，朝夕同士大夫们相处，而不染玄学色彩，崇尚实践，形成了自己特有的风格。他诊脉时强调要注重患者的年龄、性别、身高、体型、性格等不同因素，不可一成不变，不能脱离实际情况。他在《脉经》序言中提到，诊脉是很难掌握的，"在心易了，指下难明"，也就是将学会背会的脉学知识灵活准确地应用到实践中是需要一个艰难的过程的，习医者不可纸上谈兵。王叔和的这些研学之风、为医之道为后世树立了不朽的典范。

（二）皇甫谧

【生平简介】

皇甫谧（215～282），名静，字幼安，自号玄晏先生，西晋安定朝那（今甘肃平凉，一作灵台）人，后随其叔父迁移至河南新安（今河南渑池县附近）。著有《针灸甲乙经》、《论寒食散方》等。此外，他还有不少文史方面的著作，包括《帝王本纪》、《年历》、《高士传》、《逸士传》、《列女传》和《玄晏春秋》等。

【杏林佳话】

● 浪子回头

在《晋书·皇甫谧传》中记载，皇甫谧到二十岁时仍然不喜欢学习，游荡无度，有人认为他是个白痴。曾有一次得到瓜果，都进献给后叔母任氏。任氏说："《孝经》说：'用牛羊猪肉侍养父母，仍然不能算是孝子。'你今年二十岁了，眼中没有教义，心里没有道德，没有什么可以拿来安慰我。"因此叹息说："当年孟母三次搬家以成就孟子的仁德，曾子的父亲杀猪用来维持对儿子的教育，莫非是我居家没有选择好的邻居，又缺乏对你的教育，不然你怎么会这样愚笨呢！修身勤学，得到好处的是你自己，对我有什么用呢！"就对着他流泪。皇甫谧很感激后叔母对他的教诲，就向乡人席坦学习，勤勉努力而不懈怠。家中贫穷，就亲自耕作，拿着书本劳动务农，终于博通典籍及诸子百家的学说。

● 不媚权贵

《晋书·皇甫谧传》中记载城阳太守梁柳是皇甫谧表姑的儿子，将要去做官，有人劝皇甫谧为他饯行。皇甫谧回答说："梁柳为一般百姓时到我这里，我迎送都不出门，给他吃的超不过咸菜等东西，贫困的人不把酒肉作为敬人的礼节。现在他做了郡守而饯送他，是看重城阳太守而看贱了梁柳，难道这就能合乎古人的道义，这不是我觉得心安的。"皇甫谧曾多次被朝廷招官，但他都不去上任。其实以其学识、才华，完

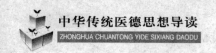
全有能力、有机会出仕为官，从而摆脱生活的困窘，但是他却为自己选择一生安贫乐道，隐居达志的人生道路。其淡泊名利的高尚品德、向往自由尊严、不受拘束、始终能够按照自己的意愿生活的人生态度、薄帝王而不为、视富贵于浮云的品质都是后人，特别是当代医疗工作者在加强医德修养方面值得借鉴的。

● 高风亮节

皇甫谧认为生死是天地的定制，人理的必然。人死后，精神消歇形体散亡，魂魄也一样，因此气属于天；寄托的生命终于消尽，躯体返归本真，所以尸体掩藏于地下。尸体与土地的并合，是返归本真的至理。现在活着都不能保全七尺之躯，死后又何必用一副棺材将尸体与土地隔开呢？他吩咐后人：如果我早上死了晚上就下葬，晚上死了早上就下葬，不设置棺材，不缠里殓身，不修面沐浴，不做新衣服、殡殓口含的东西，一概不用。我原本想赤身裸体投入土坑，用尸身亲触土地，我又担心人情沾染习俗由来已久，难以改变处理，因此我粗略规定我死以后奢侈也不能够用石棺，节俭也不能暴露形骸。气绝以后，就用当时穿的衣服，及幅巾旧衣，用竹席裹尸，用麻扎住两头，把尸体放置在床上。选一块不长草木的地方，挖十尺深的土坑，长一丈五尺，宽六尺，坑挖好后，把床抬到坑旁，再把床挪开，将尸体放入坑内。平生所用之物，都不要随葬，只带《孝经》一卷，以示不忘孝道。竹席之外，就用土掩埋。埋土和地一样平，以使生迹无处，自求不知。我国古代盛行厚葬，而号称"以孝治天下"且浮华之风泛滥的魏晋时期，厚葬自然是大行其肆。皇甫谧对生死的达观态度，以及对自己死后提出的不设棺椁，不修坟头，不树墓碑的做法，表现出的高风亮节对当今之人仍然是有所启迪的。

【观点采摘】

● 或劝谧修名广交，谧以为"非圣人孰能兼存出处，居田里之中亦可以乐尧、舜之道，何必崇接世利，事官鞅掌，然后为名乎"。作《玄守论》以答之曰：或谓谧曰："富贵人之所欲，贫贱人之所恶，何故委形待于穷而不变乎？且道之所贵者，理世也；人之所美者，及时也。先生年迈齿变，饥寒不赡，转死沟壑，其谁知乎？"谧曰："人之所至惜者，命也；道之所必全者，形也；性形所不可犯者，疾病也。若扰全道以损性命，安得去贫贱存所欲哉？吾闻食人之禄者怀人之忧，形强犹不堪，况吾之弱疾乎！且贫者士之常，贱者道之实，处常得实，没齿不忧，孰与富贵扰神耗精者乎！又生为人所不知，死为人所不惜，至矣！喑聋之徒，天下之有道者也。夫一人死而天下号者，以为损也；一人生而四海笑者，以为益也。然则号笑非益死损生也。是以至道不损，至德不益。何哉？体足也。如回天下之念以追损生之祸，运四海之心以广非益之病，岂道德之至乎！夫唯无损，则至坚矣；夫唯无益，则至厚矣。坚故终不损，厚故终不薄。苟能体坚厚之实，居不薄之真，立乎损益之外，游乎形骸之表，则我道全矣。"遂不仕。耽玩典籍，忘寝与食，时人谓之"书淫"。或有箴其过笃，将损耗精神。谧曰："朝闻道，夕死可矣，况命之修短分定悬天乎！

——房玄龄等：《晋书·皇甫谧传》

译文：

有人劝皇甫谧务求名声广泛交友，皇甫谧认为："不是圣人谁能兼有出仕和隐居两种方式，居于田里之中也可以乐有尧舜之道，何必推崇交接世俗之利，烦劳做官，然后才算有名呢。"作了《玄守论》来回答别人，说：有人对我说："富贵是人想要的，贫贱是人所痛恶的，为什么困顿不振的守着穷困而不改变呢？况且道义所贵重的，是治理社会；人所贵重的，是抓住时机。先生到了年老齿脱，饥饿寒冷无人照顾，流浪死亡在山丘沟壑之中，将会有谁知道呢？"我回答说："人所最珍贵的，是生命；道义所必要保全的，是形体；性命和形体所不可侵犯的，是疾病。如果为保全道义以损伤性命，又怎能抛弃贫贱而保存所思所想的东西呢？我认为食用别人俸禄的人必然要心中挂记着别人的忧患，有强壮的体格况且都受不了，何况我这样体弱残疾呢！况且贫穷是士人常事，卑贱是道义的基础，身居卑贱而得到道义，到死没有忧患，岂不比身处富贵耗费精神更好！又活着的时候为人所不知，死了也为人所不惜，那最好！哑巴聋子这样的人，是天下有道之人。一人死去而天下人悲痛哭号，对他们而言是损失；一个人出生而四海的人欢笑，对他们有好处。然而哭号欢笑并不能对死者有好处对生者有损失。所以最高的道义无所谓损伤，最高的道德无所谓利益。为什么呢？由于体貌完善。如果使天下人回转思念来追加有损活人的灾祸，运用四海之内的人心来增广没有好处的弊病，难道就是最高的道德吗！正因为无所损伤，就能最为坚固；正因为无所利益，就能最为厚实。坚固所以终究不能损伤，厚实所以终究不能卑薄。如果体察到坚厚的实质，处于不卑薄的真实环境，立身于损伤利益之外，游心于形体骸骨之上，那样我的道义就全备了。"于是不做官。沉迷于钻研文献典籍，废寝忘食，当时人称他为"书淫"。有人劝他说过于勤苦，将会损耗精神。皇甫谧说："早晨懂得了道义，晚上死了也可以，何况命的长短是由上天注定的呢！"

释评：

此处反映了皇甫谧与世无争、安贫乐道、踏实做人、孜孜以求的人生态度和治学精神。

● 夫人之所贪者，生也；所恶者，死也。虽贪，不得越期；虽恶，不可逃遁。

——皇甫谧：《笃终论》

译文：

人所贪恋的，是活着；所厌恶的，是死去。虽然贪恋，也不能超越死期；虽然厌恶，也不能逃避死亡。

释评：

此处反映了皇甫谧对待生死的豁达态度，生死乃自然规律，贪恋和厌恶均不能改变之，与其抗拒还不如顺应。

【人物评析】

皇甫谧一生坎坷，幼年过继叔父，徙居河南，少年荒于学业；年至弱冠，赖后叔母点化，始知耻而勤学；及至中年，又遭病魔，身患风痹，半身不遂。然而他并没有放弃，在穷困与疾病中以坚毅的信心和决心钻研医学，终于著成《针灸甲乙经》一书，惠泽后世。皇甫谧继承了先秦以来一元论的哲学观点，他在《针灸甲乙经》中指出："天之在我者德也，地之在我者气也，德流气薄而生也。"这段话的意思是：天之德，地之气，阴阳交合，生成万物，也就是说，天所赋予的是生生之机，气所赋予的是物质基础，两相结合，万物才有生化之机。皇甫谧看到了当时社会的动荡和政治旋涡的险恶，正如《晋书·阮籍传》中所说："属魏晋之际，天下多故，名士少有全者。"因此，不愿意跻身权贵，踏入仕途，与统治阶级同流合污。他认为王朝的更迭和代替，表明社会的进步，而这些历史发展的必然规律是不可逆转的，腐朽和黑暗只是社会进步中逆转的浪花，终究会被冲刷得一干二净。人的活动必须顺时而动，尊重历史发展的必然规律。他的这种哲学思辨和生活态度值得我们反思。

（三）葛洪

【生平简介】

葛洪（284～364 或 343），字稚川，自号抱朴子，晋丹阳郡句容（今江苏省句容）人，东晋道教理论家、医学家、炼丹家。他曾受封为关内侯，后隐居罗浮山炼丹。著有《神仙传》、《抱朴子》、《肘后救卒方》（又名《肘后备急方》）等。

【杏林佳话】

● 出身贫寒

据明代李贽的《初潭集》记载："葛洪，丹阳人，贫无童仆，篱落不修，常披榛出门，排草入室。屡遭火，典籍尽，乃负笈徒步，借书抄写，卖薪买纸，然火披览。所写皆反覆，人少能读之。"葛洪是丹阳人，家中贫穷请不起书童和仆人，家中的篱笆坏得不像样了也没有人修理，常常需要拨开丛生的草木出门，又推倒杂草进屋。家中数次失火，收藏的典籍都被焚毁掉了，他就背起书篓步行，到别人家去抄书，他靠卖柴的钱来买纸，借着火光读书。他所用过的纸都是写过很多遍的，以致这次书写的文字将上次的覆盖，再接着又写上最近看的书的笔记，所以很少有人能够读懂他写下来的东西。

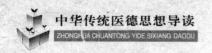

● 拒召炼丹

葛洪一生不愿攀附权势，淡泊名利，他告诫自己：车马之迹，不经权贵之域；片字之书，不交在位之家。他参与平定石冰叛乱后，担任广州刺史嵇含的参军。嵇含遇害后，在南方停留多年，屡次征召檄命都没有接受赴任，后来返回故乡，再次征召也不前往。后因想炼丹以求得长寿，主动请求担任勾漏令，到达广州时，刺史邓岳挽留不让他离开，葛洪便留居广东罗浮山炼丹。后来邓岳又上表为葛洪求官，葛洪仍然推辞不愿接受。同时，他还怀有一颗悲天悯人、济世苍生之心，当乡里们患有病痛时，他都是细心诊治，遇到贫困的病人时，药资、诊费经常分文不取，周边的百姓都非常敬佩他。

【观点采摘】

● 余今采其要约，以为《肘后救卒》三卷，率多易得之药。其不获，已须买之者，亦皆贱价草石，所在皆有，兼之以灸。灸但言分寸，不名孔穴，凡人览之，可了其所用，或不出乎垣离之内，顾眄可具。苟能信之，庶免横祸焉！

——葛洪：《葛洪肘后备急方》序

译文：

我现在搜集《玉函方》中重要简易实用的，集为随身携带的药方，名为《肘后救卒》，共三卷。其中大多为容易获取之药，即便需去购买的也都是价格低廉的药。再加上针灸的治法。灸的穴位，只写明部位分寸，不说穴名，只要看书，就可应用。得病不出庭院，看看书就可找到治疗方法，差不多就可以避免一些意外的疾病灾害！

释评：

从此处可以看出，葛洪编撰《肘后救卒》的目的在于更好地为百姓所用。他认为当时的医学书籍存在三种弊端：其一，内容庞杂，卷帙浩繁，不易普及，故葛氏"患其混杂烦重，有求难得"；其二，医书所载贵重药物不易为民众所用，"周甘唐阮诸家，各作备急，既不能穷诸病状，兼多珍贵之药，岂贫家野居所能立办"；其三，医学专业技术不易为多数人掌握，"又使人用针，自非究习医方，素识明堂流注者，则身中荣卫尚不知其所在，安能用针以治之哉"。针对这种情况，葛洪选择精要内容，把简、便、验、廉的方药、疗法传播给民众。《肘后备急方》是葛洪从《金匮药方》中精选出来便于实用的临床方药手册，"肘后"即悬于肘后，随手可取之意。这充分体现了为普通民众着想的高尚品德。

【人物评析】

葛洪一生著述颇丰，《晋书》记载的有《抱朴子》内、外篇，共一百一十六篇，其余著作还有很多。作为中国历史上的道教理论家、丹鼎家和医学家，葛洪在宗教学、医学以及化学上取得了巨大的成就。虽然葛洪是一个唯心主义有神论者，在其一生中不断地尝试追求永生的丹药，其思想中表达的一些观点也存在着谬误，但是在当时的时代下，他能够达到在其著作和行为中表现出来的那种高度实已难能可贵。他治学博采众长敢于创新，在学术上"考古今医学之说"，"于学无所不贯"。他说："但贪广览，于众书无不暗诵精持，自正经诸史百家之言，下至短杂文章近万卷，而著述时犹得有所引用。竟不成纯儒，不中为传授之师。"表明他在学术上已不囿于一家之见，而取博采百家的立场。葛洪不仅博览群书，同时也批判许多古代学者的"贵古轻今"的保守思想，批判"其于古人所作为神，今世所作为贱，贵远贱近"的错误观点，提出"诸后作而胜于前事"，"古书虽多，未必尽善，要当以为学者之山渊，使属笔者得乎伐猎其中"。正因为有这种可贵的批判接受的精神，所以他在学术上才能够不囿于古人，而有所创新。葛洪居贫穷而不失志，一心向学的精神，值得称赞；立战功却轻赏赐的行为，尤为可贵；穷究古籍、励于实践、敢于创新的态度，更应效仿；傲物轻俗、淡泊名利、体恤黎民的人生观念，甚为后世所称道；他提出"我命在我不在天"的生命观具有很重要的积极意义。

（四）陶弘景

【生平简介】

陶弘景（456～536），字通明，自号华阳陶隐居，丹阳秣陵（今江

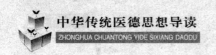
苏省江宁县）人，南北朝时期著名的医药学家。著有《名医别录》、《本草经集注》、《养性延命录》等。

【杏林佳话】

● 严谨治学

陶弘景治学严谨，尊重原著，在编写《本草经集注》时，对原著决不乱涂乱改，凡出自《神农本草经》的药物均用朱（红）字书写，称为朱笔；凡出自《名医别录》的药物用墨（黑）字书写，称为墨笔。所以后人有"本草黑字"、"本草赤字"之称。而且，对文献的来源均注明出处，遇到不识处，即注以存疑。在陶弘景作《本草经集注》之前，所见到的大多《本草经》内容各不相同，其中的内容多寡、三品分类、药性寒热和药物分类各有不同。然而当时的医家，并不重视本草。陶弘景深知本草的重要，针对当时本草的混乱情况，将《神农本草经》中的药物按上、中、下三品分类的方法，改进为按玉石、草木、虫兽、果、菜、米食、有名未用7种分类，对药物的产地与采集和疗效的关系，以及药物的性味、形态及鉴别和炮制方面的论述也有较多的发挥。他对本草的全面总结，使得中国本草学得以系统化，不仅成为当时的本草名著，而且也是后世历来本草的典范。

● 拯救危急

陶弘景还具有高尚的救死扶伤精神，他在《本草经集注》的序文中写道："余祖世以来，务敦方药，本有范汪方一部，斟酌详用，多获所救，内获家门，傍及亲族，其有虚心告请者，不限贵贱，皆摩踵救之，凡所救活，数百千人。"他崇尚道学，晚年皈依佛门，也恪守着佛道的仁爱和慈悲理念，不以权贵衡人，不用贵贱待人，以拯济疾苦为己任。在隐居之前，他身处皇城，很少见到病人有求医之难，隐居到山野之中以后，看到百姓患病后得不到及时的治疗，枉死者为数甚多，便从道家本性中产生了拯济救疾之志，于是感慨："夫生人所为大患莫急于疾，疾而不救，犹救火而不以水也。"所以他亲自登山涧采药，每过穷乡僻壤，必四处走访村民，抚恤贫寒，并且"拯救危急，救疗疾恙，朝夕无倦，其别有阴思密惠，人莫得知之"。

● 淡泊名利

梁武帝早年就与陶弘景相识，称帝之后，梁武帝手令召他入京，并赐给他鹿皮巾。后来又多次以礼相征聘，但是他都不应召，仅画了一幅《两牛图》作答：一头牛散放在水草间，一头牛戴着金笼头，前面有人用绳牵着，后面有人用棍赶着。武帝笑着说："这个人无所不可以为，他想效法自由自在在泥中拖着尾巴的乌龟，又怎会有被招聘的可能。"梁武帝虽然说出这样一句自我解嘲的话语，但是只要国家有吉凶征讨一类的大事，没有不去他那里咨询方略的。每个月常常是书信来往好几次，当时的人们称他为山中宰相。皇帝及太子以及王宫显贵们都相继去拜访，赠送的东西从来没有间断。但是他也多半是不接受，即使留下来的东西也作为功德之用。在回答齐高帝萧道成的诏书所问时，他作的一首诗《诏问山中何所有赋诗以答》中云："山中何所有，岭上多白云。只可自怡悦，不堪持赠君。"表达了他淡泊名利，追求自由的态度和思想。

● 注重调查

陶弘景还是一个注重调查研究的人。一天，他读到《诗经·小雅·小苑》的"螟蛉有子，蜾蠃负之，教诲尔子，式穀似之"几句，就有所怀疑。《诗经》的旧注说，蜾蠃（一种细腰蜂）有雄无雌。繁殖后代，是由雄的把螟蛉的幼虫衔回窝里，叫那幼虫变成自己的样子，而成为后代。恰好一个朋友也来问这是怎么回事。他就先去查书本，书本说的跟《诗经》旧注的一模一样。他想：这些书尽是我抄你，你抄我的，查书是查不出什么名堂了。我何不亲自到现场看个究竟呢？于是，陶弘景来到庭院里找到一窝蜾蠃。经过几次细心的观察，他终于发现，那螟蛉幼虫并非用来变蜾蠃的。而是被衔来放在巢里，等自己产下的卵孵出幼虫时，作为蜾蠃幼虫的"粮食"的。蜾蠃不但有雌的，而且有自己的后代。蜾蠃衔螟蛉幼虫作子之说，终于被陶弘景用调查研究的办法推翻。从这件事，他就得出一个结论：治学要重视调查研究，不能因为别人怎么说自己也跟着怎么说。由此再次印证了他治学的严谨性。

【观点采摘】

● 谓门人曰："吾见朱门广夏，虽识其华乐，而无欲往之心。望高

253

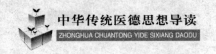

岩，瞰大泽，知此难立止，自恒欲就之。"

——李延寿：《南史·陶弘景传》

译文：

陶弘景对学生们说："我看见豪华的门庭和高大的建筑，虽然知道其中的荣华富贵，但是没有一点向往之心。我仰望高山，俯视大湖，知道这些地方很难安身立足，但是我却一直向往它。"

释评：

此处反映了陶氏不慕荣华富贵，但求真实生活的人生态度。

● 弘景为人圆通谦谨，出处冥会，心如明镜，遇物便了。言无烦舛，有亦随觉。

——李延寿：《南史·陶弘景传》

译文：

弘景为人随和变通，谦虚谨慎，无论做官或者隐退都做得自然和顺，心里明白如镜，对事物一见便知晓。言谈简洁而无差错，如有错也会立即察觉。

释评：

此处反映了陶弘景为人谦和、心底坦荡、知错就改的风范。

● 夫禀气含灵，唯人为贵。人所贵者，盖贵为生。生者神之本，形者神之具。神大用则竭，形大劳则毙。

——陶弘景：《养性延命录》

译文：

世间一切生灵，人是最宝贵的。人的所贵之处，首先在于生命。生命是精力之源，肉身是精力之载体。精力用过了就会枯竭，肉身用过了就会死亡。

释评：

此处强调了生命的神圣和宝贵，生活应劳逸结合，不可太过辛苦疲劳。

【人物评析】

陶弘景的一生可以分为两个阶段。前一阶段入世为官，接近之人，非富即贵，但其并无攀附之心，只是埋头于自己应该完成的工作，安守本分。后一阶段出世隐居，在做到独善其身时，仍然能够潜心修道、精研医术、勤于实践、心念黎民、体恤苍生。他的一生就像他的诗中的白云一样：其情操似白云之高洁；其思想、学识似云深之莫测；其行踪似白云飘扬清逸；其心态似白云般淡泊恬静。他是一位一生视富贵如浮云，重道学，品德如九鼎，并穷其一生对其执着无悔地追求的医药学家。陶公庙门旁那一副"六朝霸业成誓水，千古名山犹姓陶"楹联真乃实至名归。

（五）杨泉

【生平简介】

杨泉（？～？），字德渊，三国西晋时梁国（治今河南商丘南）人。西晋初期，会稽相朱则曾上书晋武帝，推荐杨泉出来做官。朝廷嘉奖他的为人和学识，征召入朝，但他辞不赴任，宁愿隐居著书。他对哲学、天文、历法、农学、医学等均有研究，著述甚多，有《物理论》16卷，《太玄注》14卷等。在中国历史上，他第一个提出了医学人才应该具有"仁、智、廉"三条标准。

【观点采摘】

● 人含气而生，精尽而死。死犹澌也，灭也。譬如火焉，薪尽而火灭，则无光矣。故灭火之余，无遗炎矣。人死之后，无遗魂矣。

——杨泉：《物理论》

译文：

人由精气所生，精气耗尽就会死亡。死亡犹如火焰，柴薪烧尽火就会灭，就不再有光亮。所以在火焰灭了之后，就不会再有火焰。人死之后，就不再有灵魂。

释评：

杨泉把人同自然界的物质统一起来，人的本身也是自然产物，是从自然界内分化出来的，而不是神的意志或者什么特殊的创造物，体现了

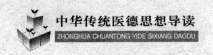

他的唯物主义思想。

● 夫医者，非仁爱之士不可托也，非聪明理达不可任也，非廉洁淳良不可信也。

——杨泉：《物理论》

译文：

凡医生若不是仁厚博爱的人是不可以托付的，不是聪明通达道理的人，是不可以任用的，不是廉洁善良的人，是不可以信任的。

释评：

此处强调了作为行医之人应具备的道德品质，值得今天思之。

● 夫清忠之士，乃千人之表，万人之英。得其人则事易于反手；不得其人，则难于拔筋。

——杨泉：《物理论》

译文：

那些清廉忠贞之人，是众人之表率，社会之精英。如果得到了这些人，那么事情就会非常容易做；如果得不到这些人，则事情就难以成功。

释评：

杨泉在此强调了有德之人的重要性，无论对于医学还是对于社会发展，都需要道德高尚之人。

● 是以古之用医，必选名姓之后，其德能仁恕博爱，其智能宣畅曲解；能知天地神祇之次，能明性命吉凶之数；处虚实之分，定逆顺之节，原疾疹之轻重，而量药剂之多少；贯微达幽，不失细小。如此乃谓良医。且道家则尚冷，以草木用冷生；医家则尚温，以血脉以暖通。徒知其大趣，不达其细理，不知刚柔有轻重，节气有多少，进退盈缩有节却也。名医达脉者，求之寸口，三候之间则得之矣。度节气而候温冷，参脉理而合重轻，量药石皆相应，此可谓名医。医有名而不良者，有无名而良者。人主之用医，必参合而隐括之。

——杨泉：《物理论》

译文：

古代任用医生，要求其道德高尚，能广泛同情体贴爱护患者；要求

其才智聪慧，能通达事物曲折复杂、变化莫测的深奥道理；能了解主宰
自然界的奥秘规律，能明了人的凶吉福祸性命长短的气数。判明虚实症
候，推断预后的好坏。根据疾病轻重权衡药物用量。透彻了解细微隐晦
的情况，丝毫不马虎，这样才能成为良医。道家主张凉食，生食冷饮靠
自然生长的草木果实，以求长生不老；医生重视温热熟食，熟食热饮以
促使血脉流通。如果只知大概意思，不明其精微的道理，不知人体强弱
与疾病轻重，气候节气之变化影响，就不能掌握寒热攻补之度，用药轻
重之分。通达脉理的良医，从寸口三部脉象即可获知病情。推测节气的
冷热，参照脉理诊断估量病在表在里，然后治疗给药，完全切合病情，
这可称之为名医。有的医家徒有虚名，实际医术并不精良；也有的医家
虽无盛名，却治病效果很好。因此，国君选用医生，必须详细了解，综
合全面情况审慎确定。

释评：

杨泉批评了"道家"、"医家"各自所持的诊病治病理论之偏颇，说
明杨泉对"儒医"更赞赏。他认为，"良医"有德、"名医"有术，各有
所长，用医要"参合"而定；世间从医者，"有名而不良者，有无名而
良者"，也就是说，既有医术好而医德差的医者，也有医木不好或名声
不彰其实是良医者。可谓具有辩证法色彩的经验之谈。

【观点评述】

杨泉，作为一位唯物主义哲学家，主张宇宙本源的元气说，整个浩
瀚无垠的宇宙是由气构成，不仅天体充溢着气，就是地上的万物也莫不
由气组成，人也由精气所生。这样，杨泉将人同自然界的物质统一起
来，认为人的本身也是自然产物，是从自然界内分化出来的，否定了灵
魂不死。他对医学人才提出的三条简洁，却最为核心的标准，体现了中
华医德思想在广大文人学者中已经深深扎根，并已有系统的思想理论的
萌芽。这三条核心标准也表明，在中国，一直以来都把医生的医德放在
一个非常重要的位置。这三条标准对当今的医务工作者，在其开展行
医、治病、救人的医疗活动时，仍有重要的指导意义，也体现了"医乃
仁术"的本质，实现了医学的科学技术和人文精神的结合。

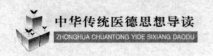

（六）姚僧垣

【生平简介】

姚僧垣（499～583），字法卫，吴兴武康（今德清县武康镇）人，南北朝时北周医家，他经历了南北朝以及隋朝几个朝代，曾为梁武帝的御医。著有《集验方》十二卷，撰《行记》3 卷，已佚。部分佚文尚存《外台秘要》、《医心方》等书。

【杏林佳话】

● 医技精湛

建德四年，高祖亲自统帅军队向东讨伐（北齐），到河阴患病。不能说话，眼睑垂下盖住眼睛，又不能向上看；一脚抽缩，不能行走。僧垣认为五脏均病，不可同时治疗。带兵打仗最要紧的事，莫过于语言，于是开方用药，皇帝得以开口说话；然后又治眼睛，眼疾消除；最后治脚，脚也痊愈。等到到了华州，皇帝已恢复健康。宣政元年，高祖出行到达云阳，竟然卧病在床，于是召僧垣赴云阳。内史柳昂私下问："高祖饭食减少时间长了，脉象怎么样？"僧垣回答："（高祖）是天子，上承天意，或许不是我力所能及的。如凡人百姓那样，无人不死。"不久高祖驾崩。至北周时文宣太后卧病不起，御医们众说纷纭，不知如何是好，姚僧垣被高祖叫来询问他的意见，他说："我也没有什么过人的本领，只是看的病人多，经验可能多一些罢了。现在太后的病情，确实令人担忧，恐怕已经没有治愈的机会了。"不久，太后就去世了。姚僧垣面对皇帝，敢于直言太后的真实病情，其品质难能可贵，令人敬佩。

● 一心赴救

天和元年，大将军乐平公窦集突然感染风寒，精神错乱，对任何事情无所知觉。先前为他看病的各位医生都断言已经不可救治。僧垣后到，他说："难治是难治，最终应当不会死。如果把病单独交给我治，我将为他治病。"他的家人欣然从命，请他授予治病的处方、办法。僧垣为他调制汤散，治好了他的病。

【观点采摘】

● 梁元帝尝有心腹疾，乃召诸医议治疗之方。咸谓至尊至贵，不可轻脱，宜用平药，可渐宣通。僧垣曰："脉洪而实，此有宿食。非厕大黄，必无瘥理。"梁元帝从之，进汤讫，果下宿食，因而疾愈。

——令狐德棻：《周书·艺术传·姚僧垣》

译文：

梁元帝曾经患了严重的疾病，于是召集御医商量治疗的方法。御医们都认为，皇帝是至尊的身体，不可用猛药，应该用一些药性平和的药物慢慢调养，但是姚僧垣却说："皇上的脉象洪而实，表明体内有宿食郁积不下，因此要用大黄这样的猛药来通便，否则就无法治愈。"元帝信任姚僧垣，按照他的处方吃了药，果然排下了宿便，病也就好了。

释评：

这说明姚僧垣医术高妙，对于不同体质的病人，能够用药审慎精当。

【人物评析】

姚僧垣医术高明，用药精当，注重因人因病而异，从其对梁朝武帝萧衍、元帝萧绎父子是否使用大黄，便可足见。而且，他敢于直言，敢讲真话，不因皇权而唯唯诺诺，但又与人为友，不因医技高明而傲视诸医，这也许是他能够历经几朝之妙诀。

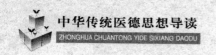
四、隋唐五代时期的医史人物
及其医德思想

（一）许智藏

【生平简介】

许智藏（537～617），隋代著名医家，河北高阳人，曾因其母亲患病而阅览医方，并由此研究医术，造诣颇深，以医术闻名。

【杏林佳话】

● 技高位尊

据《隋书》记载：公元 600 年（隋开皇 20 年），当时隋文帝三子秦孝王杨俊因误食其妃崔氏下毒的瓜而患病，朝廷急召智藏为他治疗。杨俊夜间梦见其已被赐死的亡妃崔氏哭泣而言："本来想相迎你，近来听说许智藏将要来，其人若到，肯定会阻止，怎么办呢?"第二夜，杨俊又梦见崔氏说："妾有办法了，当入心脏中就可以躲避他。"等到许智藏到，为杨俊诊脉，发现病邪已经入心。许氏预言病邪入心，很快就会发癫痫，不可救治了。结果如他所言，杨俊几天之后就死了。隋文帝对他的医术感到十分惊奇，赏赐给他布帛百段。虽然这一记载有些虚诞，不可凭信，但可看出许氏诊治疾病确有卓见。公元 605 年隋文帝的次子杨广即位，称隋炀帝。许智藏这时辞去官职告老还家。隋炀帝每次身体不适，就令侍臣去寻访咨询，或用车马迎接他进入炀帝的寝宫，在御床之侧，为隋炀帝诊治疾病，所开处方，无不收到良效。

【观点采摘】

● 为人子者，尝膳视药。不知方术，岂谓孝乎？

——魏征等：《隋书》

译文：

作为子女，在父母进食前应先品尝饭菜，在父母喝药前应先察看汤药以示孝心。如果不知道医药的方法技巧，怎么能说尽孝道呢？

释评：

许氏一门名医辈出，许智藏的祖父许道幼，父亲许景，南北朝时其同宗许爽与当时名医姚僧垣齐名，官拜上仪同三司，被载于史册。其子许澄学识渊博，继承父业，以医术名重于当时，其方药特妙。许氏医术名重周、隋两代。许氏家族出了这么多名医，他们行医最原始最重要的原因就是尽孝道，侍奉双亲，上述之言即为许道幼告诫其各子女的话。这是古时候恪守孝道最委婉但是最实用的方式，以行医而尽孝。

【人物评析】

俗话说"百善孝为先"，孝道是中华民族最基本的传统道德行为准则之一。几千年来，人们把忠孝视为天性。许氏一门多出名医，其行医的目的都是为了尽孝道，为了能够亲自为父母品尝汤药，而去了解方剂药物，进而不断学习精通中医文化，悬壶济世，治病救人，皆是孝道的指引。以孝道作为行医的准则，则能真正做到爱人，敬人。以悲天悯人的胸怀去医治患者的病痛，这是医者高尚医德的突出体现。孝道作为中华民族的一种传统文化，随着中国社会文明的发展而不断地丰富和赋予新的内容。在当前医患关系紧张的大背景下，弘扬中华民族的传统孝文化，在医患之间重建与现代文明社会相适应的新孝道文化，对改善医患关系，营造医患和睦的良好社会氛围，发挥贤孝文化在构建社会主义和谐社会中的作用具有重要的现实社会意义。

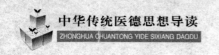

（二）巢元方

【生平简介】

巢元方（550～630），隋代著名医学家，太医博士。他创"补养宣导"法，广泛运用导引法于医疗。奉诏主持编撰了中医病因学巨著《诸病源候论》而永垂史册。

【杏林佳话】

● 不负重任

据《开河记》记载，公元609年，主持开凿运河工程的开河都护麻叔谋在宁陵（今河南境内）患风逆病，全身关节疼痛，起坐即头晕作呕，诸医诊治无效。隋炀帝命令巢元方前往诊治。巢元方诊后认为是风入腠理，病在胸臆。须用肥嫩的羊，蒸熟掺药食下，就可治愈。麻叔谋依方配药，蒸而食之，药未尽病就治愈了。巢元方嘱其继续服药膳调理，可以防止疾病复发。大业六年，巢元方奉诏编撰《诸病源候论》，该书共50卷，分67门，载列证候1739论，分别列述了内、外、妇、儿、五官、口齿、骨伤等各科疾病的病因与证候，并讨论了一部分疾病的诊断、预后、以及预防、摄生、导引按摩、外科手术等一些治疗方法。此书为中国第一部中医病因证候学专著，也是第一部由朝廷组织集体撰作的医学理论著作，在中国医学史上占有重要地位，对后世影响十分深远。

【观点采摘】

● 诸山水黑土中出泉流者，不可久居，常食令人作瘿病。

——巢元方：《诸病源候论》

译文：

如果山水黑土中有似泉水流出，此处不可长期居住，经常饮用这些水易患瘿病。

释评：

这充分反映了在《诸病源候论》中已形成了预防医学的思想。

● 然死生大事也，如知可生，而不救之，非仁者也。唯仁者心不已，必冒犯怒而治之。

——巢元方：《诸病源候论》

译文：

然而对于生死大事，如果明知可以救治，而不救治，就不符合人道。仁慈的人即使冒犯病人也会去救治。

释评：

魏晋时期，贵族统治阶级的上层人物间出现了一种服石怪癖，至隋朝仍很盛行，服石之风多在统治阶级的皇宫贵族和士大夫中流行，以迎合达官显贵们的没落颓废生活腐化的心理要求。服石之人长期服用由石钟乳、硫磺、白石英、紫石英及赤石脂等5种石性药方，因服石后身体烦热，必须服寒食散。巢氏专门用一卷书的篇幅讨论了服用寒食散所患的25种此类疾病，形成中国医学史上的一种特殊现象。由于极寒食者常常"逆常理，反常性"，容易冒犯人，巢氏自然顾忌于这些皇亲国戚们，故曰："昔如文挚治齐王病，先使王怒，而后病已。文挚是以虽愈王病，而终为王所杀。今救寒食者，要当逆常理，反常性，或犯怒之，治好他们的病以后，心念犯怒之怨，必不得治之恩，犹齐王杀文挚也。"尽管如此，他仍主张以救人疾苦为主。从这个侧面也可以看出，巢元方仁爱救人的医德风尚。

【人物评析】

巢元方作为隋朝的太医博士，因为主持编纂整理的中医病因学巨著《诸病源候论》而永垂史册。体现了一种承前启后的划时代的医学传承精神，上承先人优秀的医学成果，下启后人继往开来的研究创新。他提倡防护重于治病，是中医"不治已病治未病"最好诠释。他提出不少符合科学的卫生预防方法，从这些预防疾病的思想中，反映了医家的高度社会责任感。面对朝野上下的服石之风，虽然知道提醒和治愈服石之人可能会招来杀身之祸，但他仍能以救人疾苦为己任，以悲天悯人的胸

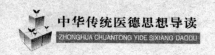

怀，不计个人安危去反对和治疗服石行为，可见传统的医学人道主义精神对巢氏的影响，体现了他的社会责任和仁爱救人的医德风尚。

（三）孙思邈

【生平简介】

孙思邈（581～682），唐代京兆华原（今陕西耀县）人，享年101岁。世称孙真人，后世尊之为药王。孙氏少时体弱多病，从青年时代就立志以医为业，刻苦研习岐黄之术。永徽三年（652）著成《备急千金要方》三十卷。咸亨四年（673）曾担任尚药局务郎，上元元年（674）即称病辞归。永淳元年（682），著成《千金翼方》三十卷。此外，他还著有《老子注》、《庄子注》、《枕中素书》1卷、《会三教论》1卷、《福禄论》3卷、《摄生真录》1卷、《龟经》1卷等。

【杏林佳话】

● 德高望重

孙思邈7岁时读书，就能"日诵千言"。每天能背诵上千字的文章，到了20岁，就能侃侃而谈老子、庄子的学说，并对佛家的经典著作十分精通，被人称为"圣童"。他原本有很多进入仕途的机会，但他都一一谢绝。北周大成元年（579），他以王室多故，乃隐居太白山（在今陕西郿县）学道，炼气、养形、究养生长寿之术。至周静帝即位，杨坚辅政时，隋文帝曾让他做国子博士，他称病不做。唐太宗即位后，想授予他爵位，他予以谢绝。唐高宗继位后，又邀他做谏议大夫，也未被允。孙思邈归隐的时候，唐高宗敬其人品和学识，赐其良驹及已故鄱阳公主的宅邸居住，就连当时的名士宋令文、孟诜、卢照邻等文学大家都十分尊敬他，以待师长的礼数来侍奉他。他101岁高寿而终。

● 葱管排尿

据记载：有一个病人得了尿潴留病，撒不出尿来。孙思邈看到病人憋得难受，他想："吃药来不及了。如果想办法用根管子插进尿道，尿或许会流出来。"他看见邻居的孩子拿一根葱管在吹着玩儿，葱管尖尖的，又细又软，孙思邈决定用葱管来试一试，于是他挑选出一根适宜的葱管，在火上轻轻烧了烧，切去尖的一头，然后小心翼翼地插进病人的尿道里，再用力一吹，不一会儿尿果然顺着葱管流了出来。病人的小肚子慢慢瘪了下去，病也就好了。

● 天人同道

有一次，唐代大文学家卢照邻问孙思邈一个问题："名医能治愈疑难的疾病，是什么原因呢？"他答道："对天道变化了如指掌的人，必然可以参政于人事；对人体疾病了解透彻的人也必须根源于天道变化的规律。天候有四季，有五行，相互更替，犹似轮转。那么又是如何运转呢？天道之气和顺而为雨；愤怒起来便化为风；凝结而成霜雾；张扬发散就是彩虹。这是天道规律，人也相对应于四肢五脏，昼行夜寝，呼吸精气，吐故纳新。人身之气流注周身而成营气、卫气；彰显于志则显现于气色精神；发于外则为音声，这就是人身的自然规律。阴阳之道，天人相应，人身的阴阳与自然界并没什么差别。人身的阴阳失去常度时，人体气血上冲则发热；气血不通则生寒；气血蓄结生成瘤及赘物；气血下陷成痈疽；气血狂越奔腾就是气喘乏力；气血枯竭就会精神衰竭。各种征候都显现在外，气血的变化也表现在形貌上，天地不也是如此吗？"孙思邈精彩的回答，足见其医学上的造诣之深。

【观点采摘】

● 大医精诚

世有愚者，读方三年，便谓天下无病可治；及治病三年，乃知天下无方可用。故学者又须博极医源，精勤不倦，不得道听途说，而言医道已了，深自误哉！

凡大医治病，必当安神定志，无欲无求，先发大慈恻隐之心，誓愿普救含灵之苦，若有疾厄来求救者，不得问其贵贱贫富，长幼妍蚩（媸），怨亲善友，华夷愚智，普同一等，皆如至亲之想。亦不得瞻前顾后，自虑吉凶，护惜身命。见彼苦恼，若己有之，深心凄怆，勿避崄巇、昼夜、寒暑，饥渴、疲劳，一心赴救，无作功夫形迹之心，如此可为苍生大医，反此则是含灵巨贼。

自古名贤治病，多用生命，以济危急。虽曰，贱畜贵人，至于爱命，人畜一也。损彼益己，物情同患，况于人乎？夫杀生求生，去生更远。吾今此方所以不用生命为药者，良由此也。其虻虫、水蛭之属，市有先死者，则市而用之，不在此例。只如鸡卵一物，以其混沌未分，必有大段，要急之处，不得已隐忍而用之，能不用者，斯为大哲，亦所不及也。

其有患疮痍下痢，臭秽不可瞻视，人所恶见者，但发惭愧凄怜忧恤之意，不得起一念蒂芥之心，是吾之志也。

夫大医之体，欲得澄神内视，望之俨然，宽裕汪汪，不皎不昧。省病诊疾，至意深心，详察形候，纤毫勿失，处判针药，无得参差。虽曰病宜速救，要须临事不惑，唯当审谛覃思，不得于性命之上，率尔自逞俊快，邀射名誉，甚不仁矣！又到病家，纵绮罗满目，勿左右顾盼，丝竹凑耳，无得似有所娱，珍羞迭荐，食如无味，醽醁（línglù）兼陈，看有若无。所以尔者，夫一人向隅，满堂不乐，而况病人苦楚，不离斯须，而医者安然欢娱，傲然自得，兹乃人神之所共耻，至人之所不为，斯盖医之本意也。

夫为医之法，不得多语调笑，谈谑喧哗，道说是非，议论人物，炫耀声名，訾毁诸医，自矜己德，偶然治瘥一病，则昂首戴面，而有自许之貌，谓天下无双，此医人之膏肓也。

所以医人不得恃己所长，专心经略财物，但作救苦之心，于冥运道中，自感多福者耳。又不得以彼富贵，处以珍贵之药，令彼难求，自炫功能，谅非忠恕之道。志存救济，故亦曲碎论之，学者不可耻言之鄙俚也。

——孙思邈：《备急千金要方·大医精诚》

译文：

世上有不懂事理的医生，读了三年医方书，就夸口说天下没有什么病是治不好的；等到治了三年病以后，才知道天下没有现成的方子可以用。所以学医的人一定要广泛深入地探究医学本源，专心勤奋不懈怠，不能道听途说，还未学到医经和先贤们的论著，就说自己的医道已学成了，这是深深地误了自己啊！

凡优秀的医生指标一定神志专一，没有个人欲望和希求，首先表现出慈悲同情之心，决心拯救人类的痛苦。若有危重病人求医生救治，不得问其贵贱贫富，老幼美丑，是怨仇或至亲好友，是本国人还是外国人，是愚笨的人还是聪明的人，要一律同样看待，都像对待自己的亲人一样。也不能瞻前顾后，考虑自身的利弊得失，爱惜自己的身家性命。看到病人的烦恼，就像自己的烦恼一样。从内心深感怜悯，不顾艰难险阻、白天黑夜、严寒酷暑、饥渴疲劳，全心全意救治病人，不能产生推托和摆架子的想法，像这样才能称作百姓的好医生。与此相反的话，就是人民的大害。

自古以来，名医治病，多数都用活物来救治危急的病人，虽然说人比畜牲高贵得多，但说到爱惜生命，人和畜牲都是一样的。为了人而伤害动物，而动物也是生命，何况是人呢！杀害畜牲的生命来求得保全人的生命，是离救活生命的目的相去更远了。我所撰述的《千金方》中，不用动物做药，就是这个道。药中的虻虫、水蛭这一类动物，药店所售都是先死的，买来做药不在此例。唯独鸡卵因其浑然一体，生命尚未开始，也得因病紧急需要的时候，实在没办法，忍用鸡卵用药。在这样的情况下也能不用，那才是智慧生命的人，实际上是很难做到的。病人有患疮疡、外伤、痢疾的，臭气污秽，别人都不愿看的。医生要自责自己未为病人解除痛苦，同情、怜悯、关心病人，不能产生不快，这也是我拯救病人的志向。

作为一个治病救人的医生，其体态风度应当精神饱满，看上去庄严大方而和蔼可亲，不高傲，也不暧昧。省问病情，诊察疾症，诚恳细心，详尽检查形体症候，丝毫不忽略。判断病情，用针下药，与病相洽，不得有误。虽然病人应快治或抢救，面对危重疑难大症也不能迷惑慌乱，应当审慎，周密深入思考，对人生命大事，不得草率行事，逞强显能突出自己，邀功求名，那是很不道德的。

还有到了病人家里，纵使众多妇女衣着艳丽，也不要左右斜视，来回张望；优美的琴瑟箫管之声充斥耳边，也不能像人家一样娱乐；美味佳肴，轮流进献，吃起来也应像没有味道一样；各种美酒一并陈设出来，看见了就像没看见一样。所以这样做的原因，因为只要有一个人悲痛，满屋子的人都会不快乐，更何况病人的痛苦一刻也没有停止过。如果医生安心无虑地高兴娱乐，傲慢地享受，这是人与神都认为可耻的行为，是道德高尚的人所不做的，这些就是对医生的根本要求。

做医生的准则应该是慎于言辞，不能跟别人开玩笑，大声喧哗，谈说别人的短处，评论人物好坏，夸耀自己的功德，诋毁其他医生。偶然治好了一个病人，就昂头仰面，自以为了不起，认为自己天下无双，这些都是医生的不治之症。

所以医生不能依仗自己的专长一心谋取财物，只要存有救济别人于苦难的想法，今后暗中会得好报，自会感到是多福的人。也不能因为别人有钱有地位，就任意给他开珍贵的药物，让他难以找到，来炫耀自己的技能，这确实不是忠诚博爱之道。我志在救护帮助世人，所以琐碎地谈论了这些。学医的人不能因为我言辞浅陋粗野而耻于阅读这部方书吧！

释评：

该文献充分展示了我国传统医德的全貌，内容十分广泛，对从医之人提出了多方面的要求，是传统医德之精华。

【人物评析】

孙思邈是中国历史上最伟大的医学家之一，他承启中华医德之精华，孜孜以求医德、医技的最高境界，他不仅是我国古代医学伦理学的重要开拓者，也是中医人文精神的倡导者和践行者。孙思邈在《千金要方》、《千金翼方》中，将大医所应具备的道德素养具体化、系统化，昭示后人。在中国伦理学史上孙思邈的仁义道德准则形成了一种完整的医德观，他的医德思想全面继承了中华传统文化伦理之精华，可以追溯到神农与黄帝，特别在其著作中的"大医精诚"和"大医习业"两篇中，较为全面地论述了学医的目的、献身精神、服务态度、品德修养等医德问题。其医德思想主要表现在以下几个方面：①"大慈恻隐"的人道主义。孙思邈在《千金要方·序》中指出："人命至重，有贵千金，一方济之，德逾于此。"孙氏以人命重于千金为比喻，立志于学医。他说：

"凡大医治病，必当安神定志无欲无求，先发大慈恻隐之心，誓愿普救含灵之苦"，对待病人应"见彼苦恼，若己有之"，这充分强调医务人员首先应当具有同情心。孙思邈认为对待病人应"深心凄怆，勿避险戏，昼夜寒暑，饥渴疲劳，一心赴救，无作功夫形迹之心"。医生的天职是救死扶伤，不可借故拒绝病人治疗，不得"瞻前顾后，自惜生命"；②"一心赴救"的职业责任。孙思邈以"一心赴救"为其一生追求的目标，他强调在救治病人时不能考虑自己的得失，"不得瞻前顾后，自虑吉凶，护惜身命"。指出一切必须为救治病人着想，不论有多大的困难和危险，都不得有丝毫疑虑，这种崇高思想正是孙思邈成为大医的根本动力；③"普同一等"的公平理念。普同一等、公平正义的法学精神在孙思邈的《大医精诚》中也得到了充分的体现。他强调："若有疾厄来求救者，不得问其贵贱贫富，长幼妍媸，怨亲善友，华夷愚智，普同一等，皆如至亲之想。"孙思邈所倡导的"普同一等"要求医者，治病不要看病人地位高低，权利大小，贫富贵贱，容貌美丑，关系亲疏等，应当在医学面前人人平等，孙思邈的公平公正理念对于当前净化医者的心灵，维护每一位患者的权利具有积极的启迪意义；④"淡泊名志"的品德修养。孙思邈强调："凡大医治病，必当安神定志，无欲无求。""医人不得恃己所长，专心经略财物，但作救苦之心。"认为医者应当怀着救苦救难之情，把财物得失置之度外。强调医生应具备清正廉明的高尚品德，病人将生命托付给医者，为的是解除痛苦。若不以救人疾苦为目的，而专心经略财物，沽名钓誉，不仅误人生命，而且害己，终成医生的败类。孙思邈痛斥"但竞逐荣势，企踵权豪，孜孜汲汲，惟名利是务，崇饰其末，忽弃其本，华其外而悴其内"等逐利忘义之流，指出医德败坏者的行为使医术为社会所鄙弃，阻遏了医业的发展；⑤"博极医源"的钻研精神。孙思邈把"博极医源，精勤不倦"作为医德之准绳，反映了古代学医习医的传统精神。他在《论大医习业》中指出，学医除了应当通读谙熟《内经》等医学典籍及本草方书之外，还必须精熟周易、五经、三史，以及其他诸子百家之学，要涉猎群书、知仁义之道，通古今之史。认为"若不读五经，不知有仁义之道；不读三史，不知有古今之事；不读诸子，睹事则不能默而识之；不读《内经》，则不知有慈悲喜舍之德；不读《庄》《老》，不能任真体运"。"若能具而学之，则于医道无所滞碍，而尽善尽美者矣。"在这里孙思邈实际上把精研医术看成是医德高尚的一种表现，精与诚是融为一体的。可见，在孙思邈看来，精与诚即医术精湛与医德高尚，是有机结合、密不可分的。医德与医术并在，不仅是为医之道，更是习医之道；⑥"以礼敬人"的礼仪风尚。孙思邈针对医生的职业特点，提出医生在加强个人修养方面应注意的问题。"夫大医之体，欲得澄神内视，望之俨然，宽裕汪汪，不皎不昧。"医生的言行举止要庄重大方，不卑不亢。到病人家中，"绮罗满目，勿左右顾盼；丝竹凑耳，无得似有所娱；珍馐迭荐，食如无味；醽醁兼陈，看有若无"。不可在病人家中"安然欢娱，傲然自得"，要体恤"病人苦楚，不离斯须"。同时，要体谅患者家人的复杂心情。在患者家人因患者的痛苦而闷闷不乐时，作为医生应从人道主义出发想病人之所想，急病人之所急，全身心地为病人解除痛苦。所以，作为医生需要不断提高自身修养，培养起高度的人文关怀精神。不仅要有精湛的医术，更要有一颗关怀体贴病人的仁爱之心，只有这样才能做到举止文明大方，言行切合礼仪规范。

（四）王焘

【生平简介】

王焘（670～755），唐代陕西省郿县人，为著名古典方书作家。著有《外台秘要》。其曾祖父王珪为唐太宗朝宰相。

【杏林佳话】

● 为孝而医

王焘幼年多病，年长喜好医术，其母生病多年，王焘有感于不明医者，不得为孝子，遂立志学医，他曾任职于弘文馆（唐代国家藏书处）长达二十余载，在此期间，他博览古代医学文献数千卷。后来他因故被贬至房陵（今属湖北），遇赦后就近安置在大宁郡。正值当地疾病流行，王焘亲施方药，当地气候炎热潮湿，百姓得了瘴气，十有六七难逃一死。他依照随身携带的验方施治，竟然把即将死去的人神奇地救了回来，由此，他便决心发愤编写医书。于天宝十一年（752）著成《外台秘要》四十卷传世。该书不存个人偏见，博采众家之长，书中引用以前的医家医籍达 60 部之多，"上自神农，下及唐世，无不采撮"。他不仅对《千金方》、《肘后备急方》之类的著作仔细研究，还对没什么名气，流传也不广泛的著作加以收集。除此之外，对民间单、验方也并不排斥。书中共收载了 6900 多首方剂，每一门都是以《诸病源候论》的条目为引，再广引方剂。每一首方，都注明了出处和来源，给后人的研究带来了很大的方便。《新唐书》将《外台秘要》称作"世宝"，历代不少医家认为"不观《外台》方，不读《千金》论，则医所见不广，用药不神"，足见该书在医学界地位之高。他的另一部著作《名台要略》十卷，为《外台秘要》之简本，惜已亡佚无存。

【观点采摘】

● 天下事，久坏于庸人，而庸医均之。所谓庸者，皆不学无术之人也。其遇事也，初不晰其受病之源，并不审其对治之方，而或以姑息养痈，或以卤莽尝试……所谓庸臣误国与庸医误人，其情同，其罪均，而其原皆本于不学。

——吴孔嘉：《外台秘要》序

译文：

天下的事，始终坏于平庸之人，而庸医就是这样的平庸之辈。所谓平庸者，都是不学无术之人。这些人遇到问题，不仅不分析患者疾病的根源是什么，对治疗之方也不审慎，要么是养痈成患，要么是鲁莽试治……庸臣误国与庸医误人，其道理是相同的，其危害也是一样的，而其根源均在于不学无术。

释评：

此处说明了庸臣与庸医有着共同之处即不学无术，而这是其祸及社会和病人的根本。

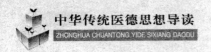
● 良药善言，触目可致，不可使人必服。法为信者施，不为疑者说。

——王焘：《外台秘要》

译文：

良药和善言，一看就知道，不应强制他人采纳。治疗之方只给相信的施治，不应当告知不相信者。

释评：

此处体现了对患者自主权的尊重，同时也强调了医患互信的重要性。

【人物评析】

王焘出身于儒宦世家，他的医学思想与其他医家相比更具正统的儒家思想，认为治病救人的医学最能体现"仁者爱人"的效用，"良医与良相功齐，总之能为民生造命耳"，"不明医术者，不得为孝子"。因受儒家重现实，重人文的传统影响，所以王焘对生命与疾病的理解就更加偏向现实客观，其医德思想主要表现在以下几个方面：①提高医技，谨慎诊治。王焘在《外台秘要》中开卷就论述医术肤浅，辨证不精确的危害，告诫医生要深究方论提高医技，谨慎诊治，"医术肤浅，为治乃误，使病者陨没，自谓其分"。他认为如没有精深的医术，"宁可任之"，而不应盲目诊治。他说："或由你候不能精审，方药未达指归，饮食乖宜，寒温失节，故致尔。自心不全甄别，他医难得精妙，与其疗也，宁可任之。"他认为，医者临证，如果不能深达医理，识病深浅，探须方书，虽怀济物之心，亦是枉然；②博采众长，严谨治学。王焘在医疗实践中体会到："若不能精究病源，深探方论，虽百医守候，众药聚门"也是枉然。他阅读了大量的医籍，从"鸿宝金匮，青囊绿帙"中，乃知"日月所照者远，圣人所感者深"，前人的医学经验非常可贵。"逐发愤刊，采而录之"，务使"传之于后贤"，"垂之于后世"。他以严谨的治学态度，对前人的经验"皆出入再三，'伏念'研究"。"知文字之一佚，仍性命之深误"。书中引用的大量资料，都一一注明出处，为祖国医学文献保存了不少已经亡佚的典籍内容。王焘通过自身严谨治学的实践，来

进一步阐述医者精于医理之重要性；③协调关系，相互依赖。王焘强调
建立良好的医患关系，以求诊疗中的密切合作。《外台秘要》分析脚气
病枉死的病因有三种："一觉之晚；二骄狠恣傲；三狐疑不决。"他认为
医患之间不能真诚依赖，密切合作，就失去治疗的共同基础，他说：
"良药善言，触目可致，不可使人必服。法为信者施，不为疑者说。"这
些观点对当前构建和谐的医患关系具有一定的参考价值。

（五）鉴真

【生平简介】

鉴真（687～763），俗姓淳于，唐代广陵江阳（今江苏扬州）人。
唐朝僧人，律宗南山宗传人，日本佛教律宗开山祖师，著名医学家，著
有《鉴上人秘方》。

【杏林佳话】

● 鉴真东渡

鉴真14岁时被智满禅师收为沙弥，配居大云寺。后又赴长安从弘
景法师受具足戒，先后达3年，遂返扬州，学识渊博。唐开元二十一年
（733）日本遣僧人荣睿、普照随遣唐使来唐留学，并邀请高僧赴日弘法
授戒。天宝二年（743）鉴真和他的弟子祥彦、道兴等开始东渡。十年
之内五次泛海，历尽艰险，均未成功。第五次东渡失败后，62岁的鉴真
大师双目失明，他的大弟子祥彦圆寂，邀请他的日本僧人也病故了，但
他东渡宏愿始终不移。唐天宝十二年（753）十一月十五日，他率弟子
40余人第六次启程渡海，同年在日本萨秋妻屋浦（今九州南部鹿儿岛大
字秋月浦）登岸，经太宰府、大阪等地，于次年入日本首都平城京（今
日本奈良），受到日本朝野僧俗的盛大欢迎，至今日本奈良招提寺及东
大寺正仓院仍保存有其遗迹。他曾治愈光明皇太后及圣武天皇之病。日
本曾授其"大僧都"、"大和上"封号，日本人民誉他为"过海大师"。

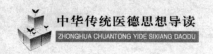
● 日本神农

鉴真通晓医学，精通本草，他把我国中药鉴别、炮制、配方、收藏、应用等技术带到了日本，并传授医学，热忱为患者治病。至德元年（756，日本天平胜宝八年），鉴真及弟子法荣治愈圣武天皇病，当时鉴真虽已双目失明，但他以口尝、鼻嗅、手摸来鉴别药物真伪，辨之无误，因此他在日本医药界享有崇高的威望，人称为汉方医药始祖，日本之神农。鉴真于唐广德二年（764，即日本天平宝字七年）五月六日圆寂。葬于日本下野药师寺，立塔立方形，正面题鉴真大和尚五字。

【观点采摘】

● 山川虽异域，风月仍同天，以此寄佛子，来共结善缘。

——汪公纪：《日本史话》

译文：

高山平川虽各处一方，但风月同天，将此献给佛门弟子，来共同缔结善缘。

释评：

这句话是日本僧人在赠送给唐代佛界的袈裟上绣的诗句，显示了他们学习佛学的心愿，鉴真也正是看到这句话坚定了到日本传授佛学的决心。

● 是为法事也，何惜身命！诸人不去，我即去耳！

——（日）真人元开，李言恭等校注著：《唐大和上东征传》

译文：

这是为了弘法之事，即使牺牲生命又有何惜！大家不去，我即刻就去。

释评：

这体现了鉴真东渡传经送医的决心，实在难能可贵。

【人物评析】

鉴真是我国古代佛医的杰出代表，佛医在我国已有一千多年的历史，一些名僧医学知识渊博，身怀绝技，并有传世不朽之作，给中医学增添了新的内容，丰富了中国医药学宝库。以鉴真为代表的佛医强调"自渡渡人"乃至"普渡众生"，乐施行善，众善奉行，他们以佛心行善且不望回报，不求名利。真正做到慈悲为怀，真诚行善，广济天下苍生，借医弘佛，凝聚人心，由此便得到心理上的快乐和满足。他们具有特殊品质和治疗风格：知识渊博，淡泊名利；借医弘佛，凝聚人心；擅疗心病，以求解脱；慈悲为怀，施药济人。鉴真东渡日本后，不仅给日本带去了《素问》、《张仲景方》、《黄帝内经》、《诸病源候论》等代表中国先进医学水平的医学书籍，而且还在日本种植中药材，教授如何加工炮制中药材，如何根据病状辨证施治，如何进行药材配伍等。纵观鉴真的一生，除其佛教成就以外，应当说他还是一代学术高深、经验丰富、品德高尚的医药专家，他巧妙的将佛教普渡众生、救苦救难的深奥教义和中医中药的精髓转化为具体的医药实践活动，是天人合一的一种体现，充分体现了他"是为法事也，何惜身命"的崇高思想境界和道德准则。

（六）王冰

【生平简介】

王冰（710～804），号启玄子，中唐著名医学家，唐宝应中（762～763）为太仆令，故称为王太仆。王冰平素钻研医学，积十二年时间，注释《黄帝内经素问》九卷。因原书第七卷早佚，乃以旧藏之卷补入（即现行本十九卷至二十二卷中七篇大论），并改编成二十四卷，对保存及传播古代医学文献作出了贡献。

【杏林佳话】

● 道观拜师

在王冰二十岁时听说有位叫玄珠的医界奇人得到了《皇帝内经·素问》一书，但在道观内隐居修行，身怀医学绝技，便决心寻师求艺。王冰经人指点来到玄珠先生修行的道观拜师。玄珠先生早年云游四海行医，晚年隐居研修、撰写医书。但这位杏林高手遴选传人非常严格，他要求王冰做到"大医习业第一"、"大医精诚第二",而且必须熟悉所有的像《内经》、《难经》、《甲乙经》《本草》、《经方》等知识,还得要学习基本的阴阳、五行等学术,更得要做一个有道德观念、有操守的医生。玄珠还特别要求王冰必须在学习医术的同时学习道家思想。王冰对这要求并不为难,因为他一向清淡寡欲,与道家的"无为"、"无欲"、"恬淡为止"、"内在养生、外在避世"的一贯主张相契合。学医以后他发现道家思想中的宇宙观、养生观和方法论与中医学关系至为密切,因此更加崇尚道家,笃好方术甚至决定将之作为其一生的主要追求,他自号启玄子也与此有关。后来王冰的医学著作中体现了很多道家思想,也与他的两位恩师有关。

● 名垂青史

王冰勤于钻研,深感《素问》之精妙,但也时常为里面一些古奥枯涩,语焉不详的文字所苦恼。他发现,此书由于流传年代久远,经过无数人的注解,有很多衍文、脱文、甚至是被篡改和讹误的地方,如果按照这样的医术治疗,会误诊病人造成悲剧。出于自身的良知和对医德的维护,王冰决心重新整理注释《黄帝内经·素问》一书,为后人留下科学准确的医学知识。公元750年,王冰结合自己的学术思想和医学经验开始对《皇帝内经·素问》进行注释。公元762年,历时12年《次注素问》一书告竣。王冰不仅对《素问》各篇进行了调整、归类、校勘,而且对全文做了注释和发挥,使《素问》一书的深奥含义得以明了,原来残缺不全、脱简讹误、重复甚多的医学经典得以定本,对祖国医学的发展做出了重要贡献,王冰也随着《黄帝内经·素问》一书的千古流传而垂范史册。

【观点采摘】

● 志不贪故所欲皆顺,心易足故所愿必从,以不异求,故无难得也。

——王冰注:《素问上古天真论》

译文:

因为没有贪意,所思所想自然顺利。只要心理容易满足,所期望的一定会如愿。因无特别之求，所以没有难做之事。

释评：

此处突显了王冰少私寡欲的生活态度，也体现了他为医廉洁，不求身外之物的思想。王冰主张适可而止，正如《老子》所言"知足不辱，知止不殆，可以长久"。在物质达到一定程度时，应该"至无所求，是所谓心足"。

【人物评析】

王冰自幼崇尚道家，这与唐代奉道有关。唐高祖为提高皇族李氏地位，尊老子（李耳）为远祖；高宗追尊老子为"太上玄元皇帝"；玄宗当政，亲为《道藏》作注，加封庄子、庚桑子为"真人"，下诏官民各家都必须藏有《老子》、《庄子》等道家著作。在这种情况下，王冰又笃好养生，希望长生不老，与天地万物同归，自然加入"慕道"行列，并且他清淡寡欲的思想亦符合道家的"无为"、"无欲"、"恬淡为止"、"内在养生、外在避世"的一贯主张。因此崇尚道家，笃好方术是王冰一生的主要追求。其道学思想在其注释《素问》时，得以充分的体现，他以道家思想为指导，把养生学放在显要位置，以养生观调整《素问》篇卷，将与养生有关的篇章置于前边，在注语中始终注意贯彻道家"拯黎元于仁寿，济羸劣以获安"的大圣慈惠精神，熔医、道于一炉，形成了独具特色的养生思想。当然，我们也应该看到，王冰也不可避免地受到道家哲学思想的消极影响，把道家的有些唯心观、消极无为观等也渗入到注释中，但瑕不掩瑜，这些消极面都是次要的，最重要的是他完整地保存了中医学的第一部经典，并阐发己论，为中医学的发展作出了贡献。

（七）刘禹锡

【生平简介】

刘禹锡（772～842），字梦得，唐代著名文学家、政治家。唐代彭城（今江苏徐州）人，祖籍洛阳。因担任过太子宾客，故称为刘宾客。

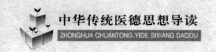
刘禹锡自幼体弱多病，经常服药，对医药颇有研究，著有《传信方》二卷。该书当时不仅在国内受到普遍重视，而且在国外广泛流传，如日本的《医心方》、朝鲜的《东医宝鉴》，都收录了《传信方》中许多行之有效的方剂。但是，《传信方》自元代以后即逐渐散佚。现存《传信方集释》本，系今人从古方书中辑录而成，共计 45 个方剂。

【杏林佳话】

● 服药明医

刘禹锡作为文学家，著有不少与医药学相关的篇章。《刘宾客文集》卷六有《鉴药》一文，写他"闲居，有负薪之忧，食精良弗知其旨。血气交诊，炀然焚如"。求治于某医家。医生切脉观色后，出药一丸，告诉他不可多服。用药后，刘禹锡自觉"腿能轻，痹能和，涉旬而奇痒绝焉"。可他没有遵从医嘱停服药物，而是贪图疗效过量服用半旬，致使"厥毒果肆，泾泾周体"。忙请来那位医家，经用解毒和气的药物后才化险为夷。最后刘禹锡悟出："善哉医乎！用毒以攻疹，用和以安神，易则两蹶，明矣。"他明白了一个道理：用有毒的药治病，用解毒的药安神，两者不可改易，否则就会出了问题。突出了毒药和良药的辩证之理，同一物既可治病，又可伤人，一切皆在是否掌握适度。刘禹锡通过上述故事，体悟到医药的作用在于"以峻利攻伐之剂去其蕴毒，然蕴毒既去，则当以和安之，若攻伐不已，则毒发而疾殆"。进而他借治病中正反两方面的经验，得出了"苟循往以御变，昧于节宣"则是"理身之弊"的结论，即治病养生应明白节制与宣泄的道理，不能因循守旧不分清药物性能与病症是否相符合而乱投医问药，否则就会危害人的机体健康。这种反对"循往以御变"的变化思想与"过当则伤和"的"度"的思想，正是中医治病的传统原则，蕴含着朴素的辩证法思想。此后，刘禹锡在博览群书和长期实践的基础上，积累了丰富的药物炮制知识。关于配药的主次，他强调必须考虑时令；关于散泄和滋补的作用，他强调应考虑药的寒凉、温热等不同的特征；认为药剂的配合要适当，炮剔药物要精良；曝炙制药要掌握温度火候，煎烹制药要注意液体辅料与水量的多少；搅拌是为了控制药性不会挥发掉，露置药物要保持药性的纯洁；药物各有所走，药性各有所归；这一切都在于仔细详慎，疏忽大意就要发生毛病。刘禹锡总结的这些重要炮制方法，一直沿用到现在，是我国医学宝库中的一个重要组成部分。

【观点采摘】

● 常思世人居平不读一方，病则委千金於庸夫之手，至于甚急而曰不幸，岂真不幸耶！甚者或乘少壮之气，笑人言医，以为非急。昌言曰："饴口饱腹，药其如我何！"所乘之气有时而既，於祷神佞佛，遂甘心焉。

——刘禹锡：《答道州薛侍郎论方书》

译文：

我常想一般人平时不学一个药方，病了就把生命交给庸医治疗，给其众多银两，到病危时却说不幸，那才是真的不幸啊！尤其是一些人仗着自己年轻力壮，讥笑别人谈医，认为不是当务之急，夸口说：只要吃好吃饱，药对我有什么用？等到承受的少壮血气衰竭的时候，于是求神拜佛就甘心了。

释评：

刘禹锡这段话批判了当时社会上一些不注意身体保养之人的错误观念，指出了疾病防治的重要性，生命重在平时的保养。"万物不可以无法，谓生不由养致，其诬乎。"万物都有自己的法则，认为人的健康不靠保养，那真是荒谬呀！

【人物评析】

刘禹锡研习医学，不但使自己得以健康长存，而且泽及百姓，"济人甚众"。"生疾不必太忧心，三治七养谨而慎"、"预防在先，治疗在后"，这些思想是我国劳动人民长期与疾病作斗争的宝贵经验，经过不断的总结提高，已成为我国医学宝库的重要理论。刘禹锡对这一点的肯定是正确的，对今天的医疗工作仍有重要的借鉴意义。"过当则伤和"的中医治病原则正是中医治病的传统原则，蕴含着朴素的辩证法思想。

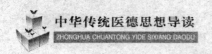

他总结的这些中药炮制方法和炮制原则一直沿用到现在，是我国医学宝库中的一个重要组成部分。刘禹锡的医学思想是我国中医学研究的宝贵资源，对于今天医学的发展仍有重要的借鉴作用。其医学思想与科学自然观相辅相成，为其"惟变所适"的进步历史观提供了可鉴之源。

刘禹锡名篇《陋室铭》中"斯是陋室，唯吾德馨"的诗句，充分体现了他高风亮节和虽清贫却不坠青云之志的品格，心理学家们把其推荐为淡泊明志、平衡心理的良药。

（八）宋清

【生平简介】

宋清（？～？），唐朝人，以贩卖药材为生，唐朝大文学家柳宗元写有《宋清传》，该文热情赞扬宋清的经营思想和处世人格，借以批评世上"炎而附，寒而弃"的势利之交，同时也为我们详细记录了宋清的经营史实，不仅具有极其珍贵的药业史价值，而且仍有深刻、现实的教育意义。

【杏林佳话】

◉ 不计蝇利

柳宗元在《宋清传》中记载，宋清是长安西边药场人，储存有好的药材。有从深山大泽采药来的人，一定会把药材送到宋清这里来，宋清总是好好地招待他们。长安的医生得到宋清的药材来辅助配合药方，往往很有效，大家都称赞宋清。那些生了病、头痛、皮肤病的人们，也都乐于向宋清求药，希望病好得快些，宋清总是高高兴兴地答应他们的要求。即使是有些没带钱的人来，宋清也都给他好的药材。债券、欠条堆积得像山一样高，宋清不曾跑去向他们收账。或者有些他不认识的人，打从远方来，拿债券赊欠，宋清也不拒绝对方。到了年终的时候，宋清估计（大概对方）不能还债了，往往就把债券、欠条给烧掉，最后就不再多说话。市场上的一般人因为宋清奇特，大家都笑他说："宋清，真是个大白痴啊！"也有人说："宋清大概是个有道的人吧！"宋清听了后说："我宋清只是个赚赚钱来养活妻小的人罢了，并不是个有道的人。然而说我是个大白痴的人也错了。"宋清买卖药材四十年，所烧掉的债券、欠条有数十到数百。这些人中有的人做了大官，有的人管理好几州大的地方，他们的俸禄好多好多，要送礼物给他的人真是不绝于户。宋清赚钱取利看得长远，因为长远，所以能获得更大的利益，哪里像一般的小商人偶尔要不到债，就勃然变色、大为愤怒，接着就相互詈骂而成为仇人。依柳宗元看来，宋清正是因为这样而获得大利，又不胡作非为，保持这样的作风而不停止，最后也因此而富有。来向他求药的人愈来愈多，他应人之求也就愈来愈广。有些被斥责抛弃、沉沦颓废的人，亲戚朋友冷漠地对待他们，宋清不会因为这样就怠慢地对待对方，也一定像平常那样给他好的药材。这些人一旦再度掌权用事，就会更加的优厚地报答宋清。宋清赚钱取利看得长远，大都像这个样子。

【人物评析】

按照柳宗元的描述，宋清的医德思想可概括为以下三个方面：①始终自觉坚持"居善药"，即经营中坚持药品质量第一。不管是现钱交易，或是用欠据求药，都给予善药；②对用户与消费者，不分贫富贵贱、现钱赊账，均一视同仁。这在等级森严、贫富差别悬殊、人们期盼平等的古代社会，是极得人心之举；③开药铺为赚钱养家糊口，又自觉承担救助贫病的社会责任。宋清是商人，当然希望欠款能按时回笼。但到年底估计还无力偿付的，就将欠据烧毁不再保存。救助是何等真诚、大度！宋清慷慨的医药救助，满足了社会平民最迫切的要求，深深赢得了民心。

宋清的经营思想及其成功实践，无论在唐代还是在现代都具典范意义。宋清经营思想的核心内容是医药经营者在为自己谋利的同时，自觉承担起社会责任，表现为坚持药品质量优良、一视同仁优质服务、让利于民与社会救助、在获得社会广泛赞誉的同时，实现赢利最大化，体现了中国传统文化以人为本、和谐相处的核心价值。这种终身坚持的社会责任与经济效益的统一和最大化，于国于民于己有利，正是宋清成功的秘诀所在，也是古今有良知、有远见的商人、企业家追求的最高境界。

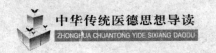
这里绝无要求现代医药企业去效法宋清卖药赊账不收钱，最后一笔勾销。因为现代与千年前的宋清时代有了很大不同。但是，当前一些药业存在的制假贩假、不正当竞争、虚高定价、一药多名抬高药价的做法，一些游医药贩打着祖传绝技、宫廷秘方欺骗患者，是只图自己牟利，不顾社会责任、甚至不惜违犯国家法律的做法，与宋清的经商精神相差实在太远。

（九）玉妥·云登贡布

【生平简介】

玉妥·云登贡布（708～833），出生于唐代拉萨，杰出的藏医药学大师，著有《四部医典》，是创建藏医药学完整理论体系的创始人，曾为吐蕃赞普赤松德赞之御医。

【杏林佳话】

● 千里求学

玉妥·云登贡布自幼天资聪慧、勤奋好学，青少年时期在医药学方面已有相当扎实的基础和很深的研究。自25岁起，为了更广泛深入地学习和掌握以西藏本土医学为主的医药知识，他舍弃优裕的生活环境，千里迢迢，外出行医求学，曾先后两次去天竺求学，第一次留学历经四年之久，第二次游学，往返共一年零八个月，返回吐蕃后，一面医治病人，一面向门徒传授医术。先后遍游藏区各地和尼泊尔、印度等邻近国家学习和吸收各地医学精华，并多次到祖国内地五台山等地考察、了解和学习汉地医学，从而积累和丰富了自身的医学知识。玉妥这种善于吸收百家之长，集各派精华为己用的学习方法，对他后期事业上的成就，奠定了坚实的基础。

● 著书立说

他在高度统一和整理西藏本土医学的基础上，吸收各医家学派之长，花费二十多年的心血，完成了藏医发展史上具有划时代意义的经典作品——《四部医典》，又称《医方四续》，藏语称为《居希》。该书内容丰富，对基础理论、生理解剖、诊断、治疗、药物等诸多内容都有精辟论述。后来通过后人多次增补、注释，并绘制成一套大型彩色挂图，内容越发详细、明了。该书采用诗体语言，将医学理论与临床经验有机结合起来，对每一种病都从病因、分类、症状及治疗等方面进行具体论述，深受藏族人民欢迎。一千多年来，历代藏医学家视《四部医典》为藏医药学母本，是研习藏医的基本依据和指南，也是藏医药学习者必修的教科书。人民卫生出版社1983年版的汉译《四部医典》序文指出："这是一部古代医学巨著，在藏医学中，它的重要性相当于汉族医学中的《黄帝内经》。"该书不仅有汉文译本，而且还引起国外学者的广泛关注，曾被译成俄文、蒙文等版本。鉴于玉妥·元丹贡布在藏医学上的杰出成就，藏族人民尊称他为"医圣"和"药王"。

● 行善施教

《玉妥·云登贡布传》中记载：青少年时代的玉妥，不仅具有相当高明的医学知识，而且在临床实践中富有科学的创造性。他曾应周边国家国王的邀请，前往行医，在尼泊尔成功医治了尼泊尔国王寒性胃肠顽疾；在克什米尔运用藏医外科器械疗法对克什米尔大臣桑格白巴成功进行了脑颅外伤手术，并得到国王嘉奖；在60岁时到祖国内地行医求学期间，玉妥还治愈过唐朝皇帝中风顽疾等。正是凭借这种高超的医术和孜孜不倦的开拓精神，玉妥赢得了各国国王、王公贵族和当地医生的肯定与尊重，成为当时举世公认、名扬四海的医学家。玉妥先后培养出了数以千计的藏医高层人才，留下了许多宝贵的教诫。特别是在西藏贡布地区（现林芝米林县境内）创办藏医学校，广泛实施教学，并制定了相当于现在医学博士、硕士等的学位授予制度。在距今1200多年前，开创藏医高等教育与学位授予制度的先河，可谓人类医学教育史上的一大奇迹。

【观点采摘】

● 要抛弃偏见；要不分国家和地区，做替一切病人治病的仁慈医生。把六方俗世的众生，视为自己的父母，爱护他人胜于爱护自己，不论是敌人还是朋友，不加敌视。

——《玉妥·云登贡布传》

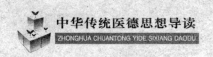

释评：

此处体现了玉妥对病人一视同仁，不分国界，无论贵贱，爱人胜于爱己的医德思想。

● 不论男女、美丑，不贪女色，不谋取私利，要舍弃自私和贪婪、狡诈。

——《玉妥·云登贡布传》

释评：

此处强调了医生应当自重，施诊莫贪欺，要有高尚的品质。

● 医生不应在没有进行适当的诊断时，就猜测是什么病，医生只有在诊断有绝对把握的情况下，才能向病人透露疾病情况，应该告诉病人他是否能复之。

——《玉妥·云登贡布传》

释评：

此处强调对病人的诊断要慎重而客观，要严守医密，实施保护性医疗。

● 当还不甚了解病情时，就想试着掌握病人的生命而去进行操作，是可鄙的。缺少知识而又没有有关的经验，却对病人提出许多劝告和解释的人，也不是好医生。作为一个好医生，如果你轻易伤害一个病人，你的罪过和杀死一个人是一样大的。

——《玉妥·云登贡布传》

释评：

此处强调了医者应当在技术上精益求精，不可草率。

● 正在接受医药训练的人，对自己的老师应当给予极大的关心，把他当成一个神来看待，与同学必须保持良好的关系，互相友爱、互相尊重、互相关心。

——《玉妥·云登贡布传》

释评：

此处要求医者应尊敬、关心自己的老师，医者之间要互相尊重。

【人物评析】

玉妥十分注重医德，在其医学名著《四部医典》的论述续中就有专门的详细记载，书中对医患双方、医生和家属、医务人员之间以及对医生个人的综合素质等方面都有明确的要求与准则。《四部医典》中"治者医生"一章论述续中记载"医者俱足智慧利他心，严守誓言执持外显事，为事以恒精通人间理"，专门从藏医的性质、医生的条件、医生的责任、医生的品德和功德贡献等广大方面阐述了医生应具备的品德，提出医生要有智力、同情心、谨守誓约、精通医术、勤奋、行为高尚等道德标准，这些医德标准规范，内容丰富、要求严格，完全可以与世界上其他传统医学体系的同类规范相媲美。他关于对病人要一视同仁，不分贵贱，爱别人胜于爱自己，医生当自重，施诊莫贪欺，要有高尚的品质，对病人的诊断要慎重而客观，病情要保守机密，医生在技术上要精益求精，敬师如敬神，同行固友谊，医者之间要互相尊重等思想，这些都是中华传统医德思想的精髓。

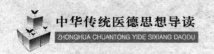

五、宋朝时期的医史人物及其医德思想

（一）钱乙

【生平简介】

钱乙（1032～1113），字仲阳，宋代东平郓州（今山东东平）人，专攻儿科。著有《小儿药证直诀》，该书第一次系统地总结了对小儿的辨证施治法，使儿科自此发展成为独立的一门学科。后人视之为儿科的经典著作，把钱乙尊称为"儿科之圣"，"幼科之鼻祖"。

【杏林佳话】

● 胸有成竹

某日，宋神宗的皇太子突然生病，请了不少名医诊治，毫无起色，病情越来越重，最后开始抽筋。皇帝见状十分着急。这时，有人向皇帝推荐钱乙。于是，钱乙被召进宫内。皇帝见他身材瘦小，貌不出众，有些小看他，但既然召来，只好让他为儿子诊病。钱乙从容不迫地诊视一番，要过纸笔，写了一贴"黄土汤"的药方。心存疑虑的宋神宗接过处方一看，见上面有一味药竟是黄土，不禁勃然大怒道："你真放肆！难道黄土也能入药吗？"钱乙胸有成竹地回答说："据我判断，太子的病在肾，肾属北方之水，按中医五行原理，土能克水，所以此症当用黄土。"宋神宗见他说得头头是道，心中的疑虑已去几分，正好这时太子又开始抽筋，皇后一旁催促道："钱乙在京城里颇有名气，他的诊断很准确，皇上勿虑。"于是，皇帝命人从灶中取下一块焙烧过很久的黄土，用布包上放入药中一起煎汁。太子服下一贴后，抽筋便很快止住。用完两剂，病竟痊愈如初。这时，宋神宗才真正信服钱乙的技术，把他从翰林医官提升为很高荣誉的太医丞。

【观点采摘】

● 乙为方博达，不名一师，所治种种皆通，非但小儿医也。于书无不窥，他人靳靳守古，独度越纵舍，卒与法合。

——刘跂：《钱仲阳传》

译文：

钱乙治病的方法博通各家之长，不局限在专崇某一师之教。治疗各种科别的疾病都很精通，不只是个小儿科医生。对于各种医书没有不看的，别的医生拘泥固执，死守古法，惟独他能超越前人，任意取舍，始终与治疗原则相吻合。

释评：

此处对钱乙博采众长，遵古创新的精神给予了高度的评价。

● 乙非独其医可称也，其笃行似儒，其奇节似侠，术盛行而身隐约，又类夫有道者。

——刘跂：《钱仲阳传》

译文：

钱乙不只是他的医术可被人称道，他身体力行，说到做到的品行如同儒士，他高风亮节如同侠客。他的医术闻名于世，而自身却隐居不肯做官，又类似那些有道之人。

释评：

此处对钱乙精湛的医技、高尚的医德、侠客气节等给予了充分的肯定。

【人物评析】

钱乙一生奉行"尊重事实，辨证论治"的医德思想，他十分尊重病征事实，辨证精当，抓住本质，敢于向权威挑战，因时、因地、因人制宜，选择最佳治疗方案，使中医理论在具体实践中得到灵活运用。如：一皇族小儿，病吐泻不止，水谷不化。众医用补药，以姜汁调服之。时值六月，服后愈加喘吐不定。钱曰："当用凉药治之。所以然者，谓热伤在内也。"众医皆言："吐泻多而米谷不化，当补脾，何以用凉药？"病家信众医，又行温药，以致上焦亦热，喘而引饮，病情危殆。众医不能治，复召钱治之，下之清热而愈。由于小儿疾患有其自身特点，对小儿补泻不可轻率，因此，当众多医生们坚持固定思维，吐泻系小儿消化问题，以姜汤等温药补泻时，结果导致病情愈加危重。钱乙则不拘泥古法，打破传统思维，尊重病征事实，认为小儿因热证在身体内，所以要用凉药医治，最终治愈了患儿。钱乙对儿科疾病以五脏为纲的辨证治法是儿科发展史上一座重要的里程碑。他一生旨在使"幼者无横夭之苦，老者无哭子之悲"，阐释了中医医道的博大与慈爱。

（二）庞安时

【生平简介】

庞安时（约 1042～1099），字安常，自号蕲水道人，宋代蕲州蕲水（今湖北浠水县）人。北宋著名医药学家与名医，著有《伤寒总病论》6卷。

【杏林佳话】

● 不计名利

相传，某年大旱，浠水城郭乡杨家铺一带瘟疫流行，庞安时发现他开的方子在别处灵验而在这里就不灵了。他来到这里查看，发现这里的村民吃水、用水不分开，都取自污秽不堪的塘堰，要解决问题，必须立即打井。于是，他找到在当地行医、一个叫杨可的弟子，师徒二人一起上山寻找水源。他们两人走到一个山坡下，庞安时在一棵小树边停下来，见树旁的密密草丛，高兴地说："你看，这么干燥的天气，此处却不断涌出清水，这不是找到了水源吗？"杨可大喜，送走老师之后，按老师的策划设计，开始在此打井，同时请来石匠。将白石打成石井圆圈，一直从井底码砌到井口，共用了72个圆圈，砌成一眼深层泉水井，此井水质清冽。他再用此水煎药给病人服用，果然药到病除。当地村民取水食用后，男女老幼个个红光满面，疾病全无，齐赞庞安时师徒为他们做了件大好事。于是大家计议，请来一个石匠，在石碑上刻上"庞公井"三个大字，准备立在井边。庞安时听说这事时，立即赶来劝阻说："井是你们杨家人开，供大家用，怎么把功劳记到我的账上呢？要是给它取个名，就叫它杨井。"如今，"杨井"已成为国家重点保护文物。

● 隔腹用针

某日，舒州桐城有位民家妇女要生产，已经过了七天但是胎儿还没有生下来，用了许多办法都无效。庞安时的学生李百全家恰好是他家邻居，于是邀请庞安时前往治疗。刚刚看见产妇，就连声说不会死的，并告诉产妇家人用热水温敷产妇的腰腹部，并亲自为产妇上下按摩，产妇感到胃肠部一阵微痛，呻吟间，一个男孩子就出生了。她的家人既惊又喜，不知为什么会这样。庞安时说："婴儿已出胎胞，而一手误抓着母肠不能脱出来，故不是服药所能治疗的，我隔腹抚摸胎儿手所在的位置，然后针刺他的虎口，胎儿既然感觉疼痛就会立即缩手，所以马上就生了下来，并没有别的方法。"取来孩子观察，右手虎口针眼痕迹仍在，可见庞安时医技之高超。

【观点采摘】

● 为人治病，率十愈八九。踵门求诊者，为辟邸舍居之，亲视馔粥、药物，必愈而后遣；其不可为者，必实告之，不复为治。活人无数，病家持金帛来谢，不尽取也。

——脱脱等：《宋史·庞安时传》

译文：

庞安时给人治病，治愈率很高。由于求诊病人太多，他常常让出房子做病房，收治病人，并亲自熬粥煎药，精心医治，一定要等病人痊愈后才让他们回家。对于那些无法救治的病人，他一定如实告诉他们病情，不再为他们治疗。他救活了许多人，患者以钱财来酬谢，庞安时并不全部接收。

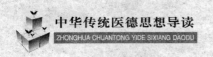
释评：

体现了庞安时不仅医技高明，而且视病人如亲人，处处为病人着想，不以取利为计。

● 然人疾诣门，不问贫富，为便房曲斋，调护寒暑所宜，珍膳美蔬，时节其饥饱之度，爱老而慈幼，不以人之疾尝试其方，如疾痛在己也。盖其轻财如粪土，耐事如慈母而有常。

——黄庭坚：《庞先生伤寒论序》

译文：

只要碰见有人因为疾病来拜访，不问其贫富，先根据气候状况，从厨房端出上好的、适合本季节的菜肴，解决病人的饥饿。（庞安时）尊老爱幼，不拿他人之病而乱试药方，就好像病在己身一样。庞安时视钱财如粪土，而常常把自己医生的职责当作慈母一般，给予病人精心照料。

释评：

此处反映了庞安时普同一等，尊老爱幼，爱人如己的品德。

【人物评析】

在中国传统社会，医道不分家，医学不仅是讲求"医技"，更讲求"医道"。庞安时作为我国温病和伤寒方面的医家，其论著对后世医家的诊疗产生重大影响，更值得一提的是，庞安时的高尚医德为百姓所传颂，对当代医德教育有重要的启迪。宋代的理学思想对医家的影响包括："行仁道，灭人欲"。这在庞安时医德思想中表现的较为明显，"行医不谋私利"、"视病人如亲友"。他认为医生的天职是为病人服务，不以财富多寡来划分病人，对前来就诊的都视作自己的亲人，平等待患，对于贫困患者不但不收取医疗费用，还给予其良好的救治与照料；对于有钱的病人，也会坚持以少量的、价廉的药物达到治疗的目的，而不会开大处方。这对我国当代的医德医风建设有借鉴意义。

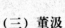

（三）董汲

【生平简介】

董汲（？～？），字及之，北宋东平（今山东东平县）人。著有《小儿斑疹备急方论》，此书被认为是痘科专科之鼻祖。他还著有《脚气治法总要》2卷、《旅舍备要方》1卷。

【杏林佳话】

● 方剂留世

董汲在诊疗与制方过程中，十分细致慎重。他看到由于小儿斑疹证候与伤风类似，患儿只会啼哭，而致医生无法问诊，如果医生不够细致慎重，将会由于诊断失误给患儿及家庭带来严重后果。于是董汲在面对类似病患或病症时，十分详细观察病候，采集有效秘方。也因为细致慎重的思想指导，董汲制成了许多影响后世的方剂，为后世医家所采用，并为某些名方化裁之蓝本。如救生散，用治小儿疮疹脓疱，恶候危困，陷下黑色，后为《小儿卫生总微方论》收用，并去朱砂而名为"七神散"；药棋子用治腰疼痛气滞，《本事方》用之治腰腿痛，《金鉴》仍用之而名之曰"通经丸"；神功丸疏解秘涩，治三焦气壅，六腑风热，大便不通，腰脚痛等症，后被《活人书》采用。其他如神明膏、保安散、泻肝汤、万安丸并为《普济方》所采收。又《四库全书提要》曰："其治中暑一方，似即李杲清暑益气汤之蓝本；其无比香薷散，与后来《局方》稍有出入，盖亦本古方为加减。"

【观点采摘】

● 凡人之疾苦，如己有之，其往来病者之家，虽祁寒大暑，未尝少惮；至于贫者，或昏夜自惠薪粲，以周其乏者多矣。

——孙准：《小儿斑疹备急方论》序

译文：

董汲把病人的疾病痛苦，当做自己的痛苦。他往来于病人的家中，

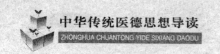
虽然面对严寒酷暑，仍不辞辛劳；遇到贫困者，有时还自己出钱资助救济，被他救助的人很多。

释评：

这里突显了董汲不但医术精湛，而且医德高尚。他送医到家，接济贫者，难能可贵。

【人物评析】

"凡人之疾苦，如己有之"，董汲在救治患者前，先把自己置于患者的角度，感受和分担患者的痛苦，而不是以医学专家的高姿态出现在患者面前，这就拉近了医患之间的距离，方便了解病情和诊治患者。对于贫困疾苦的患者，董汲更是尽其所能地提供帮助，解决患者疾病负担及家属的经济压力，这与当今部分医务人员开大处方、实施过度医疗等措施形成了鲜明的对比。在具体医治、制方的过程中，董汲细致慎重，详细观察病患的体征，不盲目开方，避免了许多诊断失误的发生。从中给予我们的启示是：医生应端正态度，防止"经验主义"、"本本主义"，不能在未全面了解病征的时候，凭借经验和书本，乱下诊断报告、开具处方或行使手术，以避免医疗事故的发生给患者及家属、医生本人带来不良后果。

（四）宋慈

【生平简介】

宋慈（1186~1249），字惠父，南宋建阳（今福建）人，我国古代杰出的法医学家，被称为"法医学之父"。著有《洗冤集录》，该书较欧洲法医学的论著即意大利人佛图纳图·菲得利于公元 1602 年撰写的同类著作早 350 多年。

【杏林佳话】

● 民命为重

宋时州县官府往往把人命关天的刑狱之事委之于没有实际经验的新

人选的官员或武人，这些人易于受到欺蒙；加之其中有的人怕苦畏脏，又不对案情进行实地检验，或虽到案发地点，但"遥望而弗亲，掩鼻而不屑"，因而难免判断失误，以至黑白颠倒，是非混淆，冤狱丛生。身为刑狱之官，宋慈对这种现象深恶痛绝，强烈反对。他在听讼理刑过程中，以民命为重，实事求是。他说："慈四叨臬寄（执法官），他无寸长，独于狱案，不敢萌一毫慢易心。"这一表白，确是他多年为刑狱之官认真态度的写照。

● 挑战世俗

按照理学"视、听、言、动，非礼不为"、"内无妄思，外无妄动"的教条，在检验尸体之时，都要把隐秘部分遮盖起来，以免"妄思"、"妄动"之嫌。宋慈出于检验的实际需要，一反当时的伦理观念和具体做法，彻底打破尸体检验的禁区。他告诫当检官员：切不可令人遮蔽隐秘处，所有孔窍，都必须"细验"，看其中是否插入针、刀等致命的异物。并特意指出："凡验妇人，不可羞避"，应抬到"光明平稳处"。如果死者是富家仕女，还要把尸体抬到大路上进行检验，"令众人见，一避嫌疑"。如此检验尸体，在当时的理学家即道学家看来，未免太"邪"了。但这对查清案情，防止相关人员利用这种伦理观念掩盖案件真相，是非常必要的。宋慈毅然服从实际，而将道学之气一扫而光，这是难能可贵的。

【观点采摘】

● 狱事莫重于大辟，大辟莫重于初情，初情莫重于检验。盖死生出入之权奥，幽枉曲伸之机栝，于是乎决法中。

——宋慈：《洗冤集录》

译文：

狱中的事没有比判处死刑更为严重的了。判死刑的根据，最重要的在于初审，而初审最重要的证据就是验尸。这是决定生死存亡的第一关口，是伸张正义还是枉屈冤错的关键所在，也是法律判决的依据。

释评：

此处反映了宋慈"以民命为重"，取"谨之至""审之又审"的严肃态度。"大辟"即杀头是最重的刑罚,这种刑罚则是由犯罪事实决定的,而犯罪事实必须经过检验才能认定,所以检验的结果往往是生死攸关的。唯其如此,对待检验决不能敷衍了事,走走过场,而必须认真负责,"务要从实",一定要查出案件发生的真实情况,"贵在审之无失"。而要做到这一点,宋氏认为当检官员必须"亲临视"。无论案发于何处,也要"躬亲诣尸首地头","免致出脱重伤处"。否则,应以失职罪杖处之。即使案发于暑月,尸味难闻,臭不可近,当检官员也"须在专一,不可避臭恶"。这充分体现了高度的敬业精神。

● 慈四叨桌寄,他无寸长,独于狱案审之又审,不敢萌一毫慢易心。

——宋慈:《洗冤集录》

译文:

我四次被任命为掌管刑狱的最高法官,没有别的长处,唯独对于案情的审理,始终持审慎再三的态度,不敢有丝毫疏忽大意。

释评:

这充分体现了宋慈谦虚谨慎,尊重事实,敬畏生命,格尽职守的人生品格。

【人物评析】

由于时代和阶级的局限,宋慈镇压过农民起义,《洗冤集录》也有不科学的地方,但这些都不能动摇其历史地位,掩盖其历史功绩。他的医德思想一直被人们所敬仰,宋慈死后,宋理宗为表彰其功绩,亲自御书墓门。刘克庄盛赞他:"听讼清明,决事刚果,扶善良甚恩,临毫猾甚威,属部官吏以至穷阎委巷、深山幽谷之民,咸若有一宋提刑之临其前。"宋慈把百姓的生命置于最高地位,对司法检验的态度极其谨慎,这对处理当代的医患关系也有积极作用,医方应当重视每一个体的生命价值,在诊断、手术等过程中,要本着"以病人为中心"的态度,坚持公正、有利原则,倾听患者及家属意见,切忌盲目下诊断结论及轻易执行自己把握不大的手术。

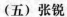

（五）张锐

【生平简介】

张锐（？～？），字子刚，宋代著名医家。著有《鸡峰普济方》三十卷。所载方剂内容涉及内、外、妇、儿、五官、急证各科，载验方、效方、良方三千余首，每列一方，均详述所治病症、药物组成、修制及用法，翔实效验，论述详尽。该书反映了当时的医疗水平，是一部具有较高实用价值的医方著作。

【杏林佳话】

● 不为利来

据《历代笔记医事别录》记载：成州团练使张子刚（名锐），以医知名，居于郑州。刑部尚书慕容彦逢，为起居舍人，母夫人病，召锐于郑，至则死矣。时方六月暑，将就木，张欲入视，彦逢不忍，意其欲求钱，乃曰：道路之费，当悉奉偿，实不烦人。张曰：伤寒法，有死一昼夜复生者，何惜一视之。彦逢不得已，自延入，悲哭不止，张揭面帛注视，呼仵匠语之曰：若尝见夏月死者面色赤乎？曰：无。然则汗不出而蹶尔，不死也。幸无殴敛。趋出取药，命以水二升，煮其半，灌病者。戒曰：善守之，至夜半大泻，则活矣。锐舍于外馆。至夜半时，守病者觉有声勃勃然，遗屎已满席，出秽恶物斗余。一家大喜，遂敲门呼张。张曰：吾今体倦，莫能起，然亦不必起，明日方可进药也。天且明，出门，若将便旋然，径命驾归郑。彦逢诣其室，但留平胃散一贴而已。其母服之，数日良愈，盖张以彦逢有求钱之疑，故不告而去。这则故事大体讲述：慕容彦之母，病发而呈现死亡表象，在外人看来，张锐去探访死人是为了钱财而去。但张锐却以一名医生的专业精神，否定病人已亡的表象，并开具药方，使慕容母得以活过来。到第二天，慕容去拜访张锐时，张锐为表明自己不是为钱财而行医，便在夜里留下一贴平胃散，不辞而别。张锐在行医治病的过程中，以病家性命为重，而不重钱财，通过自己的所作所为维护医者形象。

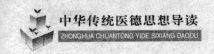
【观点采摘】

● 王秬叔问之曰：公之术，古所谓十全者，几是欤？曰：未也，仅能七八尔。吾长子病，诊脉察色，皆为热极，命煮承气汤，欲饮之，将饮复疑，至于再三，将遂饮，如有掣吾肘者，姑持杯以待，儿忽发颤悸，覆绵衾至四五，始稍定，汗出如洗，明日而脱然。使吾药入口，则死矣。安得为造妙。世之庸医，学方书未知万一，自以为足吁，可惧哉。

——张杲：《医说·神医·以医知名》

译文：

王秬叔问张锐说：你的医术，正像古人所说的十全十美，大概就是这样吗？张锐说：不是的，只能有七八分而已。我的大儿子病了，通过诊脉及观察，都属于温热病，让人煮承气汤给他喝，想喝时又有些迟疑，以至再三思虑，即将喝的时候，就像有人拉住我的胳膊，暂时端着杯等了一下，我儿子突然打寒颤，忙给他盖上多条被子，才稍微有些安定，随后出了通身大汗，第二天疾病才脱体。假若他把我开的药吃了，那么只有死命了。哪有臻于奇妙之境呢？社会上的庸医，学习医方还不到万分之一，便自以为满，实在可怕啊！

释评：

此处张锐以自己为儿子治病的辨证失误，差点酿成大错的案例去说明自己非十全十美的医生，医技还有不足之处；并指出世上还有好多庸医，不求进取、自我满足、拘泥于书本，是十分可怕的事情。这体现了他尊重事实，敢于自我批评，不自吹自擂的专业态度。

【人物评析】

张锐虽然在他人心目中的形象是一位无可挑剔的医家，但张锐本人却在光环的照耀下，揭露自己的短处，以案例事实主动承认自己医技的不足，令人钦佩不已。当前的研究数据伪造、学术论文抄袭等学术造假的行为在医学临床与科研中层出不穷时，我们应该反思的是，晋职称、拿学位、评奖项……这些本来是为促进人们积极进取、解决研究难题的举措，反倒让某些人以非事实的、非公平的成果得逞，将其当作满足自身利益的"跳板"，讲究事实、自我批评的医家优良作风在他们看来不屑一顾。因此，从维护医学界学术公平公正的角度出发，张锐"尊重事实，敢于自我批评"的作风值得推崇。

《古今医统》有言："凡有求者，不问贵富贫贱，皆用心诊疗。"医者仁心，中国传统医德教导医家们在面对前来求助的病人，不论其家庭出身、不问其富贵贫贱，都要施以仁心对病人给予治疗。张锐不求钱财、只求把病人治愈的事例，说明了张锐作为医家的道德风范。当前部分医务人员将行医视为谋财的途径，将病人这个"人"视作是其无限牟利的"机器"，其德行必将为千夫所指。

（六）陈自明

【生平简介】

陈自明（1190～1270），字良甫，南宋临川人（今江西抚州市），出生于医学世家。著有《管见大全良方》、《妇人大全良方》、《外科精要》等。

【杏林佳话】

● 妇科鼻祖

陈自明出身于中医世家，从小随父学医，14 岁即已通晓《内经》、《神农本草经》等经典。嘉熙年间（1237～1240）任建康（今南京）明道书院医学教授之职时，我国中医妇产科尚不完备，也没有专著。医书《大方脉》虽有涉及，但内容简略，或有论无方，或有方无论，医家难以为据。他认为"医之术难，医妇人尤难，医产中数症，则又险而难"，因此，潜心钻研中医妇产科，遍览医籍，博采众长，结合家传验方进行整理，于嘉熙元年（1237）编成我国历史上最早的一部妇产科专著《妇人大全良方》24 卷。该书集宋以前妇产科医术之大成，为宋、元、明、清，以至现代医学治疗妇科疾病的重要参考资料和开展这一学科研究的理论基础。

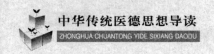
【观点采摘】

● 盖医之术难，医妇人尤难；医产中数症，则又险而难。妇人之病，比之男子，十倍难疗。

——陈自明：《妇人大全良方》

译文：

所有医病之术都难，医妇女疾病之医术尤其困难。医治产科疾病不但危险而且更难。治疗妇女的病比治疗男人的病要难十倍。

释评：

这反映了陈自明以病人为重，认真负责的精神。因妇产科的难度高和风险性大，陈自明对医生责任有更深的理解。

● 世无难治之病，有不善治之医；药无难代之品，有不善代之人。

——陈自明：《妇人大全良方》

译文：

世上没有不可治的疾病，只有不擅长治病的医生；世上也没有不可替代的药物，只有不擅长用药的医生。

释评：

这说明了医生在疾病医治的决定作用，强调了医者责任之重大。

【人物评析】

作为妇产科学的集大成者，陈自明成功编撰《妇人大全良方》，影响后世众多医家。这位著名医家巨大成就的取得，离不开其所具有的强烈责任感。由于妇科疾病较之其他疾病，突出特点表现在治疗难度大且风险系数高。因此，陈自明更加强调医生要履行责任，不可敷衍病人，对于治疗过程中出现的难题，要从医生自身找原因，"世无难治之病，有不善治之医；药无难代之品，有不善代之人"。陈自明还从有利于社会文明进步的角度，强调晚婚晚育、优生优育，他在《妇人大全良方》卷九中指出："合男女必当其年，男虽十六而精通，必三十而娶；女虽十四而天癸至，必二十而嫁。必欲阴阳完实，然后交而孕，孕而育，育而子坚壮强寿。今未笄之女，天癸始至，已近男色，阴气早泄，未完而伤，未实而动，是以交而不孕，孕而不育，育而子脆不寿。"如果男子在 30 岁，女在 20 岁结婚生子，"合男女必当其年"，孩子会发育地很好；但如果男女双方过早结婚生子，因其双方精气血还未完全充裕，所生孩子发育不好，可能有夭折的危险。同时，对妇女多孕多产指出："虚人产众，则血枯杀人。"又说："若产育过多……血气已伤。"妇女尤其是体虚的妇女，多产会造成血气受损，一旦患病就难以治愈。他提倡婚前检查，"凡欲求子，当先察夫妇有无劳伤痼疾而依方调治，使内外和平"；强调房事有节，择时受孕，节欲保精；注重验胎，胎养胎教，对劣胎"宜下之""以免其祸"。陈自明以一名医者的专业知识对当时的早婚早育思想进行了批判，即使他知道这不会带来"一呼百应"的效果，还有可能引起社会民众的反感，但一份强烈的社会责任感最终驱使陈自明这样做了。处在市场经济建设新时期的广大医护人员，谈金钱和个人利益本身并没有错，但要以社会利益为前提，即使不能有利于社会，也要遵守不损害社会利益这条底线。

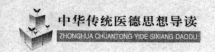

六、辽金元时期的医史人物
及其医德思想

（一）刘完素

【生平简介】

刘完素（约1110～1200），字守真，别号守真子，自号通玄处士，金代河间（今河北河间）人，人称"河间先生"或"刘河间"，为金元四大家的第一医家。著有《素问玄机原病式》、《黄帝素问宣明论方》、《素问病机气宜保命集》、《伤寒标本心法类萃》、《伤寒直格论》、《三消论》等。

【杏林佳话】

● 著书立说

刘完素家境贫寒，自幼聪慧好学，耽嗜医书，因母病失治死亡，遂立志学医。他云游四方，济世扶弱，不睦功名利禄。他终身致力于研究《素问》，故其主要著作及学术思想，均发素问要旨。由于刘氏所处时代动乱不安，疫病流行，再加上《和剂局方》温燥方药治病的盛行，致使温热或阳盛阴虚之体用之不仅疗效不佳反而病情加重。因此，刘氏在大量临床实践的基础上，结合《内经》七篇大论中病机十九条，以"亢害承制"为研究运气的中心内容，并依据"六气皆从火化"之说来阐述病机，提出"火热论"观点，一反当时用药多偏温燥的习惯，主张从运气角度出发，探讨火热病机。随着他的创新理论广泛流传，师从者甚多，先后有荆山浮屠、葛雍、穆子昭、马宗素、镏洪、常德、董系、刘荣甫等从之，最终形成明显的寒凉攻邪医风，开创了金元医学发展的新局面，形成金元时期一个重要学术流派"河间学派"。

● 一针救两命

某日，刘完素在路上见到一家人正在发丧，得知是产妇难产致死，可他见到棺中有鲜血淌出，便令人放下棺材，马上开棺诊治。他在难产妇的涌泉穴等穴位扎了几针，妇人竟然苏醒了，再针她合谷、至阴等穴，胎儿竟然顺利地产下。家属忙跪地叩首，视之若神仙下凡。刘完素名声很大，传到了金朝廷中，为了笼络人心，金彦宗曾三次征聘，然而，刘完素坚辞不就，章宗爱其淳素，特赐号为"高尚先生"。

【观点采摘】

● 医道以济世为良，而愈病为善。

——刘完素：《河间六书》

译文：

作为医者应当以扶贫济困为良道，以治愈疾病为善行。

释评：

这从更宽泛的视角强调了从医之人的责任和义务，济世是宏观的效果，愈病是微观的效果。一个医者的医德是否高尚，不在于个人的吹嘘或旁人的颂扬，而在于是否能济世和愈病。这说明刘完素很注意治疗效果。

● 主性命者在乎人，去性命者亦在乎人，养性命者亦在乎人，何则？修短寿夭皆自人为。

——刘完素：《保命集·原道论》

译文：

主宰性命的人在于自己，丢掉性命的人在于自己，养生性命的人也在于自己，修养不好寿命不长都在于自己本身。

释评：

这反映了刘完素的养生之道，强调了人自身在修身养性中的关键作

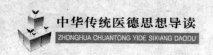

用。阐明了人自己可以掌握自己的性命，而不是"天数命定"的道理，体现了尊重人的尊严，尊重人的价值的人道主义精神。

● 欲为医者，上知天文，下知地理，中知人事，三者俱明，然后可以愈人之疾病。不然，则如无目夜游，无足登涉，动致颠殒，而欲愈疾者，未之有也。故治病者，必明天地之理道，阴阳更胜之先后，人之寿夭生化之期，乃可以知人之形气矣。

——刘完素：《素问病机气宜保命集》

译文：

要想做一个合格的医者，必须上知天文知识，下知地理知识，还要通达人情事理，只有三者都悉知了，才有可能治愈病人之疾病。否则，就好像闭着眼睛夜游，没有足想走路，时常会导致病人死亡，这样想治好病者，还不曾有过。所以给病人治病，必须明白天文地理知识，阴阳盛损之变化，人的生死发展规律，才可知人的生理之本质。

释评：

在刘完素看来，作为医者必须具有广博的知识，天文、地理、人事都应精通，只有"三者俱明"，才可以得心应手，从而药到病除。

【人物评析】

刘完素生活于历史上宋、金对峙、社会动荡的年代，社会生产遭到破坏，人民流离失所、饥不裹腹。他游走于民间，躬身实践，用自己的医术为民众解除疾苦。他视功名利禄为粪土，"章宗皇帝三聘不起，御高尚先生"。金帝完颜璟的重金高位，都打不动他解民救民的赤子心。老百姓对他的医德、医术称颂有加，把他比为扁鹊，说"郑有扁鹊，河间有刘守真——皆精于岐黄者"，赞他的书"在农夫、工贩、缁衣、黄冠、儒宗，人人家置一本可也"。刘完素深通经典理论，敢于实践创新。他曾说："此一时，彼一时，奈五运六气有所更，世态居民有所变，天以常火，人以常动，动则属阳，静则属阴，内外皆扰。"故不遵仲景法桂枝、麻黄发表之药，而自制双解、通圣辛凉之剂。他所倡导的火热论，开创了金元时期医学争鸣的先河，对整个中医理论的发展，也具有深远的影响。

（二）张元素

【生平简介】

张元素（约 12～13 世纪），字洁古，金代易州（河北省易县军士村，今水口村）人。他从脏腑寒热虚实的论点，来分析疾病的发生和演变，并且形成了以脏腑议病说为中心而较为完整的学术理论体系，成为易水学派的创始人。著有《医学启源》、《脏腑标本寒热虚实用药式》、《药注难经》、《医方》、《洁古本草》、《洁古家珍》以及《珍珠囊》等。

【杏林佳话】

● 诊病刘门

据《金史》记载：金朝四大医学家之一的刘完素得了伤寒病，自己诊治，八天内不见好，且头疼得厉害，脉搏虚弱，呕吐不止，水米不进。张元素闻讯后，前去探视。刘完素自视高明不把张元素放在眼里，别说礼让，他面对墙壁躺着，连头都不转过来。张元素对此不恼不怒，依然细心地为刘完素诊脉看病，不仅准确诊断出了刘完素的病症，而且指出完素以前用药不当。完素听后非常诧异，感到张元素说得很有道理，这才改变了态度，马上叫人斟茶摆宴，热情地款待张元素。后来，他按照张元素的药方用药，很快病就好了。至此，张元素的名声更加远扬了。

● 业精于勤

张元素凭着对百姓的关切和对药材特征的熟悉，一有空就上山采药。一天早晨，天刚蒙蒙亮，张元素趁天气凉爽只身上了山。他跨山涧、爬山崖、穿荆棘、攀藤萝，寻找各种名贵药材。还不到中午，他的背篓已经装满。正欲下山回家，猛一抬头发现眼前陡峭的悬崖半山腰上有一棵灵芝，张元素喜出望外，他停住脚步，决计将这稀世之宝采到手。他把背篓放下，手抓岩缝，慢慢向上爬，锋利的岩石把衣服都磨破了，他全然不顾，经过两顿饭功夫的攀登，终于取下了灵芝。就在他从崖上下来，脚刚一落地，不料，一个趔趄，恰好倒在了一个树杈上，鲜

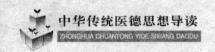

血透过那薄薄的上衣渗了出来，剧烈的疼痛使他晕了过去。当醒来时，天已大黑，视药如宝的他硬是忍着伤痛，挪动着艰难的脚步，把满背篓药材背回了家。为了采药，他披星戴月历尽千辛万苦，走遍了故乡的山山岭岭，沟沟汊汊。其间蚊叮虫咬，不知遭了多少罪，身上受过多少伤，他都置之度外。功夫不负苦心人。靠着勤奋刻苦，十几年如一日，终于通达了药理，特别善长治伤寒病。

【观点采摘】

● 运气不齐，古今异轨，古方新病，不相能也。

——张元素：《医学启原》

译文：

自然环境变异，过去和现在不同，那么用旧的治疗方法来治疗现在的病，是没有用的。

释评：

这体现了张元素辨证论治，重视自然环境影响，勇于创新的思想。

【人物评析】

宋金对峙，战乱频繁，疫病流行，运用古代的成方已适应不了新的医学实践。张元素针对当时运气学说盛行和泥守古方的情况，勇于革新，化裁新方，用脏腑辩证论点，来分析疾病的发生与演变，探讨脏腑的虚实病机，最后成为易水学派的开山祖师。李时珍曾高度评价张元素，"大扬医理，灵素之下，一人而已"。他这种勇于突破旧学说、勇于探索、勇于创新、勇于实践的精神，值得世人学习。他提倡同行之间要互相尊重，互相学习，取长补短，反对自悖骄傲，门户之见。所以他与同行交流时谦虚谨慎，虚怀若谷。他与刘完素派不同而行亲，术有别而道同。在给刘完素治伤寒病时，他以精深造诣和包容赢得了刘氏的认同和爱戴，从此医名不胫而走，享誉四方。他这种精神是很值得后人效仿的。

（三）张从正

【生平简介】

张从正（约1156~1228），字子和，号戴人，金代睢州考城（今河南兰考）人。为金元四大家之一，对汗、吐、下三法的运用有独到的见解，积累了丰富的经验，扩充了三法的运用范围，并在理论上有所阐发，形成了以攻邪法治病的独特风格，为"攻下派"的代表。著有《儒门事亲》、《心镜别集》、《张氏经验方》等。

【杏林佳话】

● 乐笑医病

有一次，张子和应邀为项夫人黄氏诊病。这位举人项关老年得子，夫妻俩对孩子爱如掌上明珠，不料孩子未曾活到一周岁，便患上噤口痢而丧了性命。项夫人黄氏失去了爱子，终日思虑，悲伤过度，饮食不进，神志恍惚，常好叫呼怒骂，欲杀左右，恶言不辍。众医治药百剂，不见疗效，举人项关也整日闷闷不乐。这天，张子和应邀到项家，他详细问明病情，又认真替黄氏诊脉。诊脉时，他突然双眉紧锁，站起身来说："哎呀，大事不妙，我老伴让我买油豆腐嵌肉，我还没有办好，我得马上回家，不然，老伴会拳打脚踢毫不客气的，容我今日先走，明日我一定上门送药来。"说罢出门就走，黄氏一听，忍俊不禁。第二天，张子和身背药袋而来，一进屋就开始伸手掏药，但药袋里装满红丹绿粉，染满了他的五指，却没找到一粒药丸，急得他面红耳赤，不慎竟涂了个大花脸，忙对黄氏抱歉说道："请夫人原谅，药丸忘在家中，明天一定送到！"黄氏夫人一见他这个花脸样子，禁不住"咯咯"笑出声来。第三天，张子和身穿长袍而来，到黄氏房中，伸手到长袍袋找药，找了半天，又没找到药物，他干脆脱下长袍来找，却露出了里面红红绿绿的女人衣衫，连忙对黄氏说："让夫人又见笑了，我真糊涂，怎么把老伴的衣服错穿在身上了呢。"黄氏一见，笑得前仰后合。张子和走后，黄氏对丈夫项关说："官人，你这是请的什么医生，第一次来说怕老婆，第二次来涂了个大花脸，第三次来穿了一件老婆的花衣裳，这能治好我的病吗?!"说罢，黄氏不由得又捧腹大笑。从此之后，黄氏逢人便讲，边讲边笑，说来倒也奇怪，不到半月，黄氏的病竟在笑声中渐渐地好了。张子和三次为黄氏诊病，没用一粒药物，而黄氏却病愈了，项关感觉到其中必有奥妙。项关便登门拜访张子和想问个究竟。张子和微笑说："你夫人的病乃为哀愁所生，用药难以奏效，我三次去为她诊病是有意逗她发笑，因为笑能遣愁，使忧愁得散，郁气得开，病就不药自愈了。"从此，张子和献三笑祛病患的事便被传为佳话。此案例中病人所得狂症，与现代医学之歇斯底里颇为类似。这充分说明张子和不但善用攻法治病，被后世称为"攻下派"。其实，他还是心理疗法的一代大师。

【观点采摘】

● 惟儒者能明辨之，而事亲者不可以不知医也。

——张从正：《儒门事亲》

译文：

只有懂得儒学之人才能明辨医道，作为孝子不应当不懂得医学。

释评：

这反映了张从正医儒同道的思想。

● 凡余所治之病，皆众坏之症，将危且死而治之。死则当怨于戴人；又戴人所论按经切理，众误皆露，以是嫉之。

——张从正：《儒门事亲》

译文：

我所治疗的疾病，大多是用传统方法治不好的病，都是危重且将死的病人。如果病人死了则会抱怨我，而且由于我给病人看病总是按经切理，这样就可能将他人误治之病暴露出来，从而遭他人嫉妒。

释评：

这说明张从正用新法治病，失败不怕人怨，成功不怕人妒，足见一个医者的襟怀。

【人物评析】

张从正为人豪放不羁，喜饮酒赋诗，思想上却受宋儒影响颇深。从他的著作《儒门事亲》的命名来看，宋代儒医的精神已经深深地印在他的心底。这种思想可以上溯到北宋的"二程"。程颢是理学家中将医道与孝道相提并论的第一人，他说："病卧于床，委之庸医，比于不慈不孝。事亲者，亦不可不知医。"侍奉双亲自己必须要懂医道，否则交由庸医乱治，自然是"不孝"；即使是自己有病，也不可轻率地任由庸医乱治，否则就会使父母背上"不慈"的恶名。可见"大程"对庸医误人有较深刻的了解。程颐也认为人子事亲学医"最是大事"，他说："今人视父母疾，乃一任医者之手，岂不害事？必须识医药之道理，别病是如何，药当如何，故可任医者也。"在宋代之前，虽然像张仲景等人也曾提倡儒者知医，但也无法与张载、"二程"等理学家相比。在南宋理宗之后，理学把孝道定为人人不能违反的"天理"，具有无上的权威。在此种社会背景下，医家无不谈"孝"，甚至以"孝"治医。张氏在此基础上又进一步，以医为仁术，修德敬业，强调对医术的深入研讨；对病人无论贫富贵贱、华夷愚智，都一视同仁，尊重同道和病人，不自欺，不欺人，知行合一，品德高洁，可以说将宋代儒医的精神发挥到极致。

张从正还极力推崇儒家"仁"的思想，认为行医治病、施药救人就是施仁爱于他人。仁爱是医学道德的理论基础，即其仁爱思想为我国医生伦理思想之根基。"仁爱救人"、"医乃仁术"便是"仁"的观念在医学中的体现。将医学视为实现其"仁爱"理想的重要手段，把医学提高到仁道和孝道的高度。当时医生被看作是"下九流"的行业，他针对当时社会上看不起医生，把医生看成下等人，而一些医生对达官贵人也低三下四，阿谀奉承的现象，批判了轻视医学、以医为奴的倾向，他呼吁医生们去掉自卑感，努力钻研医学，主动解除疑难之症，为病人解除痛苦。他还提出医生在医疗活动中要敢于承担风险，对那些官府认为有罪的人要一视同仁，给予治疗。

张从正治学以《素》、《灵》为宗，兼采百家之长，但又不为所囿。尝谓："医之善，惟《素问》一经为祖"，主张"以数年之功苦读《内经》。"反对不读医书，不明医理。他认为："大凡药方，前人所以立法。病有百变，岂可执方。"因此，张氏在《内经》的基础上，对历代名医

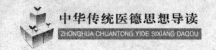
之长无不认真研究，以尽变化之道。例如，他既继承了张仲景的汗吐下三法，又扩充了三法的内容，不仅在急性病中，而且在慢性病中也普遍适应。然而，他又认为对前人学说不可拘泥，如被称为"医圣"的张仲景，张子和也有所取舍。他曾对麻九畴说："公慎勿滞仲景纸上语，惑杀世人。"对隋代巢元方《诸病源候论》的评论谓："巢氏，先贤也，固不当非。然其说有误者，人命所系，不可不辨也。"寥寥数语，字字振聋发聩。可见，张氏既尊重前人对医学做出的贡献，又大胆创新，灵活应变，反映了他实事求是的治学态度。

（四）李杲

【生平简介】

李杲（1180～1251），字明之，晚号东垣老人，宋金时真定（今河北省正定市）人。据《元史》记载："杲幼岁好医药，时易人张元素以医名燕赵间，杲捐千金从之学，不数年尽传其业。"在张元素的启示下，李杲深入钻研《内经》、《难经》以及仲景之书，结合其丰富的临床经验，提出"内伤脾胃，百病由生"的论点，而创立了"脾胃论"。著有《内外伤辨惑论》、《脾胃论》、《兰室秘藏》、《伤寒会要》、《东垣试效方》等。

【杏林佳话】

● 洁身自好

据明代李濂编撰的《医史》记载：东垣老人李先生，名杲，字明之。他的祖先世代住在真定路，家里非常富裕。金朝大定初年，朝廷对真定和河间两路的户籍进行了核对，结果显示出他家的财富在两路当中居于首位。李先生幼年的时候，就跟一般的儿童很不相同，等到长大以后，为人忠诚守信、厚重端庄，对结交朋友的事情非常慎重，跟人相处的时候，没有戏言。街区里的众人认为欢乐惬意的地方，他从来没有到过，因为他的天性就是这样。跟他同辈的人很妒忌他，就私下商定，备下一桌酒席，在酒席上让妓女轻浮地引逗他。开席后有一个妓女就去拉扯他的衣服，他立即恼怒地骂了起来，并脱下衣服烧了。有一次，他以地方豪绅的身份接待南宋使节时，府里的长官听说他年纪轻轻便很有操守，就用话暗示一个妓女硬让他饮酒。他推辞不过，稍微饮了一点酒，就大吐着退席而出，他就是这样珍重自己。他跟从翰林王从之学习了《论语》和《孟子》，又跟从翰林冯叔献学习了《春秋》。他家的宅院内有一片空地，就在那里建造了一座书院，用以接待儒士。有的儒士生计艰难的话，就全面周济他们。金朝泰和年间，连年发生饥荒，百姓大多外出逃难或被饿死，李先生竭尽全力用钱粮进行救济，保全救活的人很多。

❀ 良方惠民

据明代李濂编撰的《医史》记载：李杲的母亲王氏患了重病卧床不起，让乡里的数名医生救治她。是用温药还是用凉药，是用寒药还是用热药，那些医生的说法各不相同；所有的药都尝遍了，不过是用滋补的药来滋阴罢了，竟然没有人知道是什么病而使得王氏送了命。李先生为因不懂医术而失去了母亲十分痛心哀伤，立下誓愿说："如果遇到了良医，我一定要跟他努力学习来弥补我的过错。"听说易水县的洁古老人张元素先生，医术闻名天下，就带着金银绸缎去拜见他。学了几年后，全部学到了他的医术。后来向朝廷捐献钱粮买到了一个官职，主管济源县的税务。那里的百姓患上了流行性传染病，民众把它叫做"大头天行"。医生们查遍了医书，没有跟这种病对症的方子。就根据自己的见解，胡乱地给病人泻下；不见有效时，就继续给病人泻下，以致病人接连不断地病情加重，直到死亡。医生们都不把这当作过错，病家也不认为不对。惟独李先生在心中深感哀痛，于是废寝忘食地依据病变探讨病因，分析症状探求病根，创制了一个方子，给病人们服下它后，才取得了疗效。李先生特意让人把这个方子雕刻在木版上印刷出来，分别张贴在过往行人聚集的地方让人们抄用，凡用了这个方子的人没有不取得疗效的。当时的人们还以为方子是仙人传授的，就把它雕刻在了石碑上边。

【观点采摘】

❀ 君初不以医名，人亦不知君之深于医也。君避兵汴梁，遂以医游公卿间，其明效大验，具载别书。壬辰北渡，寓东平；至甲辰还乡里。一日，谓友人周都运德父曰："吾老，欲道传后世，艰其人，奈何？"德父曰："廉台罗天益谦父，性行敦朴，尝恨所业未精，有志于学，君欲传道，斯人其可也。"他日，偕往拜之。君一见曰："汝来学觅钱医人乎？学传道医人乎？"谦父曰："亦传道耳。"遂就学，日用饮食，仰给于君。学三年，嘉其久而不倦也，予之白金二十两，曰："吾知汝活计甚难，恐汝动心，半途而止，可以此给妻子。"谦父力辞不受。君曰："吾大者不惜，何吝乎细，汝勿复辞。"君所期者可知矣。临终，平日所著书检勘卷帙，以类相从，列于几前，嘱谦父曰："此书付汝，非为李明之、罗谦父，盖为天下后世，慎勿湮没，推而行之。"行年七十有二，时辛亥二月二十五日也。君殁，迄今十有七年，谦父言犹在耳，念之益新。噫嘻！君之学，知所托矣。

——李濂：《医史·东垣老人传》

译文：

李先生当初并不是因为医术而出名的，人们也不知道李先生在医学上造诣很深。自从李先生为了躲避战乱到了汴梁以后，才凭着医术在达官贵人之间进行交往。他治病上取得明显而又良好疗效的事迹，全都记载在册。他在壬辰年北渡黄河避难寓居在东平，到甲辰年才回到了故乡。有一天，对友人周德父说："我老了，想把医术传给后世，深感合适的人选很难找到，怎么办呢？"周都运（字德父）说："廉台县的罗天益（字谦父，或谦甫），品行敦厚朴实，曾为作为事业的医学还不精通而感到遗憾，有志于继续学习。您想要传授医道，这个人可以的。"另一天，周德父带着罗谦甫一起去拜见李先生，李先生一见到罗谦甫就问道："你来学习是为了做赚钱的医生呢？还是为了做继承和发扬医学的医生呢？"罗谦甫说："只是继承和发扬医学而已。"于是就跟着李先生开始学习。罗谦甫的日常费用和饮食，都是靠李先生提供的。学了三年后，李先生赞赏他。能长期坚持而且不知疲倦，送给他二十两银子，说："我知道你生计艰难，担心你意志动摇，半途而废，可以用这些银子来供养你的妻子儿女。"罗谦甫坚决推辞，不愿接收。李先生说："我把大的医道尚且毫无保留地传授给你，哪里会吝惜这小小的钱财呢？你不要再推辞了。"李先生期望的事情就可想而知了。李先生临终的时候，把平常所写的书亲自校勘整理，按照类列起来，摆在书案上面，嘱咐罗谦甫说："这些书交给你，不是为了我李明之，也不是为了你罗谦甫，而是为了天下后世的人们。你要小心保存，不要让它淹没失传了，要推广并使它流传下去。"李先生去世年纪是七十二岁，去世的时间是辛亥年二月二十五日。李先生去世后，到现在已十七年了，罗谦甫说起来感到李先生的话仍然就像在耳边一样，回想起来更觉清新。啊！先生的学术，可知的确是得到了依托继承的人了。

释评：

此文说明了李杲选择徒弟时以人品为先，以弘扬医学造福世人为目标，充分体现他不为名来，不为利往，普救众生的高贵品质。

【人物评析】

李东恒继承了张元素"古方今病不相能也"的革新思想和扶养脾胃的学术观点，从亲历的临床症状出发，创立了脾胃学。他认为医家必须为仁爱而学医，学医的目的是为治病救人，而不是发财致富、计较名利。他收徒时，首先要考察学生的德性。许多富人出钱想把自己的孩子送来学医，但他却挑选了家境贫寒、品行端正的罗天益，并为他提供衣、食、住处，言传身教，把自己毕生所学全部传授给他。可见他对学生的学医动机、道德品质要求是非常严格的。他虽然生活于等级制度森严的封建社会，但他心性高傲，不愿为"士大夫"之流马前唱诺、逢迎献媚，对一般百姓却是"忠而有性，富而好施"。尤其是关注居住"穷乡僻壤"的人民，"恐山野间卒无医者，何以诊候"。他非常强调医生道德修养的重要性，认为道德需要内化，需要每一个人通过道德体验，道德实践去领悟它，去理解它，然后再去实践它。在医疗过程中把平等对待病人作为重要的医德准则，体现出人文医学的重要特征。这种廉正医德的准则对先进社会的医患关系有重要的启示。在现代社会，医德作为社会道德的一部分，深受社会改革、经济转型、文化关系制约和人民群众医疗保健需求不断增长等大环境所带来的客观因素影响外，行业内医

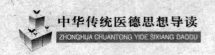

德医风和行业自律等方面存在的诸多问题与不适应，则是极为重要的主观原因。医疗环境受到污染，对"发财致富、计较名利"极为漠视的传统医德的局限性表现的也越来越突出。如何让传统医德发扬光大？这是一个亟待解决的问题。

（五）罗天益

【生平简介】

罗天益（1220～1290），字谦甫，元代真定嵩城（今河北嵩城县）人，为李东恒的入室弟子，对李东恒的学术思想有极为深透的理解和阐发，著有《卫生宝鉴》。

【杏林佳话】

● 巧解药诗哑谜

据说，罗天益出师时，李东垣拿出准备好的一个红纸包，里面装有一些钱，作为礼物，要送给这位学生。"老师毫不保留的把技术传给我，我终生不忘，怎好再收您的钱呢？"罗天益说什么也不肯接受。李东垣笑吟吟地说："我这红纸包的钱，不同一般，它是我对你的一点心意，是给你买物件的，而这几件物件，作为一个好医生是必须具备的。""那我可以自己拿钱买。""自己拿钱买，意义就不同了。"罗天益一时也猜不透老师的意思，只好接过这个红纸包。罗天益回到赵州老家，打开红纸包一看，里面除了一些钱外，红纸上面还写着三首诗谜：

> 淡竹枳壳制防风，一枝红花藏当中。熟地或须用半夏，坐地车前仗此公。
>
> 在外肥又胖，在家瘦模样，忙时汗淋淋，闲时靠着墙。
>
> 少时青青老来黄，千锤百结打成双。送君千里终须别，弃旧迎新抛路旁。

罗天益仔细一想，原来这三个谜语的谜底是"灯笼"、"雨伞"、"草鞋"。这才明白老师的一番心意，要他常备这三件东西，不辞劳苦，做一个好医生。从此，罗天益果然牢记老师的教导，不论白天黑夜，不管山高路远，只要有人请他去看病，他都不辞劳苦地出诊。后来，罗天益不仅医术高明，而且医德高尚，终于成为河北一带有口皆碑的好医生。

● 军中学艺

罗天益生活的年代，正值蒙古国鼎盛时期，1206年蒙古族领袖成吉思汗建立蒙古汗国，其势力延及于黄河流域。元兵不断东征西伐。罗天益被征召为军中太医，多次随军征战，往来于幽燕之间。罗天益利用在军中行医的机会，四处访求师友，提高医术。壬子年（1253），罗天益在瓜忽都跟刘禅师学治疮疡瘰疬。次年（1254）随王府驻屯于瓜忽都地面过冬，同时随军的太医还有颜飞卿和窦子声等。罗天益勤学好问，从颜飞卿处学得治外科病方四则，从窦子声处学针法、《流注指要》和补泻法。丁巳年（1257）八月，他随军经过河南邓县，时值阴雨季节，民众多有疾苦，罗天益在高仲宽处得到白术安胃散、圣散子等方剂。此外，又在济南刘太医处学得眼科名方金露膏，在正定惠民司张君处得积聚效方礵砂煎丸等。由于罗天益博采众方，学以致用，所以临床疗效卓著。72岁的参政杨正卿患风痰眩晕，心悸耳鸣，卧床半年不起，罗天益治以天麻半夏汤，几次服用后转危为安。次年杨正卿任怀孟路总管，以古风一首赠予罗天益表达感激与敬佩之情。诗中写道："罗君赴召来幽燕，与我自有前生缘。药投凉冷恐伤气，聊以砭石加诸编。二十余刺若风过，但见郁气上突霏白烟。胸怀洒落头目爽，尘岔一灌清冷渊。东垣老人医中仙，得君门下为单传。振枯起怯入生脉，倒生回死居十全"，高度赞扬了罗氏的医疗技术。

【人物评析】

罗天益不仅全面地继承了李杲的学术思想，并且在钻研《内经》、《难经》的基础上，旁通诸家之学说，而进一步有所发挥，有所提高，有所创新，终于成为一位颇负盛名的医学家。他十分强调为医之德，倡

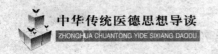
导"仁爱为怀，济世活人"，把病人的利益放在第一位，倡导不为名利，不分贵贱，清廉纯正的道德品质。他认为在重视医德的同时，尤其重视医技的提高。在随军征战期间，他也不忘访师问贤。他认为，医生为了治病救人，不但要有医德，同时还要有精湛的医术、虚心好学的精神，严谨的治学作风。如果一个医生，不会治病，空有其德，好心也会办坏事，这在医界来说，尤其现实。没有医德，医技不易提高，即使学来技术，也难以用好，医技是靠医德而起作用的。古云："医者，意也"，即与此有关。

罗天益非常敬重他的老师，李东恒死后，他照顾师母王氏与自己的母亲没有差别。十多年后，王氏寿终，他葬之以礼。东恒谢世三十多年，他仍"祠而事之如平生"，堪称尊师之楷模。《卫生宝鉴》有诗云："东恒老人医中仙，得君门下为单传。振枯起怯人生脉，倒生回死居十全。方今草野无遗贤，姓名已达玉墀前。病黎报君为一赋，欲使思邈相周旋。青囊秘法不可惜，要令衰朽终天年。"

（六）罗知悌

【生平简介】

罗知悌（约1243～1327），字子敬，号太无，宋末元初医学家，钱塘（今浙江杭州）人。曾得名医刘完素门人荆山浮屠之传，得刘完素寒凉学说之传，又旁通张元素汗、吐、下三法的攻下医理，以及李杲的补脾之说，有《罗太无先生口授三法》一卷。元泰定二年（1325），朱丹溪登门拜师，历三月，见其诚意，始接纳为徒，尽传其术。

【杏林佳话】

● 心病心医

据朱丹溪的《格致余论》记载：罗知悌曾治一病僧，黄瘦倦怠。罗公诊其病因，乃蜀人。出家时其母在堂，及游浙右经七年，忽一日念母之心不可遏，欲归无腰缠，徒尔朝夕西望而泣，以是得病，时僧二十五岁。罗令其隔壁泊宿，每日以牛肉、猪肚甘肥等，煮糜烂与之。凡经半月余，且时以慰谕之言劳之。又曰："我与钞十锭作路费，我不望报，但欲救汝之死命尔。"察其形稍苏，与桃仁承气，一日三贴下之，皆是血块痰积方止，次日只与熟菜稀粥将息。又半月，其人遂如故。又半月余，与锭十锭遂行。本案中罗知悌通过望色、闻声、问病、切脉，得知此年轻僧人，是因为思念母亲而忧虑太过，情忧思患，川浙远隔千山万水，没有盘缠怎么能回家呢？忧上加忧，愁上添愁，日甚一日，此症结不解，病无望治愈。忧思日久，暗耗阴血，瘀热内结，腹府内有留滞之物，此瘀结必当除去，然思病人黄瘦倦怠，不堪攻伐，必以膏滋之味以调养数日之，候体质稍充，才胜攻伐。更妙在他用语言开导进行心里治疗，经常地安慰病人，日日如此，并说："和与你钱作路费回家探母，我不要你的报答，只要救你的性命。"在他的悉心调里下，僧人体质有了好转，再与桃仁承气汤一日三贴，峻下血块痰积，继与蔬菜糜粥调理半月，病者复元，又半月，与钞十锭，让僧人返家。

【人物评析】

罗知悌的德艺主要表现在以下两点：①惟德是取。在上述案例中，罗知悌首先考虑到的不是如何去赚病人的钱，不是没有钱就不接诊，本案在一般人是要被置之诊屋之外的，一没有钱，二病难治，三还要赔本（调理病人）。但罗不是这样考虑的。而是"我不望报，但欲救汝之死命尔"。收住其家，每以牛肉猪肚，煮糜让其食之，并以理喻之。让僧人释怀移性，告知：治好病后给盘缠让他回家探母，此一一付诸之实施。这可谓孙思邈"但发大慈恻隐之心，誓愿普救含灵之苦"，在一代名医罗知悌身上的体现。为救他人之性命，舍弃钱财，在所不惜，这是一般人不容易做到的。与那些"竞逐荣势，企踵权豪，孜孜汲汲，惟名利是务"的医家，形成了何等鲜明的对比；②技高一筹。罗察色、闻声，审病知原，烛微洞幽，如庖丁解牛，游刃有余。知病者系思母心切，返归无望，情志日笃，化火生瘀，此形消于外，粕燥于中，不攻去瘀痰，病难消解，然病人形消骨立，倦怠不堪，徒攻则邪气去而正气更伤，去生机更远。必以肥甘调理时日，待其人充实，体质转壮，乃可行攻下瘀痰，并辅以语言开导，进行心理调治，"心病还要心药医"。使僧人思念

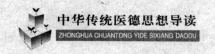

亲人忧虑被解开，心情自然舒畅，病情有所减，再议药物攻瘀，并以食疗善其后，资助病人盘缠回家探母，病遂根除。罗氏此"其精过于承蜩，其察过于刻棘"，其治"投几顺变，间不容发"的高超医技，不得不使后人叹服。

此外，从下文中朱丹溪拜师的故事可以看出，罗知悌不仅打破了魏晋以来世代家传的中医传承模式，他还把各家学说，尤其是各家的临床经验作为主要内容，集刘、张、李三大家学术于一身。在对朱丹溪的培养上，开辟了理论学习以经典著作和各家学说并重，着重在临床实践中提高朱丹溪医学水平的新途径。据《丹溪翁传》记载，由于朱丹溪医学基础好，罗知悌"即授以刘、李、张诸书，为之敷畅三家之旨，而一断于经"、"每日有求医者来，必令其（丹溪）诊视脉状回禀，罗但卧听口授……"可见，罗知悌既放手锻炼朱丹溪的临床技能，又不厌其烦为他详细解说。而丹溪白天随师临症，每夜苦苦攻读，严寒酷暑，从不间断，医术日益增深。由于罗知悌成功的授徒方式，培养出了朱丹溪这样高水平的临床医家。使朱丹溪既有深厚的医学功底，又善于博采各家所长，继而又独辟蹊径，发明了"养阴学说"。朱丹溪后来传道授业，也基本上秉承罗知悌的带徒模式，选择心诚志笃与德才兼备的人，在临床中传授医术。这一育人模式值得后人借鉴。

（七）曾世荣

【生平简介】

曾世荣（约1253～1332），字德显，号育溪，别号省翁，元代湖南衡阳烝西（今衡阳市）人，著名的儿科学家。著有《活幼心书》、《活幼口议》等。对小儿基础理论知之甚详，如小儿生理病理、护养保育、面部望诊、指纹诊、脉诊等，均提出了精辟的见解；对多种儿科常见病的证候分类治法作了精炼而具有指导意义的概括。他医德高尚，且为人仁笃，重义轻利，在群众中享有很高的声誉。

【杏林佳话】

● 急病家之所急

曾世荣 78 岁那年，曾为自己的画像题诗说："涉历风波老此身，业医惟务体诸仁。幼吾幼及人之幼，一念融为四海春。"他急病家之所急，不论何时何地碰到患儿，便千方百计地进行抢救，把自己当作给病家送去温暖的春风。有一次，他在衡州郊外碰到一位因患急惊风而突然休克的三岁小儿，其父母皆为农民，只知跺脚捶胸地痛哭。在这种前不着村、后不着店的荒郊野外，曾世荣二话没说，立即取下药囊，就地进行抢救，终于把孩子救活，并主动赠送药物。这对农民夫妇乃千恩万谢而去。

● 关注优生优育

曾世荣十分重视环境、情志、饮食、起居、生育年龄和药物等与优生的关系。《活幼口议》曰："夫人立室安家，求嗣必纯，纳妇种子，在贤且德，然而妇乃贤淑，夫又质良，生男不肖者有之，非夫妇之失情，人伦失序，事有不备者，良由公始不能善胚胎之气，妯娌不与矜顾护爱之理，气胎涵养，宜在冲和。冲和者，同其天地之宽量，应乎四时之运行，妊娠之间，怀育之次，但常令孕妇乐以忘忧，不作怖畏，亦无恐惧，饮食有常，起居自若，此乃以顺其中而全其神，以和其气而益其脉，是与调而助之，扶而补之，何患胎气不安，生子不伟。"这说明，夫妻二人身心俱健，品德高尚，是优生优育的先决条件。同时夫妻生活要与天地四时相适应，不要违背自然规律，家人对孕妇要多方加以爱护和关照，无论物质生活和精神生活均要做出妥善安排，孕妇本身要做到起居饮食有规律，视听言行有所讲究，情志乐观稳定，不可忧愁烦恼和恐惧，夫妻必须恩爱和睦，彼此互相尊重，讲究文明礼貌，不可多饮多欲，这样才能保证所生子女聪明健康。否则，"致胎中受病"。如：胎病作热、胎气蕴热、胎病风热、胎病惊热、胎病结热、胎病卫热、胎病潮热。曾世荣这些对于妊娠妇女，由于内伤七情、饮食不宜、外感六淫等，与产生婴儿发热的关系的论述，至今仍有一定的临床参考价值。

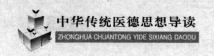

【观点采摘】

● 凡有请召，不以昼夜寒暑远近亲疏，富贵贫贱，闻命即赴。

——曾世荣：《活幼心书》

译文：

一个医生，凡有病人召请，无论白天黑夜，严寒酷暑，距离远近，关系亲疏，贵贱贫富，要立即前往，为病人解除痛苦。

释评：

这反映了曾世荣一心赴救、普同一等的品德。

● 为医先要去贪嗔，用药但凭真实心，富不过求贫不倦，神明所在俨如临。

——曾世荣：《活幼心书》

译文：

做医生先要去掉贪心，不可发怒嗔恨人；用药全靠真诚实心；对富人不多索取，对穷人绝不敷衍，时刻好像有神灵在监督似的。

释评：

这反映了曾世荣为医廉洁，自省慎独的高尚医德。

● 大抵行医片言处，深思浅发要安详，更兼忠厚斯为美，切戒逢人恃己长。

——曾世荣：《活幼心书》

译文：

约略来说，只言片语要紧处；诊断仔细认准病，语言亲切态度和蔼；再加忠诚与仁厚，方为有修养。千万要戒除骄傲和不满，切不可炫耀自己的长处。

释评：

这体现了曾氏谦虚谨慎，踏实做人的品质。

● 初无定论，惟务妒贤嫉能，利己害人，惊谲病家，意图厚赂，尤见不仁之心甚矣。

——曾世荣：《活幼心书》

译文：

在还没有明确诊断之前，就一味妒贤嫉能，损人利己，故弄玄虚恫吓和戏谑病家，目的想谋取更多的财务，可见其用心十分丑恶。

释评：

这体现了曾氏尊重同道，宽容为怀的品格和戒毁同道的思想。

【人物评析】

曾世荣，廉洁淳良，治学严谨，不贪图荣华富贵，视钱财如粪土，视仁德胜生命，认为"为医先要去贪嗔，用药但凭真实心，富不过求贫不倦""人有恒心，践履端谨，始可与言医道矣。凡有请召，不以昼夜寒暑，远近亲疏，富贵贫贱，闻命即赴。视彼之疾，举切吾身，药必用真，则无过望，推诚拯救，勿惮其劳"。这说明曾氏治病不分贵贱亲疏，不嫌贫爱富，对待病人认真负责，一视同仁。故罗宗之在《活幼心书》序文中高度称赞他说："未尝以病家之贵贱贫富而异用其心。或遇窘乏太甚之家，亦随力捐资，济其膻粥。以故全活者众。德显非饶于财者，能推是心，亦贤矣哉！"曾氏认为同行之间应该互相尊重，互相学习，取长补短。他在《活幼心书》中写道："大抵行医片言处，深思浅发要安详，更兼忠厚斯为美，切戒逢人恃己长。"他曾批评那些骄横傲慢而又轻视同行的医生说："惟务妒贤嫉能，利己害人，惊谬病家，意图厚赂，尤见不仁之心甚矣。"认为诽谤同行，打击别人，抬高自己，这是很不道德的，实在不可取。

(八) 朱震亨

【生平简介】

朱震亨（1281～1358），字彦修，元代婺州义乌（今浙江省义乌市）人。因久住丹溪河旁，世人尊称为"丹溪翁"或"丹溪先生"。他先习儒学，后改医道，在研习《素问》、《难经》等经典著作的基础上，访求名医，受业于刘完素的再传弟子罗知悌，成为融诸家之长为一体的一代名医。他力倡"阳常有余，阴常不足"之说，申明人体阴气、元精之

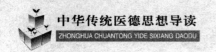
重要，故被后世称为"滋阴派"的创始人。著有《格致余论》、《局方发挥》、《金匮钩玄》三卷、《本草衍义补遗》一卷、《脉因证治》两卷等。

【杏林佳话】

● 弃仕从医

朱震亨出生在世代为儒的书香门第，自幼天资聪慧，素有"神童"之称。导致朱震亨从儒转医，有几方面的原因。首先是他素怀惠民之心，"吾既穷而在下，泽不能致运。其可远者，非医将安务乎？"另一方面，在他30多岁时，母亲有疾，诸医束手，亦使其有志于医。遂取古代经典医籍细细观之，三年而有所得。又过了两载，竟然自己处方抓药，治愈了老母的旧疾。其师许谦本不以名利为务，教授学生"随其材分"而定，"咸有所得"。说："吾卧病久，非精于医者不能以起之。子聪明异常人，其肯游艺于医乎？"此言正中朱震亨下怀，于是尽焚以往所习举子业，一心致力于医。他在接受刘、张、李诸说的基础上，深受启发，提出著名的阳有余阴不足论，创立了丹溪学派。后人将他和刘完素、张从正、李东垣一起，誉为"金元四大医家"。朱震亨晚年整理自己的行医经验与心得，写成许多著作。临终前没有其他嘱咐，只将随他学医的侄儿叫到面前诲之曰："医学亦难矣，汝谨识之。"言讫，端坐而逝。

● 风雨拜师

朱震亨在研习当时盛行的《和剂局方》的基础上，知其不足所在，但乡间无良师可从，于是治装出游，访求名师，"但闻某处有某治医，便往拜而问之"。后又到定城，始得刘完素的《原病式》和李东垣方稿。但始终未遇到理想的老师。直到泰定二年（1325），才听说有名医罗知悌，为"宋理宗朝寺人，业精于医，得尽刘完素之再传，而旁通张从正、李杲二家之说"，但性格狭隘，自恃医技高明，很难接近。朱震亨几次往返登门拜谒，均未得亲见，越趄三月之余。但他心诚意真，求之愈甚，每日拱手立于门前，置风雨于不顾。有人对罗先生详加介绍朱震亨的为人与名声后，始获相见。谁知却一见如故。罗知悌对朱震亨说：

学医之要，必本于《素问》、《难经》，而湿热相火为病最多，人罕有知其秘者。兼之长沙之书，祥于外感；东恒之书，重在内伤，必两尽之，治疾方无所憾。区区陈、裴之学，泥之必杀人。闻此，朱氏向日之疑尽皆冰释。罗先生时已年过古稀，卧于床上，并不亲自诊视，只是让弟子察脉观色，但听回禀便处方药。随其学习一年之余后，朱震亨医技大进，尽得诸家学说之妙旨。回到家乡，乡间诸医"始皆大惊"，不知他在外边学了多大本事，但看其处方用药，又嘲笑不已，以为不伦不类。但朱震亨正是用这种被众医斥之为离经叛道的方法治愈了许谦的痼疾。四方求治者、求学者盈门不绝。朱震亨总是有求必应，不避风雨，致使贴身仆人均难受其苦，怨声不绝。

【观点采摘】

● 时方盛行陈师文、裴中元所定大观二百九十七方，翁穷昼夜是习。既而悟曰："操古方以治今病，其势不能尽合"。

——戴良：《丹溪心法·丹溪翁传》

译文：

当时正在盛行陈师文、裴中元在大观年间所校订的《太平惠民和剂局方》一书，丹溪翁不分昼夜地研习此书。不久醒悟说："用古代的方子来治疗今天的疾病，势必不能完全符合实际"。

释评：

这体现了朱氏不泥古方，力求创新的思想。

● 蒙叱骂者五七次……志益坚，日拱立于其门，大风雨不易。

——朱丹溪：《格致余论张子和攻击注论》

译文：

丹溪被罗氏大声呵斥了好多次。意志愈加的坚定，天天站立在罗家门前，大风大雨都不曾间断。

释评：

这反映了朱氏学医的意志之坚决，也正因如此他才能最终如愿，学有所成。

● 四方以疾迎候者无虚日，先生无不既往，虽风雪载途，亦不为

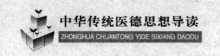
之。仆夫告痛，先生谕之曰："疾者度刻如岁，而欲自逸耶！"婺人求药，无不与，不求其偿。其困厄无告者，不待其招，注药往起之，虽百里之远弗惮也。

——宋濂：《故丹溪先生朱公石表辞》

译文：

因患病从四面八方来请医出诊的人每天都有。朱丹溪先生无不立即前往，即使风雪漫天道路泥泞也不停止出诊。赶车的仆人为照顾他的健康，向病家说："先生因劳累过度生病了"。丹溪得知后，对仆人说："病人度日如年，痛苦不堪，我怎能忍心不救，自图安逸呢？"贫苦的人拿不出药费来，先生无不免费赠给。对遭到急难困苦无处求告的，丹溪不等他们来请，主动携带药物前往救治。虽路途遥远，丹溪也不怕劳累，从不考虑自己。

释评：

这体现了朱氏想病人之所想、急病人所急，不计名利，一心赴救的大医精神。

● 即慨然曰："士苟精一艺，以推及物之仁，虽不仕于时，犹仕也。"乃悉焚弃向所习举子业，一于医致力焉。

——戴良：《丹溪翁传》

译文：

丹溪翁感慨地说："读书人如果能精通一门技艺，将仁爱之心施及于人，即使当时不能做官，也同做官一样。"于是全部焚烧并丢弃了以前所学的关于科举应试的书籍，专心致力于医学。

释评：

朱氏正是从推行仁爱的目的出发，才认为行医与做官一样，都能够为百姓服务。这也体现了古人"不为良相，则为良医"的思想。

【人物评析】

朱丹溪生活于频繁战祸，人民饱受离乱之苦的年代，但是他能够立足时代、批判时弊，在逆境中成长，造就了他坚韧、豁达、乐观的性格。面对厄运，年已40多岁的他毅然决定学医，踏上了艰辛的求医之

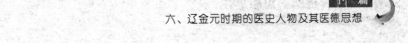

路。他乞求罗知悌收他为徒的故事，可以与"程门立雪"并提。这种精神不仅在医学，而且在做事思想方面，都为我们留下了一笔可贵的财富，不愧为一代名医。

朱丹溪为人简朴诚挚坚贞和善，刚强严正特立独行；以正直居心，以诚信立身。戴良在《丹溪翁传》中写道："翁简愨贞良，刚严介特；执心以正，立身以诚。"他不仅医术高超，而且医德高尚，对待病人认真负责、满腔热忱、不计名利、施药济贫。为人既奋发有为，又襟怀大度、平易近人。后人称赞他"清明坦夷，接物和粹"。他与同行交流时谦虚谨慎。他"让贤诊治"的故事被世代传颂。这个事例，从医生和病人的关系讲，是医生对病人的认真负责。从医生之间讲，正如程钟龄在《医学心悟》中所指出的"医家误、强识病，病不识时莫强识，谦恭退位让贤能"。

（九）张介宾

【生平简介】

张介宾（1563～1640），字会卿，号景岳，别号通一子，浙江会稽（今绍兴）人。他对《素问》、《灵枢》有深入精研，其医理多与易学相通，主张医易同源，疗病思想以"阳非有余，真阴不足"为中心，认为"人体虚多实少"，强调命门在人体中之重要性，治疗则主张补真阴元阳，是为温补学派之主要代表人物。著有《张氏类经》、《景岳全书》、《质疑录》、《张氏医通》等书。

【杏林佳话】

● 解甲从医

张介宾自幼聪颖，素性端静。因其祖上以军功起家，世袭绍兴卫指挥使，"食禄千户"，家境富裕。他从小喜爱读书，广泛接触诸子百家和经典著作。其父张寿峰是定西侯门客，素晓医理。他幼时即从父学医，有机会学习《内经》，13岁时，随父到北京，从师名医金英学习。青年时广游于豪门，结交贵族。当时上层社会盛行理学和道家思想，他闲余博览群书，思想多受其影响，通晓易理、天文、道学、音律、兵法之学，对医学领悟尤多。张景岳性格豪放，壮岁从戎，参军幕府，游历北方，足迹及于榆关（今山海关），凤城（今辽宁凤城县）和鸭绿江之南。由于当时北京异族兴起，辽西局势已不可为，数年戎马生涯无所成就，使景岳功名壮志"消磨殆尽"，而亲老家贫终使景岳尽弃功利之心，解甲归隐，潜心于医道，医技大进，名噪一时，被人们奉为仲景东垣再生。五十七岁时返回南方，专心从事于临床诊疗，著书立说。

【观点采摘】

● 凡看病施治，贵乎精一……治病用药，本贵精专，尤宜勇敢。

——张介宾：《景岳全书》

译文：

依法遣方用药，必须医技专精，辨证准确……临证用药，探清病本，用药专一，尤须勇敢，即有胆有识。

释评：

张景岳反复强调治病求本的重要性，提出"凡看病施治，贵乎精一"的理论。精者，《说文解字》曰，择也。一者，病之本也。精一者，即《内经》所言"治病必求于本"也。他说："万物皆有本，而治病之法尤以求本为首务。"所谓本就是阴阳表里寒热虚实。所以张景岳在治则治法的应用方面提倡"精一不杂"，在诊病施治之时，当先探清病本，然后施治用药。在中药治疗方面，有三种方法：①治病必求其本的根本治疗方法；②不寒不热的安慰药；③兼补兼泻的太平药。第一种疗法，要有确知，"确知其寒，则竟散其寒；确知为热，竟清其热"。第二、三种疗法是因没有确知，而患得患失；补了又怕有害，给点消药；消了也怕有害，给点补药。或者开点不寒不热的安慰药。这只能贻误病情，浪费药物。偶然治好了病，不知是什么药治好的。如果治不好，又不知是什么药出了问题，由此可见确诊的重要。确诊之后，在用药上还要勇敢，剂量要适当。剂量不够，好比杯水车薪。与其"制补以消"，不如少用纯补。与其"制攻以补"，不如用微量纯攻。这在方法上是先进的。如果没有确知，也就没有勇敢；没有勇敢就不能"精一不杂"，结果丧

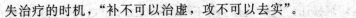

失治疗的时机，"补不可以治虚，攻不可以去实"。

● 唯是死生反掌，千里毫厘，攸系匪轻，谭非容易。故不有精敏之思，不足以察隐；不有果敢之勇，不足以回天；不有圆通之智，不足以通变；不有坚持之守，不足以万全。凡此四者，缺一不可。必欲备之，则唯有穷理尽性，格物致知，以求圣人之心斯可也。

——张介宾：《类经图翼》

译文：

只有医学可以起死回生，但毫厘差错，谬误千里，关系重大，谈来很不容易。所以不具有精细敏锐的思考，就不能明察隐幽奥妙的机理；没有果敢的勇气，就不能在危急的情况下挽回病人的生命；没有运转融通的智慧，就不能对多种病症随机应变；不坚定地遵守正确的医理法则，就不能取得圆满的效果。以上四项缺一不可。如果决心具备，只有深入研究事物的性质和规律，了解事物的道理，具备高尚的道德，才有可能。

释评：

张氏指出医理幽深，难于穷究，因为对医者提出极高的要求。对品德素质、知识水平、才干都应考究，还需圆融活变，胆大心细。

【人物评析】

张介宾提出的医贵"精一"思想是温补派方法论的中心思想，也是医德的中心思想。其根据是："盖天下之病变态虽多，其本则一；天下之方，或法虽多，对证则一。"他在《类经图翼》中说医学的目的是赞助天地使人生存。"夫生者，天地之大德也。医者，赞天地之生者也。""故造化者，天地之道；而斡旋者，圣人之能；消长者，阴阳之机；而燮（xiè）理者，明哲之事。欲补天功，医其为最。"这种思想强调了医学为善的本质和医疗善行的重要性。此外，张介宾在《景岳全书·稳婆》中还首先提出了对接生人员的选择要求："凡用稳婆，必须择老成忠厚者，预先嘱之，及至临盆，务令从容镇静，不得用法催逼。余尝见有稳婆忙冗性急者，恐顾此失彼，因而勉强试汤，分之掐之，逼之使下，多致头身未顺而手足先出，或横或倒，为害不小。若未有紧阵，不

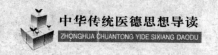

可令其动手。切记！切记！又或有生息不顺，及双胎未下之类，但宜稳密安慰，不可使产母闻知，恐惊则气散，愈难生下。又尝见有奸诡之妇，故为惊讶之声，或轻事重报，以显己能，以图酬谢，因致产妇惊疑，害尤非细，极当慎也。"这里充分强调了接生人员技术和道德的重要性。

七、明朝时期的医史人物及其医德思想

（一）刘纯

【生平简介】

刘纯（1340～1412），字宗厚，明代吴陵（今江苏省如皋）人。早年随其父橘泉及冯庭干学医。著有《医经小学》、《玉机微义》、《杂病治例》、《伤寒治例》等书。

【杏林佳话】

● 博采众家

刘纯早年跟随其父亲刘橘泉学医，其父刘叔渊（号橘泉）从师于朱丹溪门下，并为朱丹溪之高足，而刘纯又早承庭训，从父学医，所以刘纯的学术思想基本上承袭了朱丹溪，可以说是朱丹溪先生的再传弟子。刘纯祖籍吴陵，即今江苏泰县、如皋一带。明洪武初（1368）迁关中，在长安居住约 20 余年。后随军医疗迁凉州，于洪武二十八年（1395）前定居甘州。其先世在元朝时，为名门望族。他在《杂病治例》中自述："吾宗累世替缨，名门右族。"莫士安在《玉机微义》序中也说："宗厚世为吴陵望族。""其先世在胜国时，居省宪，掌枢要，以名宦显著者。"说明刘纯先祖在当时确是名振一方的显赫大家。但未经一两世，便家道衰落，至刘纯已"穷而在下，不能躬耕自食其力，故托迹于医，以自养自晦也"。刘纯先从父学医，后又从师于扬州广陵丘克容、冯庭

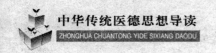
干、许宗替诸乡前辈学医问业，使刘纯得以博采众家，医道尤精，是一位当时及其后很有影响的名医。

● 医家十要

《杂病治例》中的"兰室集·医家十要"，是刘纯录自朱丹溪的治家修身格言。内容包括医生在医疗实践中应遵循的准则和日常生活中为人处事的原则，体现儒医修身齐家的观念，刘纯劝医者将这十要"置之座隅，朝夕一览。倘能遵而行之，则可成家立业"。具体内容为：①"每日勤读医书，手不释卷，倘有良友，常宜请益；盖学海无尽，此乃务本之计。"此处强调医生首要勤读医学书籍，善于交流经验。②"早起晏眠，不可片时离店中。凡有抱病者至，必亲自诊视，用心发药，莫仍前，只靠郎中，惟务安闲。盖一日之计在于寅，一生之计在于勤。"此处强调医生要坚守岗位，亲自诊察病人，不可轻易托付他人。③"照彼中乡原立价。一则有益于己，二则同道不怪。仍可饶药，不可减价。谚云：不怕你卖。只怕你坏。"此处强调药价要公平合理。④"行医及开首发药，当依经方写出药贴，不可杜撰药名，胡写秘方，受人驳问。"此处强调组方用药，必须有所依据，不可杜撰。⑤"同道中切宜谦和，不可傲慢于人。年尊者恭敬之。有学者师事之。倘有医头，但当义让，不可攘夺，致招怨谤。经云：礼之用，和为贵。"此处强调对待同道中人，总要谦和礼让。⑥"郎中磨作，量其所入，可用几人。莫言人多好看，工价虽廉，食用甚贵。"此处强调要适量炮制药物。⑦"不可轻信人言，求为学宫。盖尔只身年幼，难以支持，恐因虚名，而妨实利也。"此处强调勿贪虚名。⑧"男治乎外，女治乎内，人之常也。家中事务，钱物出入，当令阃（kǔn）政掌管，庶可积蓄。仍置收支工作簿，以凭照用。倘有馀，则办首饰器皿，以备缓急。不可收买玩具，及不急什物，浪费钱财"。此处强调日常生活中人际交往，总要以礼节制自身。⑨"邻友人情，除亲丧、疾病、庆贺随众外。其馀无紧要者当已之。一则省钱，二则不废生理。至于馈送之礼尚往来，不可求奇好胜。古人有云：广求不如俭用"。此处强调要勤俭节约。⑩"开筵会客，命妓作乐，非不美也。当有故而为之，量力而行之。若不守本业，惟务宴逸，其窘可待矣。及有行院干谒，送至茶笔扇帕之类，初焉便不可接，当赠汤药一二贴，连物回还，自然绝其后患，若图风流之报。故《太上经》曰：乐与饵，过客止。宜细末之。"此处强调要忠于职守，洁身自好。

【观点采摘】

● 药术全据利泽心，活人阴在居仁。若无道谊精诚者，必有神明暗伺人。济物共登同寿域，修真半养自家身。杏林橘井俱陈迹，尚赖余芳种德新。

——刘纯《杂病治例·戒行吟》

释评：

在刘纯看来，用药之道医人之术皆源自利他之心，这是医者天赐之职，也是保身长全的法宝，高尚医德是万世不变的行医宗旨，强调了仁心仁术之重要。

● 医事本吾儒之余事，可以济物，患难中可以防身。古人云，养道而已。切不可恃意妄为穿凿，与人为治，误人生命，不惟祸及自身，殃堕九祖尔。但以活人之心为心，本于因民之所利而利之，一则生意自有，二则祸患自无也。

——刘纯《杂病治例·兰室誓戒》

释评：

刘纯深受儒家文化之影响，认为医疗只是读书之人的闲余之事，目的在于养道，不应任意妄治。即使给人施治也应以病家之利为本。这体现他慎行自律的医德思想。

【人物评析】

刘纯秉承父亲的教诲，将朱丹溪的"医家十要"引入自己的《杂病治例》，从勤读书、坚守岗位、合理用药、同行相互理解与学习、邻友人情等十个方面详细论述了作为医师应该从各个方面严谨要求自己，才能更好修身养性，治病救人。认为医生应该坚守岗位，亲自诊察病人，不可轻易托付他人。医生如果都有高度的责任心，明确自己的职责，严格执行，就可以避免诊疗过程中不必要的差错，等等。这些思想，值得

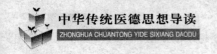
后人借鉴与学习。

（二）寇平

【生平简介】

寇平（？～？），字衡美，明代儿科医家。博采群书，著有《全幼心鉴》四卷。书中提出了"十全三德"的观点，并劝诫医生以纯真善良的心态对待病人。

【杏林佳话】

● 十全三德

寇平十分重视为医之德，他提出了医生应具备"十全三德"。他说："医要十全，一要识字，二晓阴阳，三通运气，四辨浮沉，五知反恶，六会针灸，七尝药性，八观虚实，九要礼貌，十要人和，此乃十全也。""何为三德？一德者深明仁义，博览经书，通三教之幽微，知性命之理趣，仁在昆虫之外，智超众人之前，此为一德也；二德者情性敦厚，道艺深沉，正值处德，心善无毒，艳色红妆，见如不睹，笙箫嘹亮，听若不闻，锦绣罗绮，观如流水，满堂金玉，视若浮云，千锺之禄不可费其志，万锺之贵不可损其心，不可为其财而损其德，不可为其利而损其仁，此乃二德也。三德者痴聋喑哑不可以欺瞒，英雄豪杰不可以趋奉，富贵之家不可以犀象脑子以为圆，贫贱之家不可以麻渣曲末以为散。高低无二药，贫贱一般医。上不欺乎天，下不欺乎地，中不欺乎人，依方修合，积德救人。""十全三德"的思想强调了医生应具备丰富的医学专业知识和较高的人品修养，认为仁义道德是医生的首要品质，通达事理是医生的基本素质。医生应当重道义，轻财利，治病用药决不可欺骗病家，要同等对待所有病人等。

【观点采摘】

● 为医者当自存好心，彼之病犹己之病，……勿问贫富贵贱，则与善药，专以救人为念，以慕尊生乐道之意，造物者自祐之以福。

330

———寇平：《全幼心鉴》

译文：

作为医生，自己本身就应该心地善良，医治别人的疾病时要当作是医治自己那样。……不询问病人是有钱的还是贫穷的，开药时对症下药，单纯以救治病人为理念，以尊重生命遵守医道为意旨，上帝自然会保佑他赐给他幸福。

释评：

这体现了一视同仁、一心救治、生命为重的思想。

【人物评析】

寇平不但强调医者要以病人为本，应当"勿问贫富贵贱，则与善药，专以救人为念"，而且指出若医生用心不良，必将殃及病家，他说："今有一等医士，用心不臧，乘人之急，才见一病，视为奇货，不用的剂，唯恐效速，是祸不极而功不大。或以一二药为秘传，不肯示人。或已知前人已用之药，妄如一二味，改易其名便为秘方，以惑众听。又有一等，平昔初无寸长，全恃吻口，强谈谎说，及至治病，莫能措手。病家未免他身，同道至门，便为仇雠，枉用小人之心而终不曾见本事。此皆含灵之巨贼。又有一等，惟务奔驰，争趋人门，不请自至，时献苞苴，以问病为由，自逞明能，谩谈毕说，出示一人，且云是某处收效，某处曾用此等，无非贡谀病家无主，易於摇惑，则便修合，忽然病变，急自散去，病家虽悔何及。"寇平的这些思想对当前那些不学无术、自命不凡、招摇过市，动辄号称祖传秘方的江湖庸医无疑是莫大的讽刺。

（三）万全

【生平简介】

万全（1495～1580），号密斋，明代豫章（今江西南昌）人，后迁居湖北罗田（今湖北省罗田县大河岸），著名儿科及养生学家。他精于儿科及养生学，对小儿生理、病理特点及诊断、治疗提出了许多独到的见解。一生著书颇丰，代表作为《万密斋医学全书》，包括《养生四

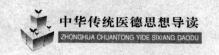

要》、《保命歌括》、《伤寒摘锦》、《广嗣纪要》、《万氏女科》、《片玉心书》、《育婴家秘》、《幼科发挥》、《片玉痘疹》、《痘疹心法》共 10 种，108 卷。

【杏林佳话】

● 重信轻利

某日，一个孩子病泻十余日不止，病家唯恐万全不肯用心，取白金二两送礼。万全感到人格受到侮辱，耐心向病家解释，并精心治疗，一剂而愈，终于赢得了病家的信赖与尊敬。他日，又有一子患咳嗽，其父与万全积有宿怨，先后请数医，病延七月反重。事急不得已，才请万全。万全以活人为心，不计前嫌。经详察细审，告之能愈，但须假以一月。辗转治疗十七日而愈，谢归。万全有如此胸襟，终能化解积怨。自古以来，医患之间最需要的是信任。而患者对医者的不满于今尤烈。寻找失落的诚信，是重建和谐医患关系的前提。

【观点采摘】

● 医者，仁术也，博爱之心也，当以天地之心为心，视人之子犹己之子，勿以势利之心易之也。

——万密斋：《万密斋医学全书》

译文：

医学本来就是一门仁爱的技术，必须具有博爱之心，应当有宽广的心胸，把别人的孩子看成自己的孩子，不应因功利之心而改变这种观念。

释评：

这反映了万全仁爱之心，体现了不为功利的思想。

【人物评析】

万全以"儒医"自称，儒家"仁"的思想在其儿科医德中得到了充分的反映。万全多次提到为小儿医者，要"视人之子如己之子"。在其从医过程中深具仁爱之心，故能做到"视人之子如己之子"，对待病人如亲人，治病不分贫富贵贱，视同一等，不计较个人的得失和恩怨。他又说："其病可治，视人之子如己之子，调护保养，无所不致可也。"这里万全指出了医者治病不单是治病，更是治心，为医者能视他人之疾为己之疾，就能对病人关怀备至，精心调治，尽其所能地去救治他们。万全还教育门徒，要"爱人之子亦如爱己之子"，"治己之子亦如治人之子"，且将这条医训传教于后人。万全重义守信而不讳言利，有一次，英山县大尹子病惊风，取至圣保命丹治之，撝止。对万全的精湛医术佩服至极，赞赏有加，"留住数日，厚待而归"。还有一次，万全在友人家正确诊治了"拗哭"的孩子之后，"添酒灌醉而归"。他率真的"独白"使我们触摸到一个活生生、坦荡荡的灵魂。对于"利"可以欣然接受，但需要冷静平和，不能放弃"义"的底线。义利问题自古以来一直备受关注。义是人的行为活动所应当遵循的蕴含超功利色彩的原则和标准，体现着人的尊严和崇高。利引申为利益、功利，在传统哲学和现实生活中，习惯使用利在狭义上的含义（仅指物质利益）。义利观就是如何看待伦理道德（义）与物质利益（利）的关系。义与利，并非冰炭不同途，水火不相容。孔子主张"义然后取"，荀子指出"先义而后利者荣"，朱子直言"正其义则利自在"，而明代的宰相张居正则提出"义利之间在心不在迹"。"君子爱财，取之有道"，从"义"出发的"利"本来无可非议。医德评判必须参照当时社会的共识，脱离了一定的历史条件和社会现实的不恰当的判断标准，反而会消极地陷入"义或有不利"的泥淖。

（四）徐春甫

【生平简介】

徐春甫（1520～1596），字汝元，号思鹤，又号东皋，明代祁门（今属安徽）人，著名医学家。据《医学入门捷径六书》记载，隆庆初（1568）参与组织成立医学学术团体"一体堂宅仁医会"。编著有《古今医统》、《内经要旨》、《妇科心镜》、《幼幼汇集》、《痘疹泄秘》等书。

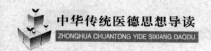

【杏林佳话】

● 创建一体堂宅仁医会

徐春甫中年迁居北京，求医者愈众，声名渐重。时逢明嘉靖帝穆妃病危，宫中御医都束手无策，徐春甫受荐应诏，治愈了穆贵妃的病，被授予太医院御医。《四库全书总目提要》称徐春甫"居京邸，求医甚众，即贵显者不能旦夕至"。隆庆二年（1568），徐春甫在京为首发起并组织了我国医学史上也是世界医学史上第一个医学团体——"一体堂宅仁医会"，参加者有各省在京太医、名医46人。学会的宗旨是：穷探《内经》、四子（张、刘、李、朱）之奥，切磋医技，取善辅仁。"对会员的要求有22项：诚意、明智、格致、审政、规鉴、恒德、办学、讲学、辨脉、处方、存心、体仁、忘利、自重、法天、医学之大、戒贪鄙、恤贫、自得、知人、医箴、避晦疾。学会着重强调治学态度与学术指导思想，申述了治学方法及内容要点，提倡良好的医德医风和端正服务态度，在当时的历史条件下，实属难得。

● 编撰《古今医统大全》

徐春甫治学严谨，以儒通医，以医济人，不求名利，体现了作为名医的大家风范，《徽州府志》称他为"鸿世之士"。"新安医学"曾经形成一个医学流派，即"固本培元派"，徐春甫是"培元派"的中流砥柱。徐春甫在习医过程中，深感古今医书典籍浩瀚，加之辗转抄刻，讹误严重，决心对前人医著进行整理。他从《内经》入手，对秦汉以来的230多种医学方面的重要典籍进行校正，取各家之长，分门别类归纳整理，经历数十年，于嘉靖35年（1556）编成《古今医统大全》100卷186万字，全书165门，涉及《内经》旨义、历代名医传略、名家医论、脉学、运气、针灸、经络、养生、本草、各科临床、医案验方选集等，概括了明代以前我国重要医学典籍和医学成就。这是徐春甫对中医学的又一重大贡献。影响深远，日本医家在许多重要医学著作中，均大量引用该书内容。至今医界仍公认《古今医统大全》是一部"融古通今、博大精深的煌煌巨著"，将它列为我国医学史上十大医学全书之一。

【观点采摘】

● 医以活人为心，故曰医仁术。有疾而求疗不啻救焚溺于水火也，医当仁慈之术，须披发撄冠而往救之可也。否则焦濡之祸及，宁为仁人之安忍乎？切有医者，乘人之急而诈取货财，是则孜孜为利，跖之徒也，岂仁术而然哉！

——徐春甫：《古今医统大全》

译文：

医者以救治生命为目的，故称医学为仁术。有病人求治无异于救人于水火，医者应当披发缨冠前往，积极救治，施以仁术。否则会造成大的损害，难道作为仁医者能够安心吗？有的医者，乘病人之危而诈取钱财，一心获取他人财物，这是无德的小人之所为，哪里是仁爱之医之所为呢？

释评：

这是徐春甫引用前人的话，他认为医作为仁术体现在医生尽心竭力救治病人，并认为履行仁术的医疗宗旨，体现了徐春甫仁者爱人的思想。

● 医本活人，学之不精，反为夭折。

——徐春甫：《古今医统大全》

译文：

医学本来是治病救人的，如果学而不精，反而会害人性命。

释评：

这强调了医业求精，庸医害人的事实。

● 间有无知辈，窃世医之名，抄检成方，略记《难经》《脉诀》不过三者尽之，自信医学无难矣。此外惟修边幅，饰以衣骑，习以口给，谄媚豪门，巧彰虚誉，摇摇自满，适以骇俗。一遇识者洞见肺肝，掣肘莫能施其巧，犹面谀而背诽之。又讥同列看书访学，徒自劳苦。凡有治疗，率尔狂诞，妄投药剂。偶尔侥效，需索百端；凡有误伤，则曰尽命……小说嘲庸医早亡诗云：不肖谁知假，贤良莫识真。庸医不早死，误尽世间人。岂非天道恶之耶？故甫尝戒诸子弟：医惟大道之奥，性命存焉。凡业者必要精心研究，以抵于极，毋谓易以欺人，惟图侥幸。道

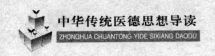

艺自精，必有知者，总不谋利于人，自有正谊在己。

——徐春甫：《古今医统大全》

译文：

世间有些无知之辈，以祖传世医之名，抄袭已有的方剂，稍微懂一点《难经》、《脉诀》，就扬言医学没什么难学的。并专注于外表穿戴打扮，习得能言善辩，向豪门权贵谄媚，巧夺虚名，招摇过市，欺骗世人。一旦遇到识破其伎俩并使其伎俩不能施展者，就当面恭维而背后诽谤他。还讥笑喜爱读书求学的同行，认为他们是自寻劳苦。只要有治疗，就草率行事，狂妄怪诞，盲目施药。偶尔有了疗效，就想尽办法向病人索要。只要是误伤了病人，就说命该如此。……曾有小说讽刺庸医说：不肖谁知假，贤良莫识真。庸医不早死，误尽世间人。难道不是世道使然吗？所以我曾经告诫弟子：医学的宗旨就在于拯救人的性命。凡是从医之人必须细心研究，精益求精，千万不要认为医学容易来欺骗世人，只图侥幸。只要有高尚的医道、精湛的医技，总会有人知道和认同的，即便不总是能够谋利于人，公正自在人心。

释评：

此处徐春甫对庸医现象给予了痛斥鞭挞，再次强调了医业求精之精神。

● 精于医者曰明医，善于医者曰良医，寿君保相曰国医，粗工昧理曰庸医，击鼓舞趋，祈禳疾病曰巫医。

——徐春甫：《古今医统大全》

译文：

对医道精通者称为明医，对医道有擅长者称为良医，确保国君丞相身体康健者称为国医，医技不精、医理不明者称为庸医，以击鼓舞蹈祈福禳病者称为巫医。

释评：

徐春甫在此阐述了明医、良医、国医、庸医之区别。

● 夫用药如用刑，刑不可误，误即干人命；用药亦然，一误即便隔生死。然刑有鞫司，鞫成然后议定，议定然后书。盖人命一死不可复生，故须如此详谨。

——徐春甫：《古今医统大全》

译文：

医生用药如同法官用刑，刑罚不能有错误，错了就关系到人的性命。用药也是一样，一旦错了就有生死之分。然而使用刑罚还有专管司法的部门，审讯后讨论决定，承供后才正式写罪状定案。人的生命一旦死亡就不会复生，所以治病必须像法官定罪用刑一样，小心谨慎。

释评：

这里充分强调了用药必须严谨，否则比错误地用刑更可怕。

【人物评析】

徐春甫一生治学严谨，认为"学问始乎诚意"，要有"纯一不二"的精神。读书必须细心揣摩其理，一诊一视，一方一药，均穷其要领而后用。他主张良医必须兼通针灸与药物，认为用药不可泥古，反对"始无见理之明，终无应变之巧"的医风，强调"惟执方以待病，不诊侯以裁方"。他勤勉从医，学有建树，对医学史留有深远影响。他对庸医特别反感，并列举了庸医的五大罪状：①打着世医招牌，抄得几张成方，略懂切脉的脉诀，凭着这三件法宝冒充医生；②穿衣打扮，花言巧语，骗取有财势人的支持，然后抬高自己的身份；③对相识者当面恭维，背后诽谤；④对用心学习的同行讽刺打击；⑤治疗草率，偶然治愈，敲诈病家；⑥把人治死了则说"命尽"。这些描述生动地勾画出江湖医生的丑恶嘴脸，对谋财害命的人在精神上予以鞭挞。徐春甫生活在明朝末年，明皇朝的统治衰微，对于庸医封建政权也无可奈何，对庸医杀人者，也只能罚一下便放出来。因此，徐春甫认为"医学贵精，不精则害人不浅"，哀叹"不肖谁知假，贤良莫识真。庸医不早死，误尽世间人。"

（五）龚廷贤

【生平简介】

龚廷贤（1522～1619），字子才，号云林、悟真子。明代江西金溪霞溆龚家（今合市乡龚家）人。出身世医家庭。善于总结继承家传诊疗实践经验，并虚心向别人学习，博采众家之长，贯通医理。与陈自明、崔嘉彦、严用和、危亦林、李梴、龚居中、喻昌、黄宫绣、谢星焕并列为江西历史上十大名医。著有《济世全书》8卷、《云林神彀》4卷、《万病回春》8卷、《寿世保元》10卷、《种杏仙方》4卷、《鲁府禁方》4卷、《医学入门万病衡要》6卷、《小儿推拿秘旨》3卷、《眼方外科神验全书》6卷、《本草炮制药性赋定衡》13卷，此外还有《秘授眼科百效全书》、《痘疹辨疑全录》等。其中《小儿推拿秘旨》是我国医学史上最早的一部儿科推拿专著。《万病回春》和《寿世保元》两书流传最广。

【杏林佳话】

● 炮制良药

龚廷贤在临床诊治上遵古而不拘泥，深明五脏症结之源，决生死多奇中。他曾在河南黄河流域行医，时值开封一带疫病流行（1586～1588年间），街头巷尾都有病人，症状为头疼身痛，憎寒壮热，头面颈项赤肿，咽喉肿痛，神智昏迷，俗名"大头瘟"。时医只知按古法医治，无效。龚廷贤根据病情，独具匠心，以自己的见解，开上二圣救苦丸（牙皂、大黄）药方，其效甚佳，医好很多垂危病人，名噪中原，被尚书荐为太医院吏目。

● 医林状元

明万历二十一年（1593），鲁王妃患膨胀病，腹大如鼓，左肋积块刺痛，坐卧不宁。经太医多方治疗，均不见效，生命垂危。召龚廷贤诊治，经诊脉开方，对症下药，终获痊愈。鲁王大喜，称之为国手，以千金酬谢，龚廷贤不受，乃命刻其所著《禁方》（即《鲁府禁方》）一书，又画其像以礼待之。皇帝特赐双龙"医林状元"匾额一块。

【观点采摘】

● 医家十要

一存仁心，乃是良箴。博施济众，惠泽斯深。

二通儒道，儒医世宝。道理贵明，群书当考。

三精脉理，宜分表里。指下既明，沉疴可起。

四识病原，生死敢言。医家至此，始至专门。

五知气运，以明岁序。补泻温凉，按时处治。

六明经络，认病不错。脏腑洞然，今之扁鹊。

七识药性，立方应病。不辨温凉，恐伤性命。

八会炮制，火候详细。太过不及，安危所系。

九莫嫉妒，因人好恶。天理昭然，速当悔晤。

十勿重利，当存仁义。贫富虽殊，药施无二。

——龚廷贤：《万病回春》

译文：

第一，医生要心存博爱的思想，这是最好的规劝。要广泛的救治病患，这对民众好处深远；

第二，要通晓儒家道理，通儒的医生被社会珍视。重要的在于明白道理，各家著述都应学习研究；

第三，要精通脉学，能分清病在外在里。诊病正确，重症也可治愈；

第四，要认识病的根源，敢说能否医治。医术到了这个程度，才能成为专家；

第五，要通晓五运六气，预知时令到来迟早。补泻温凉各法，运用的自如及时；

第六，分清经脉循行主症，辨认疾病就无差错。五脏六腑气血了然在心，就像神医扁鹊再世；

第七，要识别药的性味，临症开方必能对症。药性寒热温凉都不知，恐怕要误病人性命；

第八，要学会炮炙药味，文火武火区分详细。火候不能太过或不及，病人安危在于药力；

第九，尊重同道不妒嫉，不能有恶有喜。公理不能违，及早悔改莫迟疑；

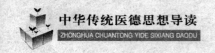
第十，不要重财图利，应当心存仁道道义。无论贫人富人，按病用药心无二意。

释评：

这里突显了龚廷贤对为医之德的重视，强调了作为医者应具备的基本道德品质。

● 病家十要

一择明医，于病有神。不可不慎，生死相随。

二肯服药，诸病可却。有等愚人，自家担阁。

三宜早治，始则容易。履霜不谨，坚冰即至。

四绝空房，自然无疾。倘若犯之，神医无术。

五戒恼怒，必须省悟。怒则火起，难以救护。

六息妄想，须当静养。念虑一除，精神自爽。

七节饮食，调理有则。过则伤神，过饱难克。

八慎起居，交际当祛。稍若劳役，元气愈虚。

九莫信邪，信之则差。异端诳诱，惑乱人家。

十勿惜费，惜之何谓。请问君家，命财孰贵。

——龚廷贤：《万病回春》

译文：

第一，病家要选择高明的医生，对治病才有好处。庸医害人，生死相关，不能不加谨慎；

第二，肯于吃药，疾病才能治愈。愚昧的人，有病不吃药，自己耽误了；

第三，患病要及早治疗，病初起时容易治好。小痛若不治，大病即将至；

第四，避免房事，疾病自然少生。如果在病中犯了禁忌，高明的医生也无法救治；

第五，要戒恼怒动火，必须知其利害。生气上火病会发展，很难治愈与救护；

第六，要消除胡思乱想，应当安静疗养。杂念思虑没有了，精神自然晴朗爽快；

第七，要节制饮食，按时定量有调理。过饮伤神气，太饱难以消化；

第八，要注意起居，交际往来要退却。操劳费力，元气被耗更虚弱；

第九，病家莫要迷信邪说与鬼神，信了就会发生差错。邪说怪异诱惑人心，搅乱全家不安；

第十，不要吝惜费用，治病吝惜钱是没有道理的。请问诸君，生命金钱到底哪个贵重？

释评：

这里龚氏建议病家要选择明医诊治，不应讳疾忌医、重财轻命，更不可求治于巫卜；要注意调节饮食起居，情志喜怒，以促进痊愈。

● 医家病家通病（一）

医道，古称仙道也。原为活人，今世之医，多不知此义。每于富看用心，贫者忽略，此非医者之恒情，殆非仁术也。以余论之，医乃生死所寄，责任匪轻，岂可因其贫富而我之厚薄哉？告我同志者，当以太上好生之德为心，慎勿论贫富。均是活人，是亦阴功也。

——龚廷贤：《万病回春》

释评：

在龚氏看来，医学宗旨救济生命，不论病人贫富贵贱，生命同样宝贵，医生不可因病人经济状况不同而区别对待。

● 医家病家通病（二）

南方人有患病者，每延医至家诊视后，止索一方，命人购药于市。不论药之真伪，有无炮制辄用。服之不效，不责己之非，唯责医之庸，明日遂易一医。如是者数，致使病症愈增，而医人亦惑乱，莫知其所以误也。吁！此由病家之过欤，亦医家之不明欤？北方人有患病者，每延医至家，不论病之轻重，乃授一二金而索一二剂，刻时奏效。否则，即复他求，朝秦暮楚，殊不知人禀有虚实，病感有浅深，且夫感冒腠理之疾，一二剂可愈。至于内伤劳瘵之症，岂可一二剂可愈哉？此习俗之

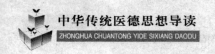
弊，误于人者多矣，唯智者辨之。

——龚廷贤：《万病回春》

释评：

龚氏认为，南方人和北方人由于文化习俗不同，处理问题的方式也不同。南方人请医生只买一方，然后去买药，不问真假和炮制方法，吃不好便责备医生。北方人请医生，只求一方，想马上便能见效，否则又另请医生。这不仅不利于治病，也不利于医患关系的和谐。

● 医家病家通病（三）

凡病家延医，乃寄之以生死，礼当敬重，慎勿轻亵。贫富不在论财，自尽其诚，稍亵之，则非重命者耳。更有等背义之徒，本得医人之力，病愈思财，假言昨作何福易于某人之药。所为吝财之计，不归功于一人。吁！使不得其利，又不得其名，此辈之心，亦不仁之甚矣。

——龚廷贤：《万病回春》

释评：

这里龚氏强调作为病人所应具有的病德，如：病人应当尊重医生，不可以貌取人，不可片面否定医生的劳动成果等。

● 医家病家通病（四）

常见今时之人，每求医治，令患者卧于暗室帷幕之中，并不告以所患，止令切脉。至于妇人，多不之见，岂能察其声色？更以锦帕之类护其手，而医者又不屑于问，纵使问之，亦不说，此非所以求其愈病，将欲难其医乎。殊不知古之神医，尚且以望、闻、问、切四者，缺一不可识病。况今之医未必如古之神，安得以一切脉而洞知脏腑也耶？余书此奉告世之患病者，延医至家，罄告其所患，令医者对症切脉，了然无疑，则用药无不效矣。昔东坡云：吾求愈疾而已，岂以困医为事哉！

——龚廷贤：《万病回春》

释评：

龚氏认为，病人求医诊治，为尽快治愈疾病，应当如实告知医生病情，以利于医生诊断治疗，不应设置障碍为难医生，干扰治疗。对妇女隔锦切脉不利疾病的诊治。

● 医家病家通病（五）

吾道中有等无行之徒，专一夸己之长，形人之短。每至病家，不问疾疴，唯毁前医之过，以骇患者。设使前医用药尽是，何复他求？盖为一时，或有所偏，未能奏效，岂可概将前药为庸耶？夫医为仁道，况授受相传，原系一体同道。虽有毫末之差，彼此亦当护庇。慎勿訾毁，斯不失忠厚之心也。戒之戒之！

——龚廷贤：《万病回春》

释评：

这里龚氏批评了那些诋毁同道的医生，这些人在病人面前夸己之长，形人之短。同时，强调医者之间应相互维护同道的声誉，不应相互訾毁，损害医生的职业形象。

● 人道至要

存心以仁为主，修己以敬为主，慎独以诚为主，克欲以刚为主，出语以确为主，制行以清为主，接物以恭为主，处事以义为主，容貌以壮为主，衣冠以正为主，饮食以节为主，滋味以淡为主，起居以早为主，步履以安为主，坐卧以常为主，游览以适为主，读书以勤为主，作文以精为主，穷经以理为主，观史以断为主，吟诗以情为主，立言以训为主，学术以儒为主，异端以关为主，日用以俭为主，交际以称为主，辞受以礼为主，事君以忠为主，事亲以孝为主，兄弟以让为主，子孙以教为主，妻外家以分为主，男女以别为主，宗党以睦为主，朋友以信为主，故旧以浓为主，食之以济为主，争斗以释为主，祀先以思为主，祭神以齐为主，御下以恩为主，奉上以谨为主，处常以经为主，处变以权为主，守官以廉为主，御众以恕为主，行政以德为主，教民以伦为主，断狱以哭为主，使民以时为主，税敛以薄为主，形罪以省为主，良善以旌为主，奸究以惩为主，民财以惜为主，民力以宽为主，田上以垦为主，蚕桑以植为主，城廓以完为主，社会以宁为主，盗贼以息为主，流移以还为主，兵甲以缮为主，士卒以练为主，马政以孳为主，盐铁以均为主，商贾以通为主，交易以平为主，器皿以备为主，材木以储为主，鱼鳖以蕃为主，鸡豕以育为主，桥梁以葺为主，道路以平为主，关市以

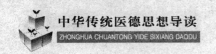

积为主，河漕以疏为主，边塞以防为主，夷犯以霸为主。

——龚廷贤：《万病回春》

释评：

龚氏在这里强调了为人处世之道，这些思想虽带有一定的封建色彩，但在道德理念趋异、价值信仰淡化的今天，具有一定的启发意义。

● 间评世病

常见人家子弟，在于父母之前有因分财产而怨父母不均者，有听妒妻言而怨父母不慈者，有撼实己过而怨父母不道者，有放肆奢侈而怨父母拘管者，有饮酒嫖赌而怨父母钤束者，有私其妻而罔顾父母衣食者，有浓于外戚而薄于父母用度者，有兄弟执定轮养而致父母饥寒者，有父劳于耕收，母劳于井臼，夫妻闲过而还说父母不是者，有父母患病不请医药而借言老疾难治者，有父母衰老不行扶劳而辄言应该作蛊者。若此之类，难以备述。呜呼！父母在日，不行孝敬，视如路人，及至殁后，却乃披麻带孝，扬声号哭，请僧供佛，修斋追荐，盛张鼓乐，唱戏暖伴，置备佳肴，美馔，异果醇浆，侍奉宾客，恐不尽情，扎造楼碑，做纸马人等物，炫目壮观。徒有千金之费，全无一毫之益。语云：生事之以礼，死葬之以礼，祭之以礼。不遵大圣之成言，且悖文公之家礼；不唯取讥于达者，抑且贻笑于大邦。端书兹数句，谨白世人一览，有则改之，无则加勉。暗室亏心，神会搜检，祸福报应，不错半点。言虽不文，意思浮浅，世病可革，古风可迁，慎之！戒之！愚言可砭。

——龚廷贤：《万病回春》

释评：

龚氏在这里对传统的厚葬之礼提出了质疑，认为对父母尽孝应在其有生之年，无论死后葬礼多么豪华也无济于事。

【人物评析】

龚廷贤自幼学习儒学，少年时就可以挥毫吊古，怀有一颗仁爱之心。虽曾习举子业，屡试不中，转而随父学医，继承祖业。习医期间，即以幼时读张子西之句"天下疲癃残疾，皆吾兄弟"、韩子原之语"为之医药，以济其夭死"为其座右铭。而且，他事亲待友，接济乡邻，为人处世，皆以诚相待，同心如肺腑，劝善戒恶，仁流奕世。他不辞辛苦，博学众长，寻师访贤，拜访名医，虚心向别人学习，贯通医理。龚廷贤一生行医60多年，临床诊治尊古而不拘泥，深明五脏症结之源，曾言"良医济世，功与良相等"。其著作丰富了中医宝库，以其实用性而数百年流传不衰，为繁荣世界医学事业作出了可贵的贡献，被称为"医林状元"。

（六）陈实功

【生平简介】

陈实功（1555～1636），字毓仁，号若虚。明代东海通州（今南通市）人，著名外科医家。从事外科四十余年，富有实践经验与理论知识，成为中医外科"正宗派"代表医家。其《外科正宗》中的"五戒十要"被收入1978年美国纽约出版社出版的《生命伦理学百科全书》，列为世界医学伦理规范之一。

【杏林佳话】

● 实功修桥

据《通州志》载，明代著名医学家陈实功，共建桥五座，其中木桥易石两座，新建三座。易石的两座桥一是通济桥，二是洇桥。通济桥即南吊桥，也就是现在的长桥。该桥建于元至正年间（元惠宗年号）。明天启元年（1624年）改为石桥。陈实功新建的三座桥，是段家桥、永丰桥、白塘桥。这三座桥的地点，据《通州志》载："洇桥在南门外一里……又一里曰段家桥，二里曰永丰桥，东路三里曰白塘桥。"现今，段家桥、永丰桥以不复存在，白塘桥尚在，虽已不是原样，但其名称未改。关于陈实功修通济桥，民间流传着一个动人的传说：一次，实功出诊途中遇一乞丐求乞，陈先生先施食，后慷慨解囊。乞丐不谢，只道："沧浪亭下沧浪草，任何搭背医得好。"说罢大笑而去。后来，陈先生果然找到了沧浪草，并为江苏慕抚军之母医好了病。慕抚军要重谢，陈说，看病不是为了钱，乃为救人生命。你们做官的也应关心百姓疾苦才

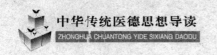
好。通州的南吊桥为营民往来要道，兵马践踏，一年两易，行人不便，能换成石桥就好了。慕抚军应诺，留陈住了几月。陈回到通州，忽然发现木桥已改成了石桥，命曰"长桥"。

【观点采摘】

● 五戒

一戒：凡病家大小贫富人等，请视者便可往之，勿得迟延厌弃，欲往而不往，不为平易。药金毋论轻重有无，当尽力一例施与，自然阴骘日增，无伤方寸。

二戒：凡是妇女及孀妇尼僧人等，必候侍者在旁，然后入房诊视；倘旁无伴不可自看。假有不便之患，更宜真诚窥觑。虽对内人不可谈，此因闺阃故也。

三戒：不得出脱病家珠珀珍贵等，送家合药，以虚存假换。如果该用，令彼自制入之，倘服不效，自无疑谤。亦不得称赞彼家物色之好，凡此等非君子也。

四戒：凡为医者不可行乐登山，携酒游玩，又不可非时离去家中。凡有抱病至者，必当亲视，用意发药。又要依经写出药贴，必不可杜撰药方，受人驳问。

五戒：凡娼妓及私伙家请看，亦当正己，视如良家子女，不可他意见戏，以取不正，视毕便回。贫窘者药金可壁，病愈（看回）只可与药，不可再去，以希邪淫之报。

——陈实功：《外科正宗》

译文：

医生要有五项禁戒：

一戒：凡是病家来请医生，无论是大人或儿童、穷人或富人，都要及时出诊，不能拖延时间或稍有厌烦嫌弃之意。需要去而又不去，就不是平易近人的医生。病人所交药费多少与有无，都应一视同仁，按病给药，尽力治疗。这样，医生的功德与日俱增，自己也就心安理得了。

二戒：凡为妇女、寡妇和尼姑等人诊病，必须身边有人陪伴，方可入室治疗；倘患者身旁无人，医生不可单独入室。假若病生于隐处，更应郑重，真诚地诊视，虽是对自己妻子也不可谈此病情，这是因为涉及到妇女隐私的缘故。

三戒：病家送来配药用的珍珠琥珀等贵重药材，不可将真药置换或转手倒卖。如果该用此类贵重药物，可让病家亲自制入。这样，即使服后不见疗效，也可免生猜疑与诽谤。也不可赞赏病家药物美好，以避索讨之嫌。如果不避戒上述现象，就不是品德高尚的医生。

四戒：凡以治病救人为己任的医生，定要坚守医生岗位，不可随意离开诊所，外出游山玩水饮酒作乐。凡有患者来诊，要亲自精心诊断，治疗用药。还要依据经典理论，写出药方，决不可无根据地任意投药，以致受到别人的批评与责问。

五戒：凡是娼妓或与人姘居的妇女请求诊病，首先要端正自己的言行，看待他们如良家女子，不可因其不正而自己产生不正当的念头。诊毕立即返回。对贫困者，可免收药费。倘若病愈复诊，只可给药，不可再去，以避戒淫邪的酬报。

释评：

陈实功的"五戒"思想，反映了他对贪欲、奢华所持的否定观点，具体地指出了医者应当力戒的不良行为，突显了医者规范自身行为的重要性。

● 十要

一要：先知儒理，然后方知医业。或内或外，勤读先古明医确论之书，须旦夕手不释卷，一一参明，融化机变，印之在心，慧之在耳，凡临证时自无差谬矣。

二要：选买药品，必遵雷公炮炙。药有依方修合者，又有因病随时加减者，汤散宜近备，丸丹须预制。常药愈久愈灵，线药越陈越异，药不吝珍，终久必济。

三要：凡乡井同道之士，不可生轻侮傲慢之心，切要谦和谨慎，年尊者恭敬之，有学者师事之，骄傲者逊让之，不及者荐拔之。如此目无谤怨，信和为贵也。

四要：治家与治病同。人之不惜元气，斲丧太过百病生焉。轻则支

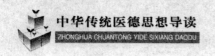

离身体，重则丧命。治家若不固根本，而奢华费用太过，轻则无积，重则贫窘。

五要：人之受命于天，不可负天之命。凡欲进取，当知彼心愿否，体认天道顺逆。凡顺取人缘相庆，逆取子孙不吉。为人何不轻利远害，以防还报之业也。

六要：凡里中亲友人情，除婚丧疾病庆贺外，其余家务，至于馈送来往之礼，不可求胜好奇。凡馔只可一鱼一菜，一则省费，二则惜禄，谓广求不如俭用。

七要：贫穷之家及游食僧道、衙门差役人等，凡来看病，可不要他药钱，只当奉药。再遇贫难者，当量力微赠，方为仁术。不然，有药而无伙食者，命亦难保也。

八要：凡有所蓄，随其大小，便当置买产业，以为根本，不可收买玩器及不紧要物件，浪费钱财。又不可做银会、酒会，有妨生意。必当一例禁止，自绝谤怨。

九要：凡室中所用各样物具，俱要精备齐整，不得临时缺少。又古今前贤出籍，及近时明公新刊医理词说，必寻参看，以资学问，此诚为医家之本务也。

十要：凡奉官衙所请，必要速去，无得怠缓。要诚意恭敬，告明病源，开具方药。病愈之后，不得图求匾礼，亦不得言说民情，至生罪戾，闲不近公，自当守法。

——陈实功：《外科正宗》

译文：

一要做到：先懂得古典经文，通晓文学、历史、哲学，然后才能从事医生的职业。无论学习内科、外科，都应勤奋学习古代名医精确论述的医著。必须早晚手不释卷，一字一句领会透彻，融会贯通，灵活运用，牢记在心，明慧于眼，临床治疗疾病时，自然不会出现差错了。

二要做到：选择购买药物，一定遵照《雷公炮炙论》的方法炮炙。成药丸要依照《局方》配制，但也有的要根据病情随时增减药味。汤剂、散剂适用时调配。丸药、丹药就必须预先做好。膏类的药品存放愈久愈灵验，线药（药捻、药线）越陈旧效果越好。用药不要吝惜珍贵药物，最后必会见效的。

三要做到：对待家乡同道的医生，不能有轻视侮辱和骄傲怠慢的思想。一定要谦虚、谨慎。对年长者要恭敬；对有学问的人要尊为老师；对骄傲的人，要谦逊忍让；对不如自己的人，要推荐提拔，这样就自然没有诽谤和怨恨。要相信和为贵的道理。

四要做到：治理家庭和治疗疾病的道理相同。人不珍惜真元之气，耗损伤害太过，各种疾病都会发生，轻则身体内外功能紊乱，重则丧失生命。治理家庭如果不先打好基础，牢固基业，而讲排场铺张浪费，轻则没有积蓄，重则招致贫苦。

五要做到：人的生命是天给的，所以不能辜负天的使命。凡是打算干什么事，达到什么目的，应当知道上天是否允许？体察是否符合公认的人情道理？凡是顺公理人情而做的事情，人们相互欣庆；凡是违背公理人情而做的事情，子孙后代不吉祥。为人处事为什么不轻视私利而远离灾害，以防止循环报应，使种种恶事发生。

六要做到：凡属于乡里亲戚、朋友的人情事，除了婚丧病愈需要庆贺外，其余的家庭事务，以及亲友互相往来馈送礼物，不能过分互相求奇比胜。每顿饭只能一鱼一菜。一则节省费用，二则珍惜福禄。以其谋取多收，不如节俭开支。

七要做到：对于贫穷人家、游方化缘的僧人、道士和官府衙门公差等，他们来看病时，不要收诊金和药费，只当把药奉送他们。遇见贫穷有困难的人，不但把病给治好，还应当量力赠送一些财务，这才是仁德的医生。不然的话，单有药而没有饭食的病人，他们的生命也难于保全。

八要做到：凡有所积蓄，酌量多少，即应当添购一些房产地业，作为基业，不应该收购玩赏器物以及不是急用的物品而浪费钱财。也不能去聚众赌钱、喝酒，妨害治病行医之事，必须一律禁止，这样自然没有人怨恨、诽谤了。

九要做到：凡诊室中所需用的各种医疗器具，都要完备精良、布置

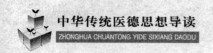
整齐，不得临用时缺少什么。还有古今前贤的经典、医药书籍，以及最近时期高明医生新发表刊印的医学论文，也必须收集参考阅读，以供学习和研究。这才是医生的根本任务。

十要做到：凡是奉官府衙门的召请，必须迅速前往，不要怠慢迟延。应诚心诚意，恭恭敬敬，讲清病情，书写开处药方。病治好后，也不能企图馈赠匾额礼物，更不能向官府道说参与民情是非，以免招致罪过。无事不接近官府衙门，自觉遵纪守法。

释评：

陈实功的"十要"强调了医者应尽的道德义务和职业责任。如：知晓儒理，勤读医书，尊重同道等。在陈实功看来，人不能违背天道，因为人是受命于天的，否则就要受到恶报。而天道是看不见的，因此是否违反天道的标准是"顺心"。这说明，陈实功受到了陆九渊、王阳明等心学思想的影响。陆九渊说："宇宙便是吾心，吾心即是宇宙。"王阳明同陆九渊一样，主张"心即理"，他说："心即理也。天下又有心外之事，心外之理乎？""心之体，性也。性即理也。"可以说，陈实功的"十要"思想是心学思想的直接体现。

【人物评析】

陈实功幼年多病，少年时期即开始习医，师从著名文学家、医学家李沧溟。李先生认为："医之别内外也，治外较难于治内。何者？内之症或不及外，外之症则必根于其内也。"此话对陈实功影响颇深，并成为他数十年医疗生涯的座右铭。陈实功改变了过去外科只重技巧而不深研医理的落后状况，在发展外科医学方面起到了重要作用。他兴趣广泛，所阅书籍涵古代文化、哲学、理学等，古今前贤的著作以及历代名医的理论、病案等一类书籍，他更是勤学苦读，爱不释手。对于古代典籍，陈实功从不死记硬背，生搬硬套，而是融会贯通，灵活运用，把自己在行医实践中取得的一些经验与古人治病方法相互结合，总结出一套适合于大众的、实际中切实可行的理论。他继承和发展了著名医学家李沧溟的观点，并根据病者的实际病况，采取内治或内治外治相结合的方法。在外科手术治疗上尤为突出。他主张"开户逐贼，使毒外出为第一"，外部手术与内服相结合，如对息肉摘除，气管的缝合等。由于他医术高明，因而名声大振，登门求医者络绎不绝。陈实功不但医技高明，而且医德高尚，其自订的"五戒十要"作为从医律己的道德规范，对医界产生了深远的影响。美国乔治顿大学主编的《生物伦理学大百科全书》认为，中国明代陈实功的"医学五戒十要"是世界上最早成文的医学道德典范。

（七）李梴

【生平简介】

李梴（？～？），字健斋，江西南丰县人，明代著名儒医。青年时聪明过人，但他不慕荣利，致力研究医学，博览群书，医学理论渊博，临床经验丰富，行医于江西、福建两省各地，疗效卓著，赢得了病家的高度赞誉。著有《医学入门》9卷。并专列《习医规格》一篇，在医德方面提出"不欺、养性、行仁"的主张。

【杏林佳话】

● 申明规格

李氏治学善于勤求古训，博采众长参以己见，更对初学医学之人必须具备的道德修养提出了严格而具体的要求，在医学生树立高尚的职业道德思想和掌握基本的医疗技术方面，产生了深远的影响。李氏善于吸收各家之长，同时也提出了自己的见解。他对习医者学习与医德修养上的要求论述甚详，指出医生要"读书明理"，才不致"庸俗昏昧"，要坚持学习，养成每天读书的习惯，做到熟读深思，如果"稍有疑难"，则"检阅古今名家方书，以广见闻；或就有德高明之士，委曲请问"。要做到一专多能，医生在临证时，要"从头至足……逐一详问……必须仔细察脉"，"诊后对病家言必以实，或虚或实，可治、易治、难治。如有察未及者，直令说明，不可牵强文饰"。对待患者要谦虚谨慎，严肃认真，处方用药，"依古成法，参酌时宜年纪与所处顺逆，及曾服某药否"？"用药之际，尤宜仔细"。他还强调指出，对病家"不可过取重索"，要

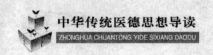
忠诚职守等。可以说，李梴承前启后，从事医学启蒙教育，倡明"习医规格"，可谓学识和经验兼优的医学教育家。

【观点采摘】

● 习医规格

医司人命，非质实而无伪，性静而有恒，真知阴功之趣者，未可轻易以习医。志既立矣，却可商量用工。……盖医出于儒，非读书明理，终是庸俗昏昧，不能疏通变化。……每午将《入门》大字，从头至尾，逐段诵读，必一字不遗，若出诸口。熟读后潜思默想，究竟其间意义，稍有疑难，检阅古今名家方书，以广闻见。或就有德高明之士，委曲请问。……既诊后对病家言必以实，或虚或实，可治、易治、难治，说出几分证候，以验自己精神；如有察未及者，直令说明，不可牵强文饰，务宜从容拟议，不可急迫激切，以致恐吓，如诊妇女，须托其至亲，先问证色与舌，及所饮食，然后随其所便，或证重而就床隔帐诊之，或证轻而就门隔帷诊之，亦必以薄纱罩手。贫家不便，医者自袖薄纱。寡妇室女，愈加敬谨，此非小节。……治病既愈，亦医家分内事也。纵守清素，藉此治生，亦不可过取重索，但当听其所酬。如病家赤贫，一毫不取，尤见其仁且廉也。盖人不能报，天必报之，如是而立心，而术有不明不行者哉！……读《入门》书，而不从头至尾灵精，熟得一方一论，而便谓能医者，欺也；熟读而不思悟，融会贯通者，欺也；悟后而不早起，静坐调息，以为诊视之地者，欺也；诊脉而不以实告者，欺也；论方用药，潦草而不精详者，欺也！病愈后而希望贪求，不脱市井风味者，欺也！盖不患医之无利，特患医之不明耳。屡用屡验，而心有所得，不纂集以补报天地，公于人人者，亦欺也。欺则良知日以蔽塞，而医道终失；不欺则良知日益发挥，而医道日昌。

——李梴：《医学入门》

译文：

医生的职业，关乎人的性命，不是品德诚实无虚伪，性情安静有恒心，有真才实学立志做好事不忘报答的人，不可轻易去学医；既然志向已定，可讨论如何用功夫。……因为医出于儒，不读书不明白事理，即使学习医学，当了医生对医学道理也通达不了，不会灵活运用。……每天中午将《医学入门》书中的大字正文，从头至尾，一段一段诵读，一个字也不许遗漏，像从口述一样。熟读完了，静心思索默想，究竟其内容是什么意义。有一点疑问，就查阅古今名医诸家所著书籍，增长知识。或向医德高尚贤明的医生虚心请教。……诊病完了，对病家说明情况，必须以实相告，说明是虚、是实，能治，或容易治疗，或难于治疗，并说出有哪些症状，以检验自己的指下功夫如何？倘若尚有查不到的病症，可请病人直言说明，不可牵强附会巧言掩盖过去。对诊断不清的病症务必慢慢商议研究，不可急切地下结论，甚至恐吓病人。如果是诊妇女，需要叫其亲人先问有何不适气色和舌象，以及饮食情况。然后就其方便，或去堂内诊病，或去卧室诊病。对重症卧床的到床前诊脉，要隔幔帐把手伸出；证轻者到堂内隔帷幕伸手诊脉，都要用薄纱罩手腕上诊之。对寡妇和室女要更加尊敬和谨慎，这不是非原则的小事。……病既然治好，那是医生应尽的职责。纵使生活清贫，靠行医谋生，也不要过分地向病人索取诊金药资，听凭病家自愿给酬。如果病家也贫穷，诊金药资全部舍予，一分不要，更能体现医生的仁德和清廉。虽然人不能酬报你，天也一定会报答你的，像这样存心立志，医学就没有不通达，医术就没有不精良的。……读《医学入门》，如果不从头至尾的灵明精通，仅熟记一个药方，一个论说，就认为能当医生，是欺；熟读而不去反复思维以求悟解，达到豁然贯通的境界，是欺；悟解后不早起静坐练功，净心专注诊视病人，是欺；诊脉知其所患之病症，不以实相告，是欺；处方开药，草率而不求详细精确的，是欺；病治好后，贪求优厚报酬，脱不掉商人作风，是欺；每次使用皆灵的验方，研究有心得不纂集在一起，刊行于世，使人人皆知以报答天地好生之德，也是欺。因为欺，使真知灼见日渐闭塞，最后医学义理也丧失了。不欺则真知灼见一天比一天发扬，医科义理也就日渐昌明。欺和不欺之间，不是别人所能给予的。

释评：

《习医规格》作为一篇医德专著，对医生的学习和品德修养提出了具体明确的要求。他认为，医生应当有自觉钻研精神，养成每天读书的习惯，做到熟读潜思，一定要义理通贯。内容要广博，从事外科之人，也必须研读内科知识。若有疑难，则"检阅古今名家方书，以广见闻，或就有德高明之士，委曲请问。"临床诊症时，要"仔细察脉"，详问病情，"对病家必言以实"，"如有察未及者，值令说明，不可牵强文饰"。省病问疾，要从容不迫，谦虚谨慎，严肃认真，对于女性患者更应谨慎。治疗方案，需"依古成法"，但应"本于古而不泥于古"。救死扶伤，治愈病人，"亦医家分内事也"。"不可过取重索"，强求报酬。如"病家赤贫，一毫不取，尤见其仁且廉也。"最后李梴提出，对医生的根本要求就是忠诚于自己的职守，一言以蔽之，不应欺骗患者，诚实待患就会使医德彰显，否则就会失去天良，医道终失。

【人物评析】

李梴作为明代学识和经验兼优的医学教育家，在论述为医者的品德修养时，特别强调"不欺"。"不欺"二字言简意赅，切中要害。这使我们想到"大医精诚"中的"诚"所含有"诚实无欺"内涵。李梴从对"不欺"的要求入手，分析了为医者"欺"的种种表现，强调了当医生必须具备基本素质，批驳了那些学识浅薄而又不肯用功，粗知皮毛就自封高明，临诊没有准备、不深思熟虑就乱开方药等欺蒙病人、不负责任者。认为生命至重，贵愈千金，只有练就真功夫、具备真知灼见才能对病人"不欺"，才能对得起患者。"诊脉而不以实告者，欺也；论方用药，潦草而不精详者，欺也。"强调了医生对病人应具有的态度，一定要以一丝不苟和认真负责的精神，实告病情、详诊细问、望闻问切周全、遣方用药细致，切不可草率用事、草菅人命。"病愈后而希望贪求，不脱市井风味者，欺也"，说明医者要以治病救人为职责，而不能借行医以谋利，医者应该比市井之徒高尚、高洁，具备高风亮节。古代许多医家把"治病既愈"看作"分内事也"，"不可过取重索"，"如病家赤贫，一毫不取"。相比较于今天少数医生的索取红包、索要回扣、以医谋私等行为，非常有必要倡导和学习传统医德，加强医生的道德修养。同时，李梴认为"屡用屡验而心有所得，不纂集以补报天地，公于人人者，亦欺也"，主张医者应当把自己的成功经验传于世人，要让个人的医术和经验广泛传播，造福于更多的患者。这在当时竞争激烈、技术保密——"传子不传女"的社会背景下，做到这种境界是难能可贵的。在今天科技发达、资源共享、学科交叉、力量整合的形势下，用开阔的胸怀、雍容的气度，把知识贡献给社会和团队，仍然十分需要且要不断作出努力。但是，由于李梴受其生活时代背景的局限，主张对女病人要坚持隔帐、隔帏或隔纱诊病的封建陋规，说明市民阶级对封建主义的依赖性。

（八）李中梓

【生平简介】

李中梓（1588～1655），字士材，号念莪，又号荩凡居士。明末华亭（今上海松江）人，出身官宦之家。他少年博览群书，青年时曾应科举，后因痛感两亲子被庸医药误致死及自己早岁多病，转而习医。一生对中医理论研究十分重视，兼取众家之长。其论述医理，颇能深入浅出。著有《内经知要》、《医宗必读》等。

【杏林佳话】

● 子承父愿

李中梓的曾祖李府，为抗击倭寇而捐躯。父亲李尚兖曾中进士，曾任职兵部和吏部。李中梓四岁时，其父患病后因医治无效死亡。当时四岁的李中梓还不懂得什么，他只是随着母亲一起哭，但是这种失去父亲的心痛却在他以后成长的过程中逐渐地开始显现出来，并且他越是了解他的父亲，他的心就越痛。他父亲一心为民的思想，一直影响着李中梓的生活，他在很久以后，写完了著名的《医宗必读》一书的时候，还特意问一位叫陈继儒的朋友：我父亲是从政来为民做事的，我现在搞医，应该也算没有违背先人的志愿吧？结果陈继儒把从医的行为赞扬一通，说这当然是为老百姓做事儿！其实李中梓都搞了一辈子了，他当然知道自己行医是为老百姓做事儿，但是这事儿也反应了他总是想追随父亲的

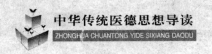
志愿这种心理状态。

【观点采摘】

● 不失人情论

尝读《内经》至《方盛衰论》而殿之曰："不失人情"，未曾不瞿然起，喟然叹轩岐之入人深也。夫不失人情，医家所甚亟，然戞戞乎难之矣。

大约人情之类有三：一曰病人之情，二曰旁人之情，三曰医人之情。

所谓病人之情者：五藏各有所偏，七情各有所胜。阳藏者宜凉，阴藏者宜热；耐毒者缓剂无功，不耐毒者峻剂有害。此藏气之不同也。动静各有欣厌，饮食各有爱憎。性好吉者，危言见非；意多忧者，慰安云伪；未信者忠告难行，善疑者深言则忌。此好恶之不同也。富者多任性而禁戒勿遵，贵者多自尊而骄恣悖理。此交际之不同也。贫者衣食不周，况乎药饵；贱者焦劳不适，怀抱可知。此调治之不同也。有良言甫信，谬说更新；多歧亡羊，终成画饼。此无主之为害也。有最畏出奇，惟求稳当；车薪杯水，难免败亡。此过慎之为害也。有境遇不偶，营求未遂；深情牵挂，良药难医。此得失之为害也。有性急者遭迟病，更医而致杂投；有性缓者遭急病，濡滞而成难挽。此缓急之为害也。有葰术沾唇惧补，心先痞塞；硝黄入口畏攻，神即飘扬。此成心之为害也。有讳疾不言，有隐情难告，甚而故隐病状，试医以脉。不知自古神圣，未有舍望、闻、问而独凭一脉者。且如气口脉盛，则知伤食，至於何日受伤，所伤何物，岂能以脉知哉？此皆病人之情，不可不察者也。

所谓旁人之情者：或执有据之论，而病情未必相符；或兴无本之言，而医理何曾梦见？或操是非之柄，同我者是之，异己者非之；而真是真非莫辨；或执肤浅之见，头痛者救头，脚痛者救脚；而孰本孰标谁知？或尊贵执言难抗，或密戚偏见难回；又若荐医，动关生死。有意气之私厚而荐者，有庸浅之偶效而荐者，有信其利口而荐者；有贪其酬报而荐者，甚至薰莸不辨，妄肆品评，誉之则跖可为舜，毁之则凤可作鸮，致怀奇之士，拂衣而去；使深危之病，坐而待亡；此皆旁人之情，不可不察也。

所谓医人之情者：或巧语诳人，或甘言悦听；或强辩相欺，或危言相恐。此便佞之流也。或结纳亲知，或修好僮仆；或求营上荐，或不邀自赴。此阿谄之流也。有腹无藏墨，诡言神授；目不识丁，假托秘传。此欺诈之流也。有望、闻、问、切，漫不关心；枳、朴、归、芩，到手便撮；妄谓人愚我明，人生我熟。此孟浪之流也。有嫉妒性成，排挤为事；阳若同心，阴为浸润；是非颠倒，朱紫混淆。此谗妒之流也。有贪得无知，轻忽人命。如病在危疑，良医难必，极其详慎，犹冀回春；若辈贪功，妄轻投剂，至于败坏，嫁谤自文。此贪幸之流也。有意见各持，异同不决，曲高者和寡，道高者谤多；一齐之傅几何，众楚之咻易乱。此庸浅之流也。有素所相知，苟且图功；有素不相识，遇延辨证，病家即不识医，则倏赵倏钱；医家莫肯任怨，则惟芩惟梗。或延医众多，互为观望；或利害攸系，彼此避嫌。惟求免怨，诚然得矣，坐失机宜，谁之咎乎？此由知医不真而任医不专也。

凡若此者，孰非人情？而人情之详，尚多难尽。圣人以不失人情为戒，欲令学者思之慎之，勿为陋习所中耳。虽然，必期不失，未免迁就。但迁就既碍于病情，不迁就又碍于人情，有必不可迁就之病情，而复有不得不迁就之人情，且奈之何哉！故曰：戛戛乎难之矣！

——李中梓：《医宗必读》

译文：

我每阅读《内经》，读到《素问·方盛衰论》结语"诊可十全，不失人情"的时候，无不惊异起敬，深深赞叹轩辕黄帝和岐伯讨论的医学道理对人类疾病认识的深刻啊！诊病不能脱离人情，这个道理对医生来讲，至关重要，然而又是很难的事情。

人之常情大约有三种：一是病人的常情，二是旁人的常情，三是医生的常情。

所谓病人的常情是：五藏因人不同而有高下大小之偏，性情有喜乐爱恶之殊；阳气偏盛的病人适用寒凉药，阴气偏盛的病人适用温热药；耐受药力的病人，用平和的药没有效果；不能耐受药力的病人，用峻猛的药会产生危害。这是藏气不同气血偏胜的缘故。有人喜动，有人喜静；饮食也各有喜爱与厌恶；性喜吉利的病人，对他们直说病情危重，会遭到他们的责怪；心中常有忧虑的病人，对他说没有什么病，反而会被说成虚伪；不相信医学的病人，医生的忠告难被奉行；多疑的病人，对他说深了，反而会产生猜忌。这是由于各人的好恶不同。富裕的病人大多任性，常常不遵守医生的告诫；地位显贵的病人大多妄自尊大，骄横放纵而违背医理。这是他们的地位和处境不同。贫穷的病人，衣食尚且不足，何况再请医服药；地位低下的病人，思想焦虑，身体劳累，得不到休闲，心境也就可想而知了。这是生活调养护理和治疗条件的不同。有的病人刚刚相信了正确的治疗意见，荒谬的说法又使他改变了主意。这就好比"歧路亡羊"的道理，最后毫无治疗效果。这是没有主见所造成的危害。有的病人最怕发生意外，不愿服涉险之药求得奇效，只求稳当。药力微弱，好比用一杯水去扑灭一车柴草的火，难免失败。这是过于谨慎造成的危害。有的病人境遇不顺，谋求改变又没有成功，内心忧虑不已，以致良药也难以医治。这是得失之心太重造成的危害。有些性情急躁的病人遇到了慢性病，由于不断更换医生而导致方药杂投；有些性情缓慢的病人患了急性病，由于拖延时机使病情发展到难以挽救的地步。这是性情过缓过急造成的危害。有的病人惧怕补药，人参、白术一沾到嘴上，心里就先予以抗拒；有的病人惧怕泻下，芒硝、大黄一进入口中便惶恐不安。这是对药物有先入为主的成见造成的危害。有的病人是忌讳疾病而不愿讲出，有的则是患了无法启齿的病情、难以告人而不愿讲出，有的甚至故意隐瞒病情，用切脉来试验医生，不知道即使古代高明的医生，也没有舍弃望、闻、问三诊而只凭一项切脉来诊治疾病的情况啊！比如寸口脉大，可以断定病人伤食，至于是哪一天被伤的，被什么食物所伤，怎么能只凭脉象知道呢？这些都是病人常有的情况，是作为一个医生不可不了解啊！

所谓旁人之情，有以下这些：有的人提出有文献依据的论点，但病情不一定相符；有的人则提出毫无根据的说法，与医学理论毫不沾边。有的人掌握了评判是非的大权，与自己意见相同的就认为正确，与自己意见不同的就认为错误，于是真正的是非就无法分辨了。有的人持肤浅的见解，头痛就医头，脚痛就医脚，可哪些是疾病的表面现象，哪些是疾病的根本原因就不知道了。有些权威人士固执己见，别人很难违抗；有的病人至亲密友的片面见解，别人难以回绝。又比如推荐医生，常常关系到病人的生死。有因私人情意深厚而被推荐的，有的本无真才实学用偶然取效而被推荐的，有因被其花言巧语迷惑而推荐的，有因贪图了医生的报酬而被推荐的。有的甚至好坏不分，胡乱评论，赞扬起来可以把盗贼说成贤君；诋毁某医生时，可以把凤凰说成猫头鹰。致使怀有出奇本领的医生愤然离去，使病情危重的病人白白等死。这些都是医患周围常有的情况，作为一个医生是不可不知的！

　　所谓医生的常情有以下这些：有的花言巧语蒙骗病人，有的甜言蜜语讨好病人，有的凭能说会道欺骗病人，有的夸大病情吓唬病人。这是不学无术只会巧言善辩之流的；有的结交病人的亲友，有的笼络病人的僮仆，有的谋求达官显贵的推荐，有的更不用邀请便亲自来到富贵的病家。这是阿谀逢迎之流的；有的腹中空空，没有真才实学，却谎称自己的医术是神仙所授；大字不识一个，却假托自己的医术是某某高人秘密所传：这些都是欺诈骗人之流的；有的对望、闻、问、切，全不钻研；枳实、厚朴、当归、茯苓等类药物，随手就抓给病人，还狂妄的说别的医生愚蠢，自己聪明；别的医生业务生疏、自己熟练。这是鲁莽草率之流的；有的是嫉妒成性，以排挤他人为能事，表面似乎与人志同道合，暗中却恶语中伤，以致是非颠倒，真假混淆。这是蓄意恶语伤人、妒忌贤能之流的；有的是贪图财利，愚昧无知，往往轻忽人命。比如病情处在危重不明的时刻，医术高明的医生也难保证治愈，竭尽全力谨慎小心救治，希望病人能死中求生。那些贪图功利的人，不负责任的随便给药，以至病情进一步恶化或死亡，又文过饰非掩盖自己，把责任推到病人身上。这是贪婪侥幸之流的；当医生们对疾病的诊断和治疗持不同意见时，比如因乐曲高深，跟着唱的人少，见识高深的人赞同的少，诽谤的多；一个人的正确倡导影响力小，而多数人的偏见容易把正确主张抵消。这是平庸浅薄之流的；有的人对某个医生平素就互相熟知，有病就不加选择请他治疗；有的则是素不相识，偶尔请来辨别症候。病家既然对医生不了解，就一会儿请姓赵的，一会儿请姓钱的；医生们又怕担风险，招致病家埋怨，只好用茯苓、桔梗一类无关痛痒的药物应付病人。有的病家同时请了很多医生，结果谁也不负责任；或者关系到自己切身利益，就都躲避嫌疑，不求有功但求病家无怨。医生愿望确实达到，但白白坐失治疗时机，延误病情，这是谁的罪过呢？这是由于对医生的医术没有真正了解，而且又信任医不专一的缘故。

所有像上面谈到的这些情况，哪一种不涉及人的因素呢？然而有关人情的详细情况，还有很多，难以尽述。黄帝岐伯在《内经》中把不失人情作为警戒，是要让学习医业的人审慎考虑其中的道理，以免受世俗恶习的影响。即使这样，抱着"不失人情"的宗旨去做，有时也不可避免地要顺应迁就。但是，迁就世俗人情，就有碍病情；而坚持正确主张，就不免有碍人情；有一定不可迁就的病情，又有不能不迁就的人之常情。面对这样复杂的情况，应该怎么办呢？所以说要真正做到不失人情，实在是非常地困难啊。

释评：

《不失人情论》是作者以《素问·方盛衰论》中的"不失人情"四字为纲并加以发挥，对医疗实践中的有关见闻及自己的认识进行了归纳以后写成的一篇读经心得。"不失人情"的"人情"，原指"人的病情"，李中梓则有意发挥为"人之常情"，然后又将其分为病人之情、旁人之情和医生之情予以分论，既指出了必须顺应或迁就的人之常情，更多地则列述了不可迁就的人之常情。但也深刻感受到了人之常情的复杂，所以特别强调要"思之慎之，勿为陋习所中"。

【人物评析】

李中梓治学严谨，博采众长。他深受儒家文化所影响，从其《医宗必读·不失人情论》中就可以看出，他十分重视家庭背景、性格等因素对诊治的影响，认为不同的贵贱贫富之人，由于生活环境、性格、处事态度等方面的不同，其疾病特点就有所不同，因此采取的治疗方法也应有所区别。这种思想有其一定的合理之处，他在《医宗必读·贫富贵贱治病有别论》一文中也对此进行了深入的阐述。这启发当代的医务人员在选择诊治方案上应根据患者的生活环境、性格、心理等因素的不同而有所区别，但不应将其影响扩大化，否则，就可能导致对患者的不公正或歧视。

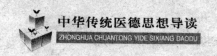
八、清朝时期的医史人物及其医德思想

（一）喻嘉言

【生平简介】

喻嘉言（1585～1664），本名喻昌，字嘉言，江西南昌府新建（今南昌市新建县）人。因新建古称西昌，故晚号西昌老人。明末清初著名医学家。自小聪明，天启年间考中贡生。虽才高志远，但仕途终不得志。曾以诸生名义上书朝廷，陈述辅国政见，要求"修整法治"。但因人微言轻，他的意见没有引起明王朝的重视。后值清兵入关，于是转而隐于禅，后又出禅攻医。50岁时，他削发为僧，遁入空门，潜心研究佛学和医学，苦读《黄帝内经》、《伤寒论》和其他医学著作。几年后，他终于选择了"不为良相，便为良医"的道路，蓄发下山，以行医为业。著有《寓意草》、《尚论篇》、《医门法律》等。

【杏林佳话】

● 道风仙骨

喻嘉言治病不分贫富，审证用药反复推论，德高而术精，深为同道所敬。顺治年间，朝廷下诏征聘，他力辞不就。晚年不满足于其赫赫的临证医名，曰："吾执方以疗人，功在一时；吾著书以教人，功在万里。"因之著书立说，广收门徒。先后撰写和刊出了《寓意草》、《尚论篇》和《医门法律》3种医书，集中体现了其学术思想，并因之确立其医学史上的地位。公元1664年（清康熙甲辰年），80岁高龄的喻氏与围棋国手李兆远对弈，时达3昼夜，局终收子时，溘然逝世。因无子女，由外甥赴常熟扶柩而归，停柩于靖安萧寺达五十余年。至雍正年间，始由医家曹必聘倡议，与众医迎柩至南昌百福寺中。后人在寺中立塑像和画像以祀。

【观点采摘】

● 医，仁术也，仁人君子必笃于情。笃于情，则视人犹己，问其所苦，自无不到之处。

——喻嘉言：《医门法律》

译文：

医学是仁与术的统一，作为仁人君子的医者，必须对病人要有诚挚深厚的感情，这样就能够把病人当做自己，在了解病人的疾苦时，才能无所偏差和遗漏。

释评：

喻氏在此提出了"笃于情"的医德思想，这也是医德的核心和实质，医生只有对病家抱着深厚的情感，才能急病人之所急，想病人之所想，痛病人之所痛，才能真正了解病人的疾苦，减少误诊差错。

● 今世医人通弊，择用几十种无毒之药，求免过愆。病之二三日，且不能去。操养痈之术，坐误时日，迁延毙人者，比比，而欲己身常享，子孙长年，其可得乎？

——喻嘉言：《医门法律》

译文：

当今社会上医生们的通病，是好用大量平和药应付治疗，只求不出过错，结果两三天过去病还不见好转。用这种养痈遗患的方法治病，延误时机，致人死命的事太多了。干了这种事，还希图自己延年益寿，子孙后代延续不断，这种人能如愿吗？

释评：

喻氏在此贬斥了那些无视病人生死，只知一味保全自己的恶劣作风。医者应当引以为戒。

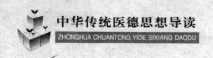

【人物评析】

喻嘉言博览群书，采集群芳，结合本人数十年临证经验撰写了《医门法律》，在该书自序中他强调了医师之责任："医之为道大矣，医之为任重矣。"由于事关人之生死存亡，所以他对那些心术不正、巧取名利、草率从事、不学无术而伤害病家的庸医十分痛恨。主张要用"法"与"律"来严格要求医生，他呼吁："治天下有帝王之律……医为人之司命，先奉大戒为入门，后乃尽破微细诸惑，始具活人手眼，而成其为大医，何可妄作聪明，草菅人命哉？……当今世而有自讼之医乎？昌望之以胜医任矣。"他希望世上有"自讼之医"。该书以其独特的风格展示了喻氏的医德思想，他强调了医生在临证时应具备的医德规范，对每一症候的处置，如狱官审案一般，应确立是非标准。《四库提要》认为："昌此书乃专为庸医误人而作，其分别疑似，既深明毫厘，千里之谬，使临证者不敢轻尝；……深得利人之术者矣。"

（二）傅青主

【生平简介】

傅青主（1607～1684），本名傅山，字青竹，后改字青主，阳曲（今山西省太原市）人，别号公它、公之它、朱衣道人、石道人、啬庐、侨黄、侨松等。他集哲学、医学、儒学、佛学、书法、绘画、武术等于一身。哲学作品有《霜红龛集》；医学作品有《傅青主女科》、《青囊秘诀》、《男科》，其中《傅青主女科》是临床实用价值颇高的中医妇科典籍之一，常为后代医师临证所应用；书法作品有《傅青主先生草稿真迹》；武术作品有《傅氏拳谱》；绘画作品有《图绘宝鉴》。他被认为是明末清初保持民族气节的典范人物。傅青主与顾炎武、黄宗羲、王夫之、李颙、颜元一起被梁启超称为"清初六大师"。顾炎武曾评价说："苍龙日暮还行雨，老树春深更著花。"以傅青主为体裁的影视作品有《七剑下天山》、《七剑》等。

【杏林佳话】

● 忠贞不渝

傅青主生于明朝后期，27 岁入山西地区的最高学府三立书院。1636年山西提学袁继咸被诬告，傅山领头奔走组织学生运动使其得以翻案。崇祯十七年（1644）正月李自成率领的农民起义军从西安东征北京途经山西。东阁大学士曲沃人李建泰自请提兵督师山西，而且聘请傅山和另一位山西名士韩霖为"军前赞画"。满清入主中原后，作为一名有骨气的知识分子，傅青主参与并支持了民间的抵抗运动，并因此被逮入狱，受到严刑拷打，但他"抗词不屈，绝粒九日几死，门人有以奇计救者得免"。1678 年，雄才大略的康熙帝在清政府日益巩固的康熙十七年颁诏天下，令三品以上官员推荐"学行兼优、文词卓越之人"，"朕将亲试录用"。给事中李宗孔、刘沛先推荐傅山应博学宏词试。傅山称病推辞，阳曲知县戴梦熊奉命促驾，强行将傅山招往北京。至北京后，傅山继续称病，卧床不起。清廷宰相冯溥并一干满汉大员隆重礼遇，多次拜望诱劝，傅山靠坐床头淡然处之。他既以病而拒绝参加考试，又在皇帝恩准免试、授封"内阁中书"之职时仍不叩头谢恩。康熙皇帝面对傅山如此之举并不恼怒，反而表示要"优礼处士"，诏令"傅山文学素著，念其年迈，特授内阁中书，着地方官存问"。傅山由京返并后，地方诸官闻讯都去拜望，并以内阁中书称呼。对此，傅山低头闭目不语不应，泰然处之。阳曲知县戴氏奉命在他家门首悬挂"凤阁蒲轮"的额匾，傅山凛然拒绝，毫不客气。他仍自称为民，避居乡间，同官府若水火，表现了自己"尚志高风，介然如石"的品格和气节。

● 爱憎分明

傅青主热情为穷人诊治疾病，"从不见有倦容"，还经常免费为穷苦人治病，并说"若遇真人买，各笼价不论"。他为百姓诊病，不论远近求诊，闻之即赴，有时出诊的地方有二、三百里之远，风雨无阻，星夜赴救。曾有一位文人杨思坚病危，临终前要求请傅青主诊治，当时适逢酷署时节，又有数百里之遥。他得知后，立即前往抢救，日晒雨淋，经过五天五夜才到达目的地。但是，他对于富豪权贵，却是另一种态度，

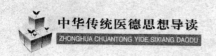

经常借故拒绝为这些人看病。富人由于很难请到他看病，他们了解到傅青主喜欢看花，便将病人化装成贫苦人，放在置有花卉的僧房中，这样才能得到他的诊治。他更不愿为异族压迫者诊治，他说："胡人（统治者）害胡病，自有胡医与胡药，正经者不能治……以正经之医治胡人，胡人不许；所谓不许者，不治也。"他也十分痛恨汉奸（奴），也厌恶"奴俗"，他说"不拘甚事，只要不奴，奴了，随他巧妙雕钻，为狗为鼠已耳"。尽管救死扶伤是医学的根本宗旨，傅氏的上述思想与医学的宗旨及普同一等的思想相矛盾，但人是有阶级性的，从阶级立场来看，其思想具有一定的合理性。

【观点采摘】

● 题幼科证治准绳

姚甥持此，令老天稍为点定一二方，欲习之为糊口资。既习此，实无省事之术。但细细读诸论，再从老医口授，自当明解。扁鹊以秦人爱小儿，即为小儿医。慈和恺悌，便入药王之室，慎无流于恶姿如李醯也。

——傅青主：《霜红龛集》

释评：

这段话是傅青主给其外甥所题的。其言有两层意思：一是讲学医要下真功夫，不能图省事；二是强调为医要重医德，从正反两方面进行了对比。医学是一门实践性很强的学问，"纸上得来终觉浅，绝知此事要躬行"。所以一方面要"细细读诸论"，还要"再从老医口授"，即学习老医的实践经验，才能做到"明解"——学懂、学通。更重要的是从医德要求的高度指明了正确方向，即做到"慈和恺悌，便入药王之室"。慈，即慈祥、慈爱；和，谓温和、和蔼；恺，欢乐、和乐；悌，原义为敬爱兄长，引申义为和顺。慈和恺悌，合而言之，即慈祥和蔼，平易近人。药王，指唐代精诚大医孙思邈，因他在医药方面贡献极大，被世人尊称为药王。入室，即登堂入室，比喻做学问或学技能由浅入深，循序渐进，达到更高的水平。"慎无流于恶姿如李醯也"，这一句是用出自司马迁《史记·扁鹊仓公列传》的一段典故告诫其外甥的。《史记》中记载："扁鹊名闻天下。过邯郸，闻贵妇人，即为带下医；过洛阳，闻周人爱老人，即为耳目痹医；来入咸阳，闻秦人爱小儿，即为小儿医；随俗为变，秦太医令李醯自知伎不如扁鹊也，使人刺杀之。"李醯虽身为太医令，但嫉贤妒能，医德败坏，品质恶劣。傅山谆谆告诫外甥以之为鉴。

● 《卖药》诗

衡尹传汤液，畴箕不见书。想来明晦际，亦事鬼臾区。所以长沙老，相承金匮俱。既无尝药圣，谁是折肱儒。即不千缗也，其能一视钦。真人十六字，一半老夫除。

——傅青主：《霜红龛集》

释评：

"衡尹传汤液，畴箕不见书。"衡，即阿衡；尹，为伊尹。伊尹为商汤时的宰相，汤尊称其为阿衡。汤液，指《汤液经》。畴，指九畴；箕，即箕子，殷之太师，周武王推翻殷时曾访箕子，箕子为其讲述九畴，即《尚书·洪范》，主要是讲治理天下的大事。这两句诗是说，相传商汤时的阿衡伊尹把《汤液经》传之于世，但在商末周初时箕子给周武王讲述九畴，《尚书·洪范》中却并没有记载这件事。

"想来明晦际，亦事鬼臾区。"明晦际，指人类社会由蒙昧不清发展到昌明进步的时期。鬼臾区，是黄帝时精医善卜的星官，《黄帝内经·素问》中有关于黄帝和鬼臾区谈论五运六气的记载，黄帝对鬼臾区很尊敬，以师礼相事。这两句诗的大意是：推想那黄帝时属于人类社会由蒙昧不清向昌明进步发展的时期，黄帝很尊重精医善卜的星官，以师礼相事，讨论医学理论。

"所以长沙老，相承金匮俱。"长沙，指张仲景，因有仲景官居长沙太守之说，故称之为张长沙。金匮，指《金匮玉函经》，为《伤寒杂病论》的别称。作者认为，张仲景所著的《伤寒杂病论》与上述《汤液经》的治病经验及《黄帝内经》的理论体系是一脉相承的，是张仲景以《内经》理论为指导，创造性地继承总结了汤液治病的实践经验，建立了理、法、方、药相统一的中医辨证论治体系。

"既无尝药圣，谁是折肱儒。"中医学的发展，从根源上讲离不开中药的研究与发展。《淮南子》中有"神农尝百草，一日而遇七十毒"的记载。《神农本草经》虽然不一定是神农直接所撰，但其奠定中药学基础的贡献是毫无疑问的。再如唐代孙思邈为一代大医，同时他对药物有深入的研究，从采药到制药都有丰富的经验，后世尊称他为"药王"。明代李时珍，临床经验丰富，为了纠正历代本草文献中的错误，实地考察，历廿七年写成《本草纲目》。古人云：三折肱知为良医。就是说一个良医的成长，离不开长期深入的临床实践体验。傅山看到当时的医生缺乏这种"留神医药，精究方术"的精神，他深切关心民间的病痛疾苦，代表百姓的心声而发出呼唤富有实践经验、对医学理论有深入研究的"尝药圣"与"折肱儒"。

"既不千缗也，其能一视欤。"缗，指成串的钱币，一千钱为一缗。因孙思邈有"人命至重，贵于千金，一方济之，德逾于此"之语，青主承上句而感慨，要实现孙真人的真言，为医者必须既要有高尚的医德，还要有精湛的医术，退一步讲，即使人命不值千金，但总是一条生命啊，当今能请到"一方济之"的医生就是幸运了。

"真人十六字，老夫一半除。"孙真人的十六字真言讲得非常好，但从目前社会的实际情况讲，依老夫我看得打一半的折扣。青主追古思今，感慨万千，更加牵动了他忧国忧民的情怀。

捧读这首"卖药"诗，我们从中真切地感受到青主一代大医的胸怀与风范。他对学术渊源的真知灼见，对人之生命的至爱关心，对"尝药圣"和"折肱儒"的真切呼唤，其情其声，跃然纸上。读了这首诗，我们也就不难理解，青主为什么在改朝换代、动荡不安的境况下选择了以医为业，实践"救济本旨"，四十年如一日，毕其一生。他在《药性大纲》中讲的一段话非常重要："处一得意之方，亦须一味味千锤百炼。'文章自古难，得失寸心知'，此道亦尔。鲁莽应接，正非医王救济本旨。"以青主对医药学的造诣和贡献而言，比作"尝药圣"、"折肱儒"应是当之无愧！

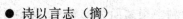

● 诗以言志（摘）

其一：生理何颜面，柴胡骨相寒。为人储得药，如我病差安。裹叠行云过，浮沉走水看。下帘还自笑，诗兴未须阑。

其三：天意高难问，人间小局谋。破愁书共架，劳倦酒寻楼。烈行曾商秒，康名正此差。广川千万里，智勇一笼收。

其六：安排用庄叟，鸡豕帝之言。草木谁肤筐，兴亡与见垣。禁方须万一，冷药满乾坤。若遇真人买，和笼价不论。

其九：文章憎命达，远志到如今。运气从谁辨，君臣寄此心。凉州删独活，渤海爱黄芩。采摘春秋谙，深山得失林。

其十：丸药流莺啭，高情兴令孤。奇方悲海上，老病愆山图。塞北多奔马，江南少寄奴。殊功无反忌，兵法寓诸壶。

——傅青主：《霜红龛集》

释评：

诗言其志，诗见其情。上述诗篇，反映了傅青主"为人储得药，如我病差安"的急病人之所急、痛病人之所痛的高尚医德；"若遇真人买，和笼价不论"的豪爽情操；"广川千万里，智勇一笼收"，"殊功无反忌，兵法寓诸壶"，"医犹兵也"的学术见解……此文读后，令人神清气爽，感慨系之，由衷地赞叹傅氏的精思高韵。

【人物评析】

傅青主的学术思想紧追当时的进步思潮，尤其是前半生明朝未亡之时，他的思想带有强烈的进步倾向。对明末的政治腐败，官场龌龊，有清醒的认识。清军入关明王朝灭亡后，傅山一反清初一般学者以经学为中心的研究范围，而是独辟研究子学的途径，冲破宋明以来重理的羁绊，开拓了新的学术研究领域，成为清之后研治诸子的开山鼻祖。至于他的诗赋，则是继承了屈原、杜甫以来的爱国主义传统，他主张诗文应该"生于气节"，以是否有利于国家和民族为衡量标准。傅山一生著述颇丰，可惜所著宏论，大都散失，只存书名和篇名，留存于世的仅《霜红龛集》和《两汉人名韵》两部。他的书法被时人尊为"清初第一写家"。他书出颜真卿，并总结出"宁拙毋巧，宁丑毋媚，宁支离毋轻滑，于直率毋安排"的经验。他的画也达到了很高的艺术境界，所画山水、梅、兰、竹等，均精妙，被列入逸品之列。《画征录》就说："傅青主画山水，皴擦不多，丘壑磊砢，以骨胜，墨竹也有气。"他的字画均渗透自己品格孤高和崇高的气节，流溢着爱国主义的气息，在中国古典书画艺术中，博得后人的高度赞赏。在医学上，他对内科、妇科、儿科、外科等均有很高的技术，而尤以妇科为最。其医著《傅氏女科》、《青囊秘诀》，至今流传于世，造福于人。傅山极重医德，对待病人不讲贫富，一视同仁，在相同情况下，则优先贫人。对于那些前来求医的阔佬或名声不好的官吏，则婉词谢绝。对此他解释为："好人害好病，自有好医与好药，高爽者不能治；胡人害胡病，自有胡医与胡药，正经者不能治。"

傅山作为封建社会中的知识分子，一生中处处表现了坚韧不拔的战斗精神。他那种"富贵不能淫，贫贱不能移，威武不能屈"的品格和气节，毫不愧对"志士仁人"的评价。然而，由于时代的局限和正统思想的作梗，他的爱国主义思想夹杂着浓厚的封建正统思想；他的民族主义思想无不打着大汉族主义的烙印，这些则应引起当今学者和研究者的注视。

（三）叶天士

【生平简介】

叶天士（1666～1745），名桂，号香岩，别号南阳先生，晚年又号上律老人，江苏吴县（今苏州市）人。他从小熟读《内经》、《难经》等古籍，对历代名家之书也旁搜博采。不仅孜孜不倦，而且谦逊向贤；不仅博览群书，而且虚怀若谷，善学他人长处。他先后拜过师的名医就有十七人，后人称其"师门深广"。作为中医温病学的奠基人之一，其医学著作均由其门人和后人搜集、整理完成，如：《温病论》、《临证指南医案》等。

【杏林佳话】

● 虚心拜师

叶天士信守"三人行必有我师"的古训，只要比自己高明的医生，他都愿意行弟子礼拜之为师。当时，山东有位姓刘的名医擅长针术，叶天士想去学但没人介绍。一天，那位名医的外甥赵某因为舅舅治不好他的病，就来找叶天士。叶天士专心诊治，几帖药就治好了。赵某很感激，同意介绍叶天士改名换姓去拜他舅舅为师。叶天士在那里虚心谨慎地学习。一天，有人抬来一个神智昏迷的孕妇。刘医生诊脉后推辞不能治。叶天士仔细观察，发现孕妇是胎儿不能转胞，痛得不省人事的。就取针在孕妇脐下刺了一下，叫人马上抬回家去。到家后胎儿果然产下。刘医生很惊奇，详加询问才知道这个徒弟原来是大名鼎鼎的叶天士，心中很感动，就把自己的针灸医术全部传授给了他。

● 医贵乎精

在叶天士久享盛名，如日中天之际，一书生进京赶考，不适来诊。天士断言：消渴病重，不宜进京。书生路过金山寺，向老僧求救。老僧嘱：坐梨车往返，渴代茶、饥煮食。返回再请叶复诊，已无症状。问老僧怎么说？答："医生是治病活人，不能添病死人！"闻此言，天士当即摘下牌子，隐姓埋名去金山投奔老僧。一年后，老僧说："你的医术，不比叶天士差了，可以挂牌行医了。"天士说："还要求精。"某日，一病人鼓胀膨隆，病势垂危。叶诊断为"虫蛊"，拟用信石（砒霜）三分杀虫。老僧说："三分只能使虫昏迷，苏醒后再投药，虫即不受，人必死。"依老僧，投药一钱，打下二尺长的赤虫。人得救。天士深感医无止境说："医应百无一失，人只有一条性命。"老僧说："善哉，此话胜过叶天士了。"便把秘藏的手册，传给叶天士。

【观点采摘】

● 医可为而不可为，必天资敏悟，读万卷书，而后可借术以济世。不然，鲜有不杀人者，是以药饵为刀刃也。吾死，子孙慎勿轻言医。

——沈德潜：《叶香岩传》

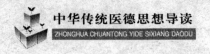
译文：

医者一定要从自己的实际能力出发，不可肆意妄为，必须有天赋和悟性，要博览群书，只有这样才可凭借医术而普济众生。否则，很少有不害人的，这样就是把药物当作了害人的刀刃。我死后，你们子孙不要轻易从事医事。

释评：

此语是叶天士临终时谆谆告诫其后人的话。这反映了一个对自己的言行极端负责的仁者之言。同时也显示出他在医学，乃至人生哲理的追求上所达到的极高境界。越是有识之士就越知道医学之深奥，越深感自己的不足和渺小。

【人物评析】

叶天士不仅医技高明，而且医德高尚，可谓德才兼备。他平素"居家敦伦纪，内行修备，交友以忠信，人以事就商，为剖析成败，如决疾热，洞中窾会，以患难相告者，倾囊拯之，无所顾藉"（沈德潜《叶香岩传》）。在整个中国医学史上，叶天士都是一位具有巨大贡献的伟大医家，后人称其为"仲景、元化一流人也"。他不仅是温病学派的奠基人物，而且对儿科、妇科、内科、外科、五官科等无所不精，史书称其"贯彻古今医术"，他当之无愧。无论其医学理论，还是治学态度都是值得后人珍惜和学习的宝贵遗产。特别是他那种谦恭好学、隐姓求师学艺的精神永远是后世习医者的光辉典范。

（四）徐大椿

【生平简介】

徐大椿（1693～1771），字灵胎，又名大业，江苏吴江人，晚号洄溪老人。他出身书香门第，年近三十，因家人多病而致力医学，攻研历代名医之书。徐大椿博学多才，精于医术，又通天文、水利，并工诗文。著述有《难经经释》、《神农本草经百种录》、《医贯砭》、《医学源流论》、《伤寒类方》、《洄溪医案》等。

【杏林佳话】

● 两度奉诏

徐大椿医德高尚，医术高明。不管是达官贵人，还是平民百姓都一视同仁。清代小说家袁枚在他撰写的《徐灵胎先生传》中记述，乾隆二十五年（1760），大学士蒋溥病重，乾隆帝访天下名医。大司寇秦惠田首荐徐大椿。次年正月，奉帝之召，徐大椿入宫，为蒋溥治病。诊治后，他认为蒋公病已不可为，密奏"过立夏七日则休矣"。后来果真如此。乾隆十分赏识徐大椿的医术，留他在太医院任职。在宫里呆了数月后，徐大椿执意回归故里。当年五月，乾隆念其年岁已高，终于同意他回到家乡吴江。十一年后，徐大椿再次奉旨入京。这时，他年事已高，自知未必能生还，但只得率次子徐爔登程。在腊月初一到北京后，精力衰退。过了三日，徐大椿自作墓前对联两副，谈论阴阳生死出入之理。到晚上，谈笑而逝，终年七十九岁。乾隆帝大为惋惜，赐金赠官后，传旨让徐爔护柩回乡。

【观点采摘】

● 人之所系，莫大乎生死。王公大人，圣贤豪杰，可以旋转乾坤，而不能保无疾病之患。一有疾病，不得不听之医者，而生杀唯命矣。夫一人系天下之重，而天下所系之人，其命又悬于医者，下而一国一家所系之人更无论矣，其任不重乎。

——徐大椿：《医学源流论》

译文：

人生之大事莫过于生死，王公贵族、圣贤豪杰，可以扭转乾坤，但不能确保自己一辈子不患疾病。一旦患病就不得不听从医生的，生死就只好认命了。即便一个担当天下大任的人，其生命也系于医生，一家所系之人更不用说了，难道医生的责任还不重大吗？

释评：

在徐大椿看来，无论患者社会地位之高低，其生死都系医生，医生的行为关系着一个国家、一个家庭的安危，责任重大，医者不可视人的

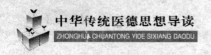

生死为儿戏。

● 余遂导以行医之要，惟存心救人，小心敬慎……若欺世徇人，止知求利，乱投重剂，一或有误，无从挽回，病者纵不知，我心何忍。

——徐大椿：《洄溪医案》

译文：

我认为行医的要旨只能是存心救人，要敬重生命，小心谨慎……如果只为求利，欺骗世人，乱施药剂，一旦有误，所造成的伤害无从挽回，即便患者不知道，我们医生内心何以容忍？

释评：

这体现了徐大椿高尚的医德，强调了生命的神圣。他认为，医者应存心救人，视患者的生命高于一切，不可杂有损人利己之心，应虚心笃学，不可浅尝辄止，不可冒昧试药于人。

【人物评析】

徐大椿为清代杰出的医学家之一，其学术思想和成就，不仅在当时深受医家所推崇，对后世医家也有着很大的影响。徐氏在学习上主张从源到流，博览古今经典著作，博采众长，才能学有准则，明辨是非。同时重视理论联系实际，提倡"历试"和"自考"，强调反复实践，不断总结，这样才能有所提高。徐氏的这些主张，对改进学风，提高医疗质量有莫大的积极作用。

徐大椿鄙视把医学作为"生计"的低下要求，反对"习此业以为衣食计"。认为医家应该"存心救人"，不问贫富，一概精心救治，视病人生命高于一切。正是出于对患者的关心和重视，其对医家的要求很高，指出"医为人命所关"，医生的职责就是要为病人解除疾苦，可谓"重任也"。也正因为是重任，所以医者首先要有高尚的"心术"，他认为择医的首要标准是"人品端方，心术纯正"，然后才看其是否有高超的医术。徐氏指出为医之难，认为学医者必须具备"过人之资，通人之识"，并虚心笃学古今医学经典，"历试"和"自考"。他说："医之为道，全在自考。如服我之药，而病情不减，或反增重，则必深自痛惩，广求必效之法而后已，则学问自能日进"。

在徐氏看来，医德比医技更重要，他提醒病家要"谨择名医而信任之"，"必择其人品端方，心术纯正，又复询其学有根柢，术有渊源，历考所治，果能十全八九，而后延请施治"……择医的首要标准就是"人品端方，心术纯正"，其次才是学术。因为"医者能正其心术，虽学不足犹不至于害人。况果能虚心笃学，则学日进；学日进，则每治必愈"。可见医者的"心术"重于学术。徐氏重"心术"，并非轻学术。他认为，"医之为道，乃通天彻地之学"，"乃古圣人所以泄天地之秘，夺造化之权，以救人之死"，不是人人可学的。徐氏要求学医者必须聪明敏哲，渊博通达，勤读善记，精鉴确识，即"必具过人之资，通人之识"，并且还要"屏去俗事，专心数年，更得师之传授"，方可学有所得。徐氏曾深有感触地说："为医固难，而为名医尤难。"因为许多病人来找名医，居多是到了"病势危笃，近医束手，举家以为危"的时候才来求医，而此时多数已成为坏症，很难救治。而名医也无起死回生之术，他说，病家以为是名医，便会有回天之力，不会像一般医生一样束手无策，于是寄予厚望，要求很高。但有的病可能可以治好，有的却是医生竭尽全力也无生机，却易招来病家的愤怨。因此，徐大椿指出"知其难，则医者固宜慎之又慎"，也希望病家要多多包涵原谅。徐大椿的这些思想对当今具有十分积极的启发意义。

（五）赵学敏

【生平简介】

赵学敏（约1719～1805），字依吉，号恕轩，浙江钱塘（今杭州）人。年轻时无意功名，弃文学医，对药物特别感兴趣，广泛采集，并将某些草药作栽培、观察、试验。家有"养素园"，为试验种药之地。有"利济堂"，是诊病疗疾之所。他广泛收集民间医学药物知识与经验，编撰了医书12种，称作《利济十二种》，可惜其中大部分已失传，如《奇药备考》6卷、《本草话》32卷、《百草镜》8卷、《花名小药录》4卷、《外绛秘要》3卷，均为生药学、药理学和药化学方面著作。现存于世

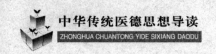
的，除《本草纲目拾遗》10卷外，还有关于铃医技术的《串雅内编》4卷和《串雅外编》4卷。

【杏林佳话】

● 自体试验

赵学敏十分尊重古代医家，对明代李时珍和他的著作《本草纲目》更为钦佩，但他又不迷信古人。赵学敏认为随着时代的变化和发展，药物也有发展。他在完成《串雅》等书的编写工作之后，又开始编写《本草纲目拾遗》。在编写《本草纲目拾遗》的过程中，他翻阅了600多种古书籍，其中有医书280多家，经书有340余家。为了核对某些药物的形态、性能及功效，他不仅试种于"养素园"中，还走访了200余人，在他调查药物的过程中，一贯采取实事求是的科学态度。他认为："宁从其略，不敢欺世也。"有一次，他为了鉴别具有舒筋活络作用的鸡血藤的形态，曾委托亲友从云南、四川等地带回，只见药物形态与众不同，他一时不能作出结论，但也不做欺世之事，而在鸡血藤条下注着："惜不能亲历其地，为之细核，附笔于此。以候后之君子考订焉。"由此可见，他治学之严谨。

赵学敏收集的民间单方、验方，都经慎重挑选而来的。有一次，赵学敏来到奉化，知道"六月霜"具有解暑毒的作用，他就"以百钱买得六月霜一束"，用它进行临床试验。在一次疫病流行中，他"取一茎带子者，煎服之"，取得很好的效果，后来又"屡试皆效"才将它收录下来。"鸦胆子"具有杀虫解毒作用，是治疗阿米巴痢疾的要药。赵学敏经过多次临床观察，认为由鸦胆子组成的至圣丹，治疗痢疾有很好的效果，"治冷痢久泻，百方无验者，一服即愈"。赵学敏在《本草纲目拾遗》中，首次记载它的药效，并写道："此方不忍隐秘，笔之于书，以公世用。"由此可见，赵学敏收载的药物和医方，多数是实践经验之结晶。

【观点采摘】

● 拙集虽主博收，选录尤慎，其中有得之书史方志者；有得之世

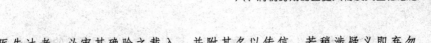
医先达者；必审其确验之载入，并附其名以传信，若稍涉疑义即弃勿登。

——赵学敏：《本草纲目拾遗》

释评：

这说明赵学敏对搜集的药物，持严谨的科学态度，药必查验，力求准确无误。这种治学态度与当前那些编造数据、对实验结果主观取舍的行为形成了鲜明的对比。

● 为问今之乘华轩、繁徒卫者，胥能识症、知脉、辨药，通其元妙乎？俨然峨高冠，窃虚誉矣！今之游权门、食厚奉旨，胥能决死生、达内外、定方剂，十全无失者乎？俨然踞高座，侈功德矣！是知笑之为笑，而不知非笑之为笑也。

——赵学敏：《串雅内编》

译文：

试问，当今那些出门乘坐漂亮车马，随身带着成群随从的医生，都能认识病症，懂得脉理，辨认药味，精通医学的深奥微妙吗？不过是戴着高冠，貌似庄严，窃取虚名罢了。当今那些出入权贵人家，享受优厚薪俸的医生，全能判断死生，明察病理，选方定药，万无一失？不过是装样子，盘踞高位，夸耀功德而已。这真是只知耻笑别人，却不知自己更为可笑啊。

释评：

赵学敏对徒具虚名、无医技之实者予以批评，这是对每一个从医者的鞭策和激励。

【人物评析】

赵学敏十分重视民间经验，并对走方医给予了较高的评价。他说："顶、串诸术，操技最神，而奏效甚捷"，"药物不取贵"，"下咽即能去病"。他经过多年努力，并在走方医赵柏云的帮助下，终于把走方医的经验汇编成《串雅》（内外编），从而使所谓的"小道"登上了大雅之堂。同时，他主张摒弃官医，并说："奔走于达官贵人之门而享受厚禄的医官，难道都能决生死，辨证施治正确，而十全无失吗？"他认为，

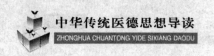
官医尽管坐着华丽的车子，前呼后拥，其实多数是不学无术的人。赵学敏的这些抨击，尖锐、辛辣、中肯。

（六）陈修园

【生平简介】

陈修园（1753～1823），名念祖，字修园，号慎修，福建长乐人，生活于乾隆道光年间。他潜心研究古典，曾随泉州名医蔡茗庄学医，尤重仲景之学。著有《伤寒论浅注》、《金匮要略浅注》、《伤寒医诀串介》、《长沙方歌括》、《医学三字经》、《时方歌括》、《时方妙用》、《医学实在易》等，全部收集在《南雅堂医书全集》中。

【杏林佳话】

● 草堂讲学

陈修园于乾隆五十七年（1792）中举，后会试不第，寄寓京师。适光禄寺卿伊朝栋患中风症，手足瘫痪，汤水不入，群医束手。陈氏投以大剂而愈，声名大噪。后回长乐，任吴航书院山长。嘉庆三年（1798），主讲泉州清源书院。嘉庆六年（1801），再入京会试，不第，参加大挑，成绩甲等，以知县分发直隶保阳（今河北省保定）候补。时值盛夏，瘟疫流行，陈修园用浅显韵语编成《时方歌括》，教医生按法施治，救活甚众。直隶总督熊谦得痹症，手指麻木，延及臂腕。他教以常服"黄芪五物汤"，并开方补肾养肝，病遂愈。其间还治愈当地妇女阴挺症。嘉庆十三年（1808），吏部郎谢在田头项强痛，心下满，小便不利，服表药无汗，反而烦躁，六脉洪散。他处以桂枝去桂加茯苓白术汤，再投以栀子豉汤，病不再发。嘉庆十七年（1812），署磁州，改任枣强，升同知，擢代理正定知府。公务繁剧，仍撰写医书，为人治病。嘉庆二十四年（1819），以年老请休，在福州石井巷井上草堂讲学，培养医学人才；并曾治愈琉球国王之风症。

【观点采摘】

● 学医始基在于入门。入门正，则始终皆正；入门错，则始终皆错。

——陈修园：《时方歌括》

译文：

学习医学的根基在于启蒙教育，启蒙教育正确了，就能保持长久不衰；启蒙教育不对，就会一事无成。

释评：

陈氏在此强调了医学启蒙教育的重要性，认为学习医学必须打好基本功，否则就会影响以后的诊治。但他的论述又有些偏颇，入门正确也不等于就会永远成功。

● 医与儒，原非二道也。

——陈修园：《时方妙用》

译文：

医学与儒学本来就是一回事。

释评：

陈氏特别地强调医文并重，认为"文"与"医"可"互证而益明"。陈氏的所有著作都具有很强的文学性、高度的概括性，他运用很少的文字，以诗歌的形式，便把有关内容表达的明白、透彻。

【人物评析】

陈修园是由儒入医的，他的思想除含有祖国医学朴素的唯物辩证思维的色彩以外，还内化有儒家伦理思想。他自己也认为"医为儒者分内事，非敢以方技以求名也"，"医与儒原非二道也"。陈修园在学习医学、治病救人及执教医学的过程中，深悟古典书籍对初学者的重要性，但时隔久远，古典医书越来越难为初学者看懂。有感于此，陈氏根据自己的认识，编写了大量医学入门教材，如《伤寒医诀串解》、《医学三字经》、《医学实在易》、《医学从众录》等。其著作都是强调浅、易，"语语为中人所共晓"。虽曰"浅"曰"易"，但其论述言之成理，持之有故，全是

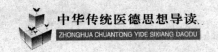

从精深里提炼出来，具有深者见深，浅者见浅，雅俗共赏之妙。正是基于高超淳厚的医术、出色的文采及坚持为人们普及医学知识的责任心，陈氏一生孜孜不倦，其著作不仅在当年对医学界影响很大，就是在今天，也可作为初学中医者的背诵入门书。陈修园尊崇仲景学说，本着"学者遵古而不泥于古，然后可以读活泼泼之《伤寒论》"的积极态度，创作了《伤寒医诀串解》六卷，是具有代表性的伤寒研究性著作。

（七）王清任

【生平简介】

王清任（1768～1831），又名全任，字勋臣，直隶省玉田（今河北省玉田县），是近代史上富有革新精神的解剖学家与医学家。他根据自己丰富的实践经验，对疾病的病因、病理有独到的见解，认为人的脏腑结构对医疗非常重要，"治病不明脏腑，何异于盲人夜行"，他多次到疫病暴死者乱葬岗中和死刑场观察人体内脏结构，于1830年著成《医林改错》。

【杏林佳话】

● 一方两用

王清任自幼习武，曾为武庠生，捐过千总衔。乾隆、嘉庆年间，王之故乡还乡河上，仅有渡桥，因"官桥官渡"进行勒索，还是"善桥善渡"以行善，引起讼端。王清任力主"善桥善渡"。开庭审理时，王清任几次站诉不屈，并义正辞严："我跪的是大清法制'顶戴花翎'，不是为你下跪。"并触怒了县官。他平时还多用文言、辞令蔑视封建统治者的衙门。久之，县衙与当地豪绅合流对其进行迫害。王清任不得不离乡出走，辗转去滦县稻地镇（今属丰南区）、东北奉天（今沈阳）等地行医。30多岁时，到北京设立医馆"知一堂"，为京师名医。他医病不为前人所困，用药独到，治愈不少疑难病症。据清光绪十年《玉田县志》载，有一人夜寝，须用物压在胸上始能成眠；另一人仰卧就寝，只要胸间稍盖被便不能交睫，王则用一张药方，治愈两症。

● 观察实验

嘉庆二年（1797），王清任至滦县行医时，适逢流行"温疹痢症"，每日死小儿百余，王冒染病之险，一连 10 多天，详细对照研究了 30 多具尸体内脏。他与古医书所绘的"脏腑图"相比较，发现古书中的记载多不相合。王为解除对古医书中说的小儿"五脏六腑，成而未全"的怀疑。嘉庆四年（1799）六月，在奉天行医时，闻听有一女犯将被判处剐刑（肢体割碎），他赶赴刑场，仔细观察，发现成人与小儿的脏腑结构大致相同。后又去北京、奉天等地多次观察尸体。并向恒敬（道光年间领兵官员，见过死人颇多）求教，明确了横隔膜是人体内脏上下的分界线。王清任也曾多次做过"以畜较之，遂喂遂杀"的动物解剖实验。经过几十年的钻研，本着"非欲后人知我，亦不避后人罪我"，"唯愿医林中人……临症有所遵循，不致南辕北辙"的愿望和态度，于道光十年（1830）即他逝世的前一年，著成《医林改错》一书（两卷），刊行于世。梁启超评论"王勋臣……诚中国医界极大胆革命论者，其人之学术，亦饶有科学的精神"。范行准所著《中国医学史略》评价王清任："就他伟大实践精神而言，已觉难能可贵，绝不逊于修制《本草纲目》的李时珍"。

【观点采摘】

● 古人立方之本，效与不效，原有两途。其方效者，必是亲治其症，屡验之方；其不效者，多半病由议论，方从揣度。以议论揣度，定论立方，如何能明病之本源？

——王清任：《医林改错》

译文：

古人创制的药方，既有有效的也有无效的，这源自两个途径。其中有效的药方，一定是医者亲自诊治过的病症，是经过多次验证的处方；其中无效的，多半源自对病症的推测和思辨。凭思辨推测来确定药方，怎么能够阐明疾病的本质呢？

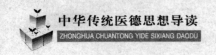
释评：

这反映了王清任对医疗实践的高度重视，他认为只有通过自身实践所总结出的经验才是真知灼见，才能经得起推敲，坚决反对不经实践，只凭臆断治病处方的行为。

● 古人曰：既不能为良相，愿为良医。以良医易而良相难。余曰：不然。治国良相，世代皆有；著书良医，无一全人。其所以无全人者，因前人创著医书，脏腑错误；后人遵行立论，病本先失。病本既失，纵有绣雕龙之笔，裁云补月之能，病情与脏腑，绝不相符，此医道无全人之由来也。

——王清任：《医林改错》

译文：

古人说：既然做不了良相，但愿做个良医。做良医容易而做良相难。我认为，情况并不是这样。治国的良相，历代都有；但从来没有一个良医的著书立说十全十美。之所以没有十全十美之人，是因为前人所著医书，关于脏腑的论述存在错误；后人遵照原来的观点而立论，对疾病论述先天就存在错误。既然对疾病的论述原本就有错误，即使笔功再强，疾病与脏腑也不可能一致，这就是为什么没有十全十美的医学理论了。

释评：

王清任根据自己长期从事临床实践和对解剖学研究，认为《内经》、《难经》等经典对脏腑的记述多有不确切之处，前代医家遵《内经》之说，对脏腑之描述亦多谬误，认为"古人所以错论脏腑"之根源"皆由未尝亲见"。鉴于此，王氏遂不避污秽，历尽艰辛，临义冢，勘刑场，亲自解剖尸体，并通过走访求教，进行大量研究工作。对一些器官的功能、形态、解剖部位及其相互联系、脏器的细微结构等做实际观察，"访验四十二年，方得的确，绘成全图"。该图对循环系统、呼吸系统、消化系统各个脏器的形态、位置、功能等都做了具体的描述。

【人物评析】

在封建社会，人们受到封建思想的严重束缚，强调"身体发肤，受

之父母，不敢毁伤"，"父母全而生之，子全而归之"，"医乃仁术，不宜
刳剥"等封建礼教。在此情形下，王清任敢于冲破封建礼教的束缚，多
次亲自去义冢、刑场观察和解剖尸体，历时 42 年，不辞辛劳，绘成
"亲见改正脏腑图"，著成《医林改错》一书，对中医解剖学的发展贡献
卓著。当然，由于历史条件的局限，且他观察的又都是犬食之余、刑杀
之后的残缺尸体，认识不可避免有粗浅和错误之处，如他论气管（动
脉）行气无血和心无血说等，均属错误之说。但王氏能挑战前人，不满
足于现状，抛下世俗，不避污秽，在医学科学上勇于探索和大胆创新的
精神，无论在什么年代都不过时，都是值得广大医学工作者学习的。

（八）费伯雄

【生平简介】

费伯雄（1800～1879），字晋卿，号砚云子，江苏武进孟河人，清
末孟河学派代表人物。在学术上主张和缓醇正。师古而不泥古，善于化
裁古方，自制新方，临床造诣很高。著有《医醇》二十四卷，不幸毁于
战火。现存有《医醇剩义》、《医方论》等。

【杏林佳话】

● 婆心济世

咸同间（1851～1874），费伯雄以医成名，远近求治者络绎不绝，
所居之处遂成繁盛之区。他擅长把脉诊病，主张戒偏戒杂。认为古医以
和缓命名，故通其意，主张"和治"、"缓治"。他师古而不泥，不趋奇
立异，以平淡之法取得疗效。推崇李东垣温补脾胃，朱丹溪壮水养阴之
法。道光年间（1821～1851）曾两度应召入宫廷治病。先后治疗皇太后
肺痈和道光皇帝失音症，均取得显效。为此获赐匾额和联幅，称道其是
"活国手"，并赐联曰："著手成春万家生佛，婆心济世一路福星。"《清
史稿》载："清末江南诸医，以伯雄为最著。"

【观点采摘】

● 因思医学至今，芜杂已极，医者病家，目不睹先正典型，群相率

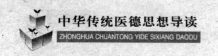
而喜新厌故，流毒安有穷哉？救正之法，唯有执简驭繁，明白指示，庶几后学一归醇正。

——费伯雄：《医醇賸义》

译文：

我探索医学至今，觉得它十分杂乱，无论医者还是病家都不关心经典的正确与否，大家都喜新厌旧，必后患无穷。而矫治这一问题的唯一方法就是执简驭繁，明确示意，或许以后才能使医学变得纯正。

释评：

费氏的医学思想，以"醇正"、"缓和"为特色。他把"醇"作为医家学术修养的目标。何为之醇？费氏认为，其一，用药"在义理之得当，而不在药味之新奇"，就是用药不能凭主观预测，而应当本着实事求是的态度，对具体情况作具体分析。其二，尊重前人久经实践检验而证实有效的经验，不要炫奇标异，哗众取宠，迎合世俗不健康的心理。其三，遵循辨证论治的准则，摒弃门户之见。醇正，作为医学的最高境界，反映着治学严谨的正确态度，反映着辨证论治原则的熟练掌握，反映着对前人医疗经验的尊重。费氏能针对时弊提出此治学观点，对于提高当时医生的素质，保持和发扬中医的优良传统，有着积极意义。

● 欲救人而学医则可，欲谋利而学医则不可。我若有疾，望医之救我者何如？我之父母妻子有疾，望医之相救者也何如？易地以观，则利心自澹（淡）矣！利心澹则良心现，良心现斯畏心生。

——费伯雄：《医方论》

释评：

这充分体现了"己所不欲，勿施于人"之古训。

【人物评析】

费氏一生从事临床，善于变通化裁古方，创制新方不趋奇立异。以调治虚劳杂病见长，处方平正绵密，学术上能独具特色。因其学术上的成就，并培养了一批传人，影响甚大。费氏认为，醇化之后的处方，似乎很平淡，没什么奇特之处，但是，这恰恰反映了中医学术和缓之治的本质。费伯雄以为"疾病常有，怪病罕逢。唯能知常，方能知变"；以为"疾病虽多,不越内伤外感。不足者补之,以复其正;有余者去之,以归于平。是即和法也,缓治也"。他还认为"天下无神奇之法,只有平淡之法。平淡之极,乃是神奇"。如果标新立异,用违其度,欲求近效,反速危亡。他批驳了那种以大手笔自居,以身负重名,故将重药轻投,用以自炫其奇的做法。费伯雄基于"易地以观"、推己及人的道德情怀,出于对病人的负责、考虑到病人及其家人的疾苦,针对时弊,提出了"醇正"、"缓和"的医学思想,并摒弃门户之见,指出后学之人应"于各家之异处,以求其同处,则辨证施治,悉化成心,要归于一"。这种推己及人,时时处处为病人着想,对学术精益求精的精神,对当今被市场经济冲昏头脑的从医人员实在是一种很好的鞭笞。

(九) 王士雄

【生平简介】

王士雄(1808~1868),字孟英,号潜斋,浙江钱塘(今杭州市)人。清代中医温病学家。毕生致力于中医临床和理论研究,对温病学说的发展作出了承前启后的贡献,尤其对霍乱的辨证和治疗有独到的见解。重视环境卫生,对预防疫病提出了不少有价值的观点。著有《随息居重订霍乱论》、《温热经纬》、《随息居饮食谱》、《归砚录》、《潜斋医话》和《王氏医案》等。

【杏林佳话】

● 逆境成才

王士雄14岁时,父重病不起,临终前曾嘱咐他:"人生天地之间,必期有用于世,汝识斯言,吾无憾矣。"父亲死后,他遵家训钻研医学,但终因家境贫困,无法度日。为了生计,于同年冬去婺州(今浙江金华市)孝顺街佐理盐务。白天工作,谋食养家,晚上"披览医书,焚膏继晷,乐此不疲"。王士雄虽身处逆境,但绝不因此而影响学业,反而激起了发奋图强的精神,学医之志愈坚。平时苦心攻读,手不释卷,上自《内经》、《难经》,下迄明清诸先贤著作,无不深究极研,并能博采众

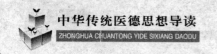
长，融会贯通，打下了坚实的中医理论基础。《海宁州志》称他"究心《灵》、《素》，昼夜考察，直造精微"。说明勤奋好学是王士雄治学最可贵之处，也是他取得学术成就的关键。

● 勇担风险

某日，病人石诵义患感，经多方医治，病情日增，延逾一月，始请王士雄诊治。王士雄一一阅读先前处方，说："惟初诊顾听泉用清解肺卫法为不谬耳。其余温散升提、滋阴凉血，各有来历，皆费心思，原是好方，惜未中病。"据证拟方，以石膏为主药。次日复诊，病者父告知，石膏不敢予服。王士雄劝道："药以对病为妥，此病舍此法，别无再妥之方。若必以模棱迎合为妥，恐贤郎之病不妥矣。"第三天王士雄又去了，患者诉说胸中觉有一团冷气，汤水都宜热喝，这石膏，怎敢吃呢？结果仍未进药。王士雄耐心解释道，这是邪在肺经，清肃不行，津液凝滞，结成涎沫，盘踞胸中，气机窒塞，所以觉冷，宜服石膏之剂，泄热祛痰，冷感自除。病人信服了，说即服药，但王士雄走后，听旁人说曾见石膏下咽其命随毙的，又犹豫起来了。第四天王士雄又去了，只见群贤毕至　议论纷纷，病人仍未服药，心情惶惑，其父求神拜佛，心慌意乱。王士雄本想与众商榷，又怕节外生枝，贻误病情，于是就不谦让，援笔立案："病既久延，药无小效，主人方寸乱矣。予三疏白虎而不用，今仍赴召诊视者，欲求其病之愈也。夫有是病则有是药，诸君不必各抒高见，希原自用之愚。古云：'鼻塞治心，耳聋治肺'，肺移热于大肠，则为肠澼，是皆白虎之专司，何必拘少阳而疑虚寒哉？放胆服之，勿再因循，致贻伊戚也。"见王士雄有此卓识，其他医生纷纷告退，病人取王士雄药煎服，三剂病告痊愈。在该案例中，王士雄能够一心为病人，循循诱导，耐心说理，而紧要处又力肩其难。这说明了医生治病不仅需要精湛的医术，更需要救人疾苦的崇高精神境界。王士雄正是具备了这两者，所以深为群众爱戴。

【观点采摘】

● 国以民为本，而民失其教，或以乱天下。人以食为养，而饮食失宜，或以害身命。卫国卫生，理无二致，故圣人疾与战并慎，而养与教并重也。

——王士雄：《随息居饮食谱》

译文：

国家以老百姓为根本，如果老百姓不从礼教，就可能会使天下大乱。人以饮食保养身体，如果饮食不当，就可能害其身体和性命。保护国家和保护身体道理是一样的，所以圣人对疾病与战争同等慎待，将生养与教育并重。

释评：

王士雄写此书的时候正是咸丰十一年，内困外扰，民不聊生之际，王士雄说他是饿着肚子写作了此书。王士雄自嘲说写作此书是因为太饿了，所以借此以"画饼思梅"，即画饼充饥和望梅止渴。但更深的意思是希望通过此书使周围的人能了解其周围的食材来寻求较为安全的果腹而已。

【人物评析】

王士雄研修温病，尊重理论源头，但他遵古而不泥古，一切从客观实际出发，对于一些不符合临床的观点，敢于发表不同见解。如《仲景疫病篇》载"阳毒之为病……升麻鳖甲汤主之"，王氏则对其用药有质疑："余谓雄黄尚属解毒之品，用之治毒，理或有之，至蜀椒岂面赤发斑、咽痛唾血所可试乎。必有错简，未可曲为之说也。"这充分体现了他勇于怀疑、敢于创新的精神。王士雄一生走南闯北，经治的病人绝大多数是劳苦民众。他著书立说，传播医学知识，广搜效方，以利僻壤贫民。遇瘟疫危疾，毫不畏惧，竭力图治。周光远曾深有感触地说："孟英学识过人，热肠独具，凡遇危险之后，从不轻弃，最肯出心任怨以图之。"他诊治的病人不少是经其他医生治疗后无效而转来的，他绝不乘机诋毁前医以抬高自己。如郑九患疾，陈姓医生诊治后，汗出昏狂，精流欲脱，转招王士雄诊。王士雄说："此证颇危，生机仅存一线，亦斯人之阴分素亏，不可竟谓附、桂之罪也。"病家闻言大悦，说："长者也，不斥前手之非以自伐，不以见证之险而要誉。"这种尊重同道，谦和不矜精神，也正是我们今天社会主义职业道德所倡导的。

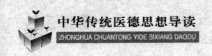
（十）张锡纯

【生平简介】

张锡纯（1860～1933），字寿甫，河北盐山人。中西医汇通学派的代表人物之一，近现代中国中医学界的医学泰斗。他的一生除了孜孜研究医学外，还于 1916 年在沈阳创办了我国第一间中医医院——立达中医院。1930 年又在天津创办国医函授学校，培养了不少中医人才。著有《医学衷中参西录》。

【杏林佳话】

● 衷中参西，辑成一录

清末民初，西学东渐，西医学在我国流传甚快。张锡纯结合中医的情况，认真学习和研究西医新说，沟通融会中西医，按他的说法："今汇集十余年经验之方"，"又兼采西人之说与方中义理相发明，辑为八卷，名之曰《医学衷中参西录》"。从其著作命名足以看出作者的用心良苦：衷中者，根本也，不背叛祖宗，同道无异议，是立业之基；参西者，辅助也，借鉴有益的，师门无厚非，为发展之翼。针对当时中西两医互不合作的现象，张氏主张："西医用药在局部，是重在病之标也；中医用药求原因，是重在病之本也。究之标本原宜兼顾。""由斯知中药与西药相助为理，诚能相得益彰。"并验证于临床。典型如石膏阿司匹林汤。张氏自叙："石膏之性，又最宜与西药阿司匹林并用。盖石膏清热之力虽大，而发表之力稍轻。阿司匹林味酸性凉，最善达表，使内郁之热由表解散，与石膏相助为理，实有相得益彰之妙也。"以上表明，张锡纯对开创我国中西医结合事业功不可没。

【观点采摘】

● 人生有大愿力而后有大建树……学医者为身家温饱计则愿力小，为济世活人计则愿力大。

——张锡纯：《医学衷中参西录》

译文：

一生有大的志向的人未来才有建树，……学医之人若为了解决身家温饱则其志向不大，为济世救人才算有大的志向。

释评：

张锡纯虽然终生未直接参与政治，但"不为良相，必为良医"的思想对其影响至深，此论述流露出了他忧国忧民的心情。他曾自题云："自命生平愿不凡，良医良相总空谈。坎坷无碍胸怀阔，遭际常怜国运艰。忧世心从灰后热，活人理向静中参。轩岐奥理存灵素，化作甘露洒大千。"诗中委婉地表达了未能医国的遗恨。

● 吾人生古人之后，贵发古人所未发，不可以古人之才智囿我，实贵以古人之才智启我，然后医学有进步也。

译文：

我辈生于古人之后，贵在发现古人所未发现的，不可用古人的观点束缚自己，贵在用古人的观点启迪自己，这样医学才会有进步。

释评：

这体现了张氏反对崇古泥古，力求创新的精神。

【人物评析】

张锡纯与众不同的伟大之处，还在于他生活在中国社会文化变革的风浪之中，勇敢地面对西方文化的冲击，又能在学术上不为时风所动，忠实传统，提炼传统，海纳百川，为我所用，一心以活人济世为己任。清末，西医学说大量传入中国。对于中医学如何发展，医学界提出了两种不同的主张。"一方面是敬尚维新者侈谈西学，视祖国医学遗产如寇仇；一方面是顽固守旧者，抱残守缺，对现代医学深恶而痛绝"，以至"各分壁垒，互相攻讦。"对此，张氏不为流俗所惑，独辟捷径，提出了"衷中参西的著名观点"，力主中西医汇通，并进行了积极的探索。张氏是先学中医后接触西医的，但他能摒除偏见，对西医学说抱热情欢迎的态度，"远采古籍所载，近参时贤之说"，"于西人之说可采者采之，其说之可沟通者尤喜沟通之"，积极寻找西医与中医的共同之处。认为中西医不应有界限，"医学以活人为主，所著之书果能活人，即为最善之

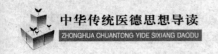
本"。在他看来，只有"如此以精研医学，医学庶有振兴之一日"。

对于做学问，孔子主张："先事后得"，谈的是做人做事，首先不要追求个人利益，以后自然会有好的成果。这四个字要做到很难，尤其在今天的社会风气下更难。张氏生前身后不少人对他不成熟的"参西"观点不理解、不认同、甚至提出批评，但他自有"毁誉可由人，而操守当自坚"的大气，超越功名利禄，不入歧途，坚持"参西"为"衷中"之用，终成大师。当今之医生，面对现代技术高利润的诱惑，市场价值观念的影响，早就把孔老夫子的"先事后得"主张抛于脑后……欲学张锡纯始终坚定地站在历史的高点，脚踏实地，潜心学问，注重"内美"，轻于"外扬"，苟非"宁静"者，实少之又少者矣！但历史的经验告诉我们，如果要成为某方面的大家，首先应该做到超越当世的功名利禄。古代的张仲景、李时珍如此，近代的张锡纯如此，当今的钟南山更是如此！

（十一）恽铁樵

【生平简介】

恽铁樵（1878～1935），名树钰，别号冷风、焦木、黄山民，江苏省武进人。1903年考入上海南洋公学，攻读英语，成为近代中医界精通旧学，又系统接受新学制教育的第一人。曾任《小说月报》主编，后弃文从医，力主革新，倡导中西医化合以产生新中医，并先后创办了"铁樵中医函授学校"及"铁樵函授医学事务所"。著有《文苑集》、《论医集》、《群经见智录》、《伤寒论研究》、《温病明理》、《脉学发微》、《病理概论》等，统名为《药庵医学丛书》。

【杏林佳话】

● 甘为人梯

1903年，恽铁樵考入南洋公学（上海交通大学前身），1906年毕业，期间精通了英语。1911年入商务印书馆任编译员。1912年，因商务印书馆《小说月报》编辑王蕴章赴南洋，由他接任主持，至1917年卸任。在他主持《小说月报》的这一时段中，是"五四"新文学的酝酿期，许多后来的新文学作家尚未冒头，但却已经进入了练笔期。而后来被视为"鸳蝴派"的作家也在找寻题材与体裁上的新的"生长点"。而恽铁樵正掌握着一个有全国影响力的大刊物，在一批成长期的文学青年或新进作者看来，他身居"要津"；而他却又如此敬业，甘为他人作嫁衣裳，使《小说月报》真正成为一个文学作者们的"公共园地"。鲁迅、叶圣陶、张恨水等著名文人都曾是恽铁樵的作者。他给当时的青年作者叶圣陶写"长信"，讨论未将其作品在《小说月报》发表而改发在《小说海》上的原委；在四五天的时间即给张恨水回信鼓励；对鲁迅的处女作《怀旧》的神速录用和处理等，都表现了他认真的态度与敬业的精神。而且对素不相识的青年或新进作者皆有一颗赤热的培育之心。

● 弃文从医

1916 年，正当恽铁樵在事业上取得成就的时候，丧子之痛不时向他袭来。当时年已 14 岁的长子阿通殁于伤寒，次年第二、三子又病伤寒而夭折。粗通医道的恽铁樵往往心知其所患某病，当用某药，但是苦于没有临床经验不敢轻举妄动，向医生建议商讨，从无采纳的余地，只是爱莫能助，坐视待毙。痛定思痛，深深地感到求人不如求己，遂深入研究《伤寒论》，同时问业于伤寒名家汪莲石先生。一年后第四子又病，发热恶寒，无汗而喘，太阳伤寒的麻黄证显然。请来的名医，虽熟读《伤寒论》但不敢用伤寒方，豆豉、山栀、豆卷、桑叶、菊花、杏仁、连翘等连续不断，遂致喘热益甚。恽铁樵踌躇徘徊，彻夜不寐，直至天明果断地开了一剂麻黄汤，与夫人说：三个儿子都死于伤寒，今慧发病，医生又说无能为力，与其坐着等死，宁愿服药而亡。夫人不语，立即配服。一剂肌肤湿润，喘逆稍缓；二剂汗出热退，喘平而愈。于是恽铁樵更加信服伤寒方，钻研中医经典，亲友有病也都来请求开方，而所治者亦多有良效。一日某同事的小孩伤寒阴证垂危，沪上名医治疗无效，恽铁樵用四逆汤一剂转危为安。病家感激万分，登报鸣谢曰："小儿有病莫心焦，有病快请恽铁樵。"求治者日多一日，业余时间应接不暇，遂于 1920 年辞职挂牌，开业行医。不久门庭若市，医名大振。

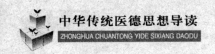

【观点采摘】

● 毋矜所能，饰所不能，毋嫉人能，形所不能，勤求古训，持之以恒。

译文：

不要凭借自己之所能而掩饰自己之不能；不要嫉妒他人之所能而突显他人之不能；要认真学习前人之古训并持之以恒。

释评：

此句是 1932 年恽铁樵携家赴苏州章太炎家中养病，临行前嘱其子恽道周的话，这反映了恽铁樵为人之道，体现了他谦虚谨慎、尊重同道、孜孜以求的精神。

【人物评析】

恽铁樵作为我国近代史的著名医家，针对当时中央国医馆有些人提出废除中医案及废除中医病名案，以及某些人否定中国医学的民族虚无主义，他为捍卫和发展中医事业奋起反争，据理批驳诋毁中医的各种谬论，著《群经见智录》、《医学平议》、《灵素商兑之可商》等作品，与时任国民政府卫生部中央卫生委员会委员的余云岫等人进行争辩。余云岫于民国 6 年发表了《灵素商兑》，主张"废医存药"，民国 18 年国民政府卫生部第一届中央卫生委员会通过余云岫等提出的"废止旧医以扫除医事卫生之障碍案"。他从辩证法的高度，阐述了中西医的本质区别，通过比较研究东西方医学发展史，认为中医有实效，乃有用之学。西医有其长处，尤其是生理学的研究，较中医更为直观具体。造成中西两种医学体系存在差异的原因，在于中西两种文化背景不同。并认为"东西方文化演进不同，各有长，亦各有短"，"中西医应互相切磋，不应互相冲突"，"国医改良之途径是采取西洋科学之长，补吾不足"，而不是"舍己从人，同化于西医"，认为中西两种医学各有长处，欲使中医学进步演进，必须"发皇古义"、"融会新知"，主张在继承前人学术思想的基础上，"吸取西医之长与之合化以新生中医"，但同时亦强调"断不能使中医同化于西医，只能取西医学理补助中医，可以借助他山，不能援儒入墨"。恽氏认为，在沟通中西医学的过程中，应该以中医学理为主，采用西方医学的生理解剖知识，来诠释医学典籍中晦涩难明的中医理论。他的学术思想与观点方法，得到当时许多著名医家的认同和赞誉。谢观称赞其"别树一帜，为革新家所宗"。丁仲英谓其著作"为环境之需要，时代之作品"。陆渊雷则言"以为中医不欲自存则已，苟欲自存，舍先生之学，别无途径"。即使在今天看来，恽铁樵那种从社会需要出发，努力发掘、提高中医学，使之与社会、与时代同步前进的思想与观点，仍然具有十分重要的现实意义。

参考文献

[1] （周）老聃：《老子》，辽宁民族出版社 1996 年版。

[2] （西汉）刘向：《战国策》上，上海古籍出版社 1978 年版。

[3] （汉）高诱：《诸子集成》（第七册）《淮南子》，中华书局 1954 年版。

[4] （汉）张仲景：《伤寒论》，人民卫生出版社 2005 年版。

[5] （晋）陈寿撰，（宋）裴松之注：《三国志》，岳麓书社出版发行 2002 年版。

[6] （东晋）葛洪：《肘后备急方》，人民卫生出版社 1982 年版。

[7] （东晋）葛洪：《新编诸子集成·抱朴子》，中华书局 2007 年版。

[8] （唐）孙思邈著，李景荣等校释：《备急千金要方校释》，人民卫生出版社 1998 年版。

[9] （唐）房玄龄：《晋书·皇甫谧传》，汉语大辞典出版社 2004 年版。

[10] （宋）范晔：《后汉书》，浙江古籍出版社 2000 年版。

[11] （北宋）李防、扈蒙、李穆等：《太平广记》，中华书局 2003 年版。

[12] （南宋）朱熹：《李一忻点校》，九州出版社 2004 年版。

[13] （金）刘完素：《素问病机气宜保命集》，中医古籍出版社 1963 年版。

[14] （金）刘完素：《黄帝素问宣明论方》，中国中医药出版社 2007 年版。

[15] （明）王肯堂：《六科证治准绳》，上海卫生出版社。

[16] （明）汪机：《外科理例》，商务印书馆 1957 年版。

[17] （明）武之望：《济阴纲目》，上海科技出版社 1958 年版。

[18] （明）徐光启：《徐光启集》卷二，上海古籍出版社 1984 年版。

[19] （明）吴春岩：《养生类要》，中国古籍出版社 1984 年版。

[20] （明）吴昆：《医方考》，江苏科学技术出版社 1985 年版。

[21] （明）薛己：《名医杂著》，江苏科技出版社 1985 年版。

[22] （明）兰茂：《滇南本朝》，云南人民出版社 1975 年版。

[23] （明）王阳明：《王阳明全集》卷三六，上海古籍出版社 1992 年版。

[24] （明）龚廷贤：《种杏贤方》，海南人民出版社 2002 年版。

[25] （明）张介宾：《类经图翼》，人民卫生出版社 1980 年版。

[26] （明）李梴：《医学入门》，江西科学技术出版社 1988 年版。

[27] （明）徐春甫：《古今医统大全》，人民卫生出版社 1991 年版。

[28] （明）刘纯：《刘纯医学全书》，中国中医药出版社 1999 年版。

[29] （明）万全：《万密斋医学全书》，中国中医药出版社 1999 年。

[30] （明）龚廷贤：《龚廷贤医学全书》，中国中医药出版社 1999 年版。

[31] （明）陈实功：《外科正宗》，中医古籍出版社 1999 年版。

[32] （清）程国彭：《医学心悟》，人民出版社 1955 年版。

[33] （清）王维德：《外科全生集》，上海卫生出版社 1956 年版。

[34] （清）陈修园：《医学三字经》，上海卫生出版社 1956 年。。

[35] （清）夏鼎：《幼科铁镜》，上海卫生出版社 1957 年版。

[36] （清）沈金鳌：《沈氏尊生书》，上海卫生出版社 1957 年版。

[37] （清）吴乘权著，施意周点校：《鉴易知录》，中华书局 1960 年版。

[38] （清）张璐：《张氏医通》，上海科技出版社 1963 年版。

[39] （清）王清任：《医林改错》，上海科技出版社 1966 年版。

[40] （清）傅山：《傅青主女科》，上海人民出版社 1978 年版。

[41] （清）朱舜水：《朱舜水集》，三联书店，1981 年版。

[42] （清）秦之桢：《伤寒大白》，人民卫生出版社 1982 年版。

[43] （清）凌奂：《本草害利》，中医古籍出版社 1982 年版。

[44] （清）尤乘：《寿世青编》，北京中国书店出版 1985 年版。

[45] （清）陈修园：《长沙方歌括》，福建人民出版社 1988 年版。

[46] （清）马齐：《陆地仙经》，中医古籍出版社 1988 年版。

[47] （清）王士雄：《四科简效方》，中医古籍出版社 1991 年版。

[48] （清）尤怡：《医学读书记》，人民出版社 1991 年版。

[49] （清）陈梦雷等：《古今图书集成·医部全录》，人民卫生出版社 1991 年版。

[50] （清）陈士铎：《本草新编》，中国中医药出版社 1997 年版。

[51] （清）章楠：《医门棒喝》，中国古籍出版社 1999 年版。

[52] （清）吴士英：《痢疾明辨》，中国中医药出版社 2002 年版。

[53] （日）富士川游：《日本医学史》决定版》，（东京）日新书院 1947 年版。

[54] 吴晗：《朝鲜理朝实录中的中国史料》，中华书局 1980 年版。

[55] 周一谋：《历代名医论医德》，湖南科技出版社 1983 年版。

[56] 何丙郁：《中国科技史概论》，（香港）中华书局 1983 年版。

[57] 高亨：《周易古经今注（重订本）》，中华书局 1984 年版。

[58] 段逸山：《医古文》，上海科学技术出版社 1984 年版。

[59] 沈善洪：《中国伦理史》，浙江人民出版社 1985 年版。

[60] 戴念祖：《明代科学和艺术巨星》，人民出版社 1986 年版。

[61] 徐作山：《中医伦理学》，上海人民出版社 1986 年版。

[62] 石大璞：《孙溥泉医学伦理学概论》，陕西科学技术出版社 1986 年版。

[63] 何兆雄：《中国医德史》，上海医科大学出版社 1988 年版。

[64] 王治民：《历代医德论述选译》，天津大学出版社 1990 年版。

[65] 甄志亚：《中国医学史》，人民卫生出版社 1991 年版。

[66] 裘沛然、丁光迪：《中医各家学说》，人民卫生出版社 1992 年版。

[67] 冯友兰：《中国哲学简史》，北京大学出版社 1996 年版。

[68] 陈来：《古代宗教与伦理——儒家思想的根源》，生活·读书·新

知出版社 1996 年版。

[69] 李生绍、陈心智点校：《黄帝内经灵枢附：黄帝八十一难经》，中医古籍出版社 1997 年版。

[70] 傅景华、陈心智点校：《黄帝内经素问》，中医古籍出版社 1997 年版。

[71] 阎琪、张凤瑞、杨晓村、杨艳秋：《浅谈陶弘景的学术思想》，《长春中医药》1997 年第 4 期。

[72] 周一谋：《论曾世荣的学术成就与高尚医德》，《湖南中医学院学报》1997 年第 17 期。

[73] 雒启坤：《中华绝学——中国历代方术大观》，青海人民出版 1998 年版。

[74] 梁峻：《中国古代医政史略》，内蒙古科技出版社 1999 年版。

[75] 胡适：《先秦名学史》，安徽教育出版社 1999 年版。

[76] 李经纬、林昭庚、赵璞珊等：《中国医学通史》（古代卷），人民卫生出版社 2000 年版。

[77] 席泽宗：《中国科学技术史》，科学出版社 2001 年版。

[78] 刘星：《中医各家学说》，科学出版社 2001 年版。

[79] 张其成：《医古文》，人民卫生出版社 2001 年版。

[80] 柳诒徵：《中国文化史》，上海古籍出版社 2003 年版。

[81] 郭照江：《医学伦理学新编》，人民军医出版社 2003 年版。

[82] 葛兆光：《中国思想史》（第一卷），复旦大学出版社 2004 年版。

[83] 李家帮：《中医学》，人民卫生出版社 2005 年版。

[84] 徐荣庆、卞德等：《历代名医医术荟萃》，东南大学出版社 2005 年版。

[85] 严世芸：《中医各家学说及学术思想史》，中国中医药出版社 2005 年版。

[86] 张建业：《李贽文集》（第五卷），社会科学文献出版社 2005 年版。

[87] 王治民主编：《历代医德论述选译》，天津大学出版社 1990 年版。

[88] 本书编写组：《医德资料汇编》，内部资料，1984 年。

[89] 沈洪瑞、梁秀清:《中国历史名医医话大观》,山西科学技术出版社 1996 年版。

[90] 栾胜军:《学习医家张元素的体会》,《中国现代药物应用》2008年第 7 期。

[91] 高庆瑞:《明代滇中著名医药学家兰茂》,《中华医史杂志》1985年。

[92] 王明侠:《从〈吴医汇讲〉看唐大烈的编纂思想》,《中华医史杂志》1985 第 4 期。

[93] 彭卫:《秦汉时期医制述论》,《中华医史杂志》1989 年第 2 期。

[94] 王紫阳:《浅谈陈念祖的学术思想》,《江苏中医》1994 年第 10期。

[95] 闰琪、张凤瑞:《巢元方学术思想浅析》,《长春中医学院学报》1996 年第 2 期。

[96] 章树林:《从〈名医类案〉看古代之医患关系》,《中国医学伦理学》1997 年第 2 期。

[97] 郑金生:《明代女医谈允贤及其医案〈女医杂言〉》,《中华医史杂志》1999 年第 3 期。

[98] 王国奇、李永谦:《庞安时的学术思想与现实意义》,《湖北中医学院学报》1999 年第 4 期。

[99] 蒲昭和:《刘禹锡与传信方》,《家庭中医药》2000 年第 3 期。

[100] 从飞:《王焘医学思想探讨》,《中国中医基础医学杂志》2000 年第 12 期。

[101] 何任:《抚今思昔话名医闲》,《浙江中医学院学报》2001 年第 6期。

[102] 陆翔、武刚、肖红玲:《王士雄〈霍乱论〉预防医学思想浅析》,《安徽中医学院学报》2001 年第 2 期。

[103] 薛公忱:《徐大椿的医德思想》,《南京中医药大学学报》(社会科学版),2002 年第 1 期。

[104] 薛公忱:《孙思邈的医德思想闲》,《南京中医药大学学报》(社

会科学版），2003 年第 2 期。

[105]　沈杰：《道家道教伦理道德的现代启示》，《理论与改革》2003 年第 3 期。

[106]　杨进：《土生波斯李殉》，《回族研究》2003 年第 3 期。

[107]　张再良：《改错医林唯求真——从王清任的〈医林改错〉说起》，《辽宁中医药大学学报》2007 年第 3 期。

[108]　刘恩生：《王清任精神与中医现代化闭》，《中国医学研究与临床》2004 年第 2 期。

[109]　戴海东：《苏颂的道德与科学精神刍议》，《长白学刊》2004 年第 2 期。

[110]　杨金萍、王振国：《董汲学术经验浅析》，《山东中医药大学学报》2004 年第 2 期。

[111]　黄瑞亭：《〈洗冤集录〉与宋慈的法律学术思想》，《法律与医学杂志》2004 年第 2 期。

[112]　杨金萍、王振国：《宋代医家董汲学术思想简析闭》，《中医药学刊》2004 年第 7 期。

[113]　王彩霞、关鸿军、王彩云：《弘扬孙思邈医德思想重振医学人文精神》，《医学教育》2005 年第 5 期。

[114]　范伯群：《从鲁迅的弃医从文谈到恽铁樵的弃文从医》，《复旦学报》（社会科学版），2005 年。

[115]　韩一龙、尹明浩：《略论王士雄与六气属性辨》，《时珍国医国药》2005 年第 9 期。

[116]　邵晓英：《苏颂廉政思想述论》，《长春大学学报》2005 年第 5 期。

[117]　黄蓉：《宋慈述论》，《安徽师范大学学报》2005 年第 5 期。

[118]　杨铮铮：《孙思邈医学伦理道德思想探析》，《湖南中医杂志》2005 年第 5 期。

[119]　孙理军、张登本：《王冰养生思想的特点闭》，《山东中医药大学学报》2005 年第 2 期。

[120] 王致谱：《名医恽铁樵的治学之路及医事活动》，《中医药文化》2006 年第 1 期。

[121] 于霞：《中医儿科鼻祖——钱乙》，《中医儿科杂志》2006 年第 2 期。

[122] 薛霁晖、薛公忱：《宋代医学家钱乙的精思巧治》，《健康大视野》2006 年第 5 期。

[123] 田文敬：《宋代医家张锐学术思想探析》，《江苏中医药》2006 年第 8 期。

[124] 田文敬：《宋代医家张锐生平事例及治学》，《辽宁中医杂志》2006 年第 10 期。

[125] 周丽雅、张焱：《浅谈庞安时论治温疫的学术成就》，《中国中医基础医学杂志》2006 年第 10 期。

[126] 王新民、罗湛滨、张思奋：《附子临床应用浅谈闭》，《湖南中医杂志》2005 年第 1 期。

[127] 尹璐：《费伯雄的学术思想探析》，《辽宁中医药大学学报》2007 年第 4 期。

[128] 李丛：《盱江医家陈自明学术特色探析闭》，《江苏中医药》2007 年第 8 期。

[129] 许敬生：《郭玉"四难"》，《河南中医》2007 年第 4 期。

[130] 崔为：《一代儒医陈修园》，《中国社区医师》2007 年第 12 期。

[131] 王辉武、陶红、贺单：《大师的启示——今日中医应向张锡纯学点什么》，《实用中医药杂志》2008 年第 4 期。

[132] 杨晶鑫：《鉴真对日本医学的贡献闭》，《吉林中医药》2008 年第 3 期。

[133] 温长路：《论刘完素在金元医学创新中的领军地位》，《河北中医》2008 第 7 期。

[134] 刘双琴：《中医妇科学的创始人——陈自明》，《文史知识》2009 年第 3 期。

后 记

本书的撰写源于教学之需要，在我讲授医学伦理学、生命伦理学等课程时，往往需要查找相关的古典医德文献资料，但苦于资料分散、表述不一，便萌生了编写一份古典医德资料的念头。2010 年在我给研究生讲授《生命伦理学》提及此事时，有研究生主动提出很想参与资料的整理工作，考虑到编写成功与否对历练学生总是件好事，后经讨论商议，由我提出编写思路，拟定编写提纲。在着手编写时，偶遇广州中医药大学的刘霁堂教授，在闲谈中得知他已有部分相关研究内容，而且愿意参与本书编写，遂在对提纲进一步修改的基础上，启动分工撰写工作。具体分工如下：上篇（张燕 广州医学院）、中篇（刘霁堂 广州中医药大学）、下篇（刘俊荣、任丽明、杨品娥、胡欢、彭灿、周扬、黄玉莲、唐学文、陈翔、伍碧）。

在编写过程中，由于各编者的资料来源各异，同一内容存在不同的表述，而且写作风格悬殊较大，这给后期统稿工作带来很大困难。幸好有杨品娥、鲁旭、刘欣怡、伍碧、林培君等同学进行了初步校对，最后由我作全书统稿。在此，对为本书付出辛勤劳动的各位同学表示谢意！也对本书编辑给予的修改和建议表示真诚的致谢！

刘俊荣

2011 年 7 月 24 日